FEMTOSECOND LASER
Techniques and Technology

眼科飞秒激光技术和应用

〔印〕阿斯霍·加格
〔西〕乔治·L·阿利奥　　主　编

王勤美　主　译

陈　浩　张志刚　副主译

天津出版传媒集团

天津科技翻译出版有限公司

著作权合同登记号:图字:02-2013-47

图书在版编目(CIP)数据

眼科飞秒激光技术和应用/(印)加格(Garg,A.),(西)阿利奥(Alió,JL.)主编;王勤美等译.—天津:天津科技翻译出版有限公司,2014.9
书名原文:Femtosecond laser techniques and technology
ISBN 978-7-5433-3414-4

Ⅰ.①眼… Ⅱ.①加… ②阿… ③王… Ⅲ.①眼外科手术-激光手术 Ⅳ.①R779.63

中国版本图书馆 CIP 数据核字(2014)第 154093 号

Ashok Garg, Jorge L Alió
Femtosecond Laser:Techniques and Technology
ISBN 978-93-5025-876-7

Copyright © 2012 by Jaypee Brothers Medical Publishers(P)Ltd. All rights reserved.

Originally published in India by Jaypee Brothers Medical Publishers (P)Ltd.

Chinese(in simplified character only) translation rights arranged with Jaypee Brothers Medical Publishers(P)Ltd. through McGraw-Hill Education(Asia).

授权单位:Jaypee Brothers Medical Publishers(P)Ltd.
出　　版:天津科技翻译出版有限公司
出 版 人:刘 庆
地　　址:天津市南开区白堤路 244 号
邮政编码:300192
电　　话:(022)87894896
传　　真:(022)87895650
网　　址:www.tsttpc.com
印　　刷:山东鸿杰印务集团有限公司
发　　行:全国新华书店
版本记录:889×1194　16 开本　10.25 印张　150 千字
　　　　　2014 年 9 月第 1 版　2014 年 9 月第 1 次印刷
　　　　　定价:100.00 元

(如发现印装问题,可与出版社调换)

译者名单

主　译　王勤美

副主译　陈　浩　张志刚

译　者　（按姓名汉语拼音顺序排序）

陈　浩　温州医科大学附属眼视光医院

胡　亮　温州医科大学附属眼视光医院

黄锦海　温州医科大学附属眼视光医院

李　莹　北京协和医院

厉以宇　温州医科大学附属眼视光医院

刘　泉　中山医科大学中山眼科中心

王　雁　天津市眼科医院

王勤美　温州医科大学附属眼视光医院

张丰菊　首都医科大学附属北京同仁医院

张志刚　北京大学

周行涛　复旦大学附属眼耳鼻喉科医院

主 编

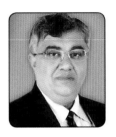

Ashok Garg MS PhD FRCS FIAO (Bel)
FRSM ADM FAIMS FICA
International and National Gold Medalist
Chairman and Medical Director
Garg Eye Institute and Research Centre
Dabra Chowk
Hisar, Haryana, India

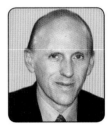

Jorge L Alió MD PhD
Professor and Chairman of Ophthalmology
Medical Director
VISSUM, Instituto Oftalmologico de Alicante
Avda de Denia S/n 03016
Alicante, Spain

特邀编辑

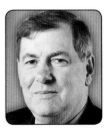

Eric D Donnenfeld MD FACS
Clinical Professor
Ophthalmic Consultants of Long Island
Rockville Center, New York -11570
USA

名誉编辑

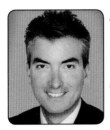

A John Kanellopoulos MD
Medical Director
Laservision gr Institute
17-Tsocha Street
Athens, Greece-11527

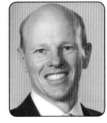

Mark Wevill MD
81 Grange Road
Dorridge
B-93 8QU
United Kingdom

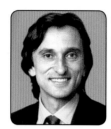

Carlo F Lovisolo MD
Medical Director
QuattroElle Eye Center
Via Cusani, 7-9, 20121
Milano, Italy

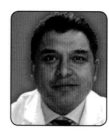

Francisco Sanchez Leon MD
Director
Instituto Oftalmologico Novavision
Av Lomas Verdes 464
Naucalpan, Edo Mexico
Mexico CP53120

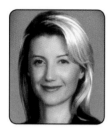

Aylin Kilic MD
Kudret Goz Hastanesi
Kennedy Caddesi No.71
Kavaklidere-Ankara
Turkey

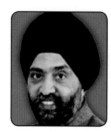

Mahipal S Sachdev MD
Chairman and Medical Director
Centre for Sight
B-5/24, Safdarjung Enclave
New Delhi, India

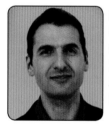

Frederic Hehn MD
Chief and Medical Director
Centre de La Vision, Nations-Vision
23, Boulevarde de L'europe
54500, Vandoeuvre
France

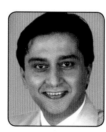

Arun C Gulani MD
Director
Gulani Vision Institute
8075, Gate Parkway (W)
Suite 102
Jacksonville, Florida 32216
USA

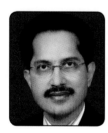

Sharad Lakhotia MS
Director
Lakhotia Eye Centre Laser Institute
E-544, Greater Kailash Part-II
New Delhi, India

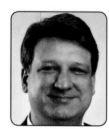

Bojan Pajic MD
Chairman and Medical Director
Swiss Eye Research Foundation
Eye Clinic Orasis,
Titlisstrasse 44
5734 Reinach AG
Switzerland

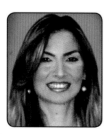

C Banu Cosar MD
Associate Professor of Ophthalmology
Sinpas Aqua City 1, Etap
H Block D: 13, Cekmekoy 34773
Istanbul, Turkey

编者名单

AJ Kanellopoulos MD
Medical Director
Laser Vision Gr Institute
17, Tosocha Street, Athens, Greece-11521

Allon Barsan MD
Ophthalmic Consultants of Long Island
Rockville Center, New York -11570
USA

Arun C Gulani MD
Director
Gulani Vision Institute
8075 Gate Parkway (W)
Suite 102 and 103, Jacksonville
Florida-32216
USA

Ashok Garg MS PhD FRSM FRCS
Chairman and Medical Director
Garg Eye Institute and Research Centre
Dabra Chowk, Hisar, Haryana, India

Aylin Kilic MD
Kudret Goz Hastanesi
Kennedy Caddesi No.71
Kavaklidere-Ankara, Turkey

Bojan Pajic MD FEBO
Swiss Eye Research Foundation
Eye Clinic Orasis, Titlisstrasse 44, 5734, Reinach
Switzerland

Brigitte Pajic - Eggspuehler MD
Swiss Eye Research Foundation
Eye Clinic Orasis, Titlisstrasse 44, 5734, Reinach
Switzerland

Carlo Francesco Lovisolo MD
Medical Director
QuattroElle Eye Center, via Cusani, 7-9, 20121
Milano, Italy

C Banu Cosar MD
Associate Professor of Ophthalmology
Acibadem University
Department of Ophthalmology
Buyukdere Cad. No.:40, 34457 Maslak Istanbul
Turkey

Charu Khurana MS
Consultant Eye Surgeon
Centre for Sight, B-5/24, Safdarjung Enclave
New Delhi, India

Eric D Donnenfeld MD
Clinical Professor
Ophthalmic Consultants of Long Island
Rockville Center, New York -11570
USA

Eugenio Lipari PhD
QuattroElle Eye Center, via Cusani, 7-9, 20121
Milano, Italy

Farhad Hafezi MD PhD
Division of Ophthalmology
Department of Clinical Neurosciences
University Hospital of Geneva, Switzerland

Francisco Sánchez León MD
Instituto Nova Vision, Medical Director
Cornea, Refractive and Anterior Segment Clinic
Cd de Mexico, Acapulco, Mexico

Franz Fankhauser MD PhD
Swiss Eye Research Foundation
Eye Clinic Orasis, Titlisstrasse 44, 5734, Reinach
Switzerland

Frederic Hehn MD
Centre de La Vision
Nations - Vision
23, Boulevard de l'europe
54500, Vandoeuvre, France

Jaime Martiz MD
Instituto Nova Vision
Cornea, Refractive and Anterior Segment Clinic
Cd de Mexico
Acapulco, Mexico

Jorge L Alió MD PhD
Professor and Chairman
Instituto Oftalmologico De Alicante
Avda Denia 111, 03016
Edificio Vissum, Alicante
Spain

Joerg Muller MD
Swiss Eye Research Foundation
Eye Clinic Orasis
Titlisstrasse 44, 5734
Reinach, Switzerland

Mahipal S Sachdev MD
Chairman and Medical Director
Centre for Sight
B-5/24, Safdarjung Enclave
New Delhi, India

Mark Wevill MD
81, Grange Road
Dorridge, B93 8QU
United Kingdom

Maria Ott PhD
Institute of Physics
NMR Group, Faculty of Natural Sciences II
Martin Luther University
Halle-wittenberg, Betty-Heimann-
Str. 7, D-06120 Halle, Germany

Michael Mrochen PhD
Swiss Eye Research Foundation
Eye Clinic Orasis, Titlisstrasse 44, 5734, Reinach
Switzerland

Ming X Wang MD
Wang Vision Institute
Palmer Plaza Ste 1150, 1801 West End Avenue
Nashville, TN 37203, USA

Roberto Fernandez Buenaga MD
1, Vissum Corporacion
Alicante, Spain

Sharad Lakhotia MS
Director
Lakhotia Eye Centre Laser Institute
E-544, Greater Kailash Part-II, New Delhi, India

Slobodanka Latinovic MD
Swiss Eye Research Foundation
Eye Clinic Orasis, Titlisstrasse 44, 5734, Reinach
Switzerland

中译本序

　　飞秒激光在角膜屈光手术领域的应用已有十余年，它脱离了传统意义上的显微板层刀制瓣技术，将屈光手术引领进"无刀时代"。但这仅仅是飞秒激光技术在眼科领域的开始，近年来，飞秒激光辅助白内障、角膜移植、角膜基质环植入、角膜胶原交联术等联合手术的开展，以及最新基于动态光谱散射和光子相干光谱学理论的诊断技术，让我们不得不重新审视飞秒激光技术在科学、生物学、医学方面的应用和进展。本书由国外著名白内障、屈光、视光学等领域的学者编著，涵盖了飞秒激光在眼科各个方向的应用，从角膜到眼内，从屈光手术到角膜移植、屈光性白内障手术，直至目前用于糖尿病分级的诊断，并对飞秒激光技术的手术操作、原理、仪器设备等进行了阐述。全书共 23 章，内容丰富，书后附带国外经验丰富的眼科医生对该项技术的操作视频，与临床实际紧密结合，是一本具有临床实践指导意义的飞秒激光技术教科书。由王勤美教授牵头的译者队伍是国内与翻译内容相关的一线专家，他们为本书的传播付出了辛勤的工作，使本书言语达意、活泼而生动，更能为我国的读者所理解和接受。

　　本书全面涵盖了飞秒激光技术的历史、临床应用以及新技术带来的新的挑战和并发症，并对未来飞秒激光的发展进行了展望。在这本书里，眼科医生能够找到关于飞秒激光技术的所有基本信息，了解目前该项技术在眼科领域的预防、治疗和诊断价值，并帮助了解近几年这一技术的所有主要进展。

　　作为中华医学会眼科学分会主任委员，我很乐意为本书做中译本序，希望能和广大同仁共同努力，为国外先进技术和知识的传播贡献自己的一份绵薄之力，推动国内眼科事业不断前进发展。

序　言

在过去的几十年里，飞秒激光技术迅速发展，从最初用于 LASIK 手术角膜瓣的制作，到现在应用于角膜手术、白内障手术以及最近的诊断技术等领域。与传统机械手术方法相比，由于飞秒激光具有对组织损伤更小、精确性和灵活性更高、疗效更安全等优势，该技术已快速渗透到眼科的其他手术方式当中。此外，飞秒激光可能在眼内结构的通路制作方面也可能具有一定的前景。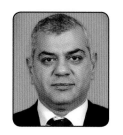

在角膜上，飞秒激光可以为角膜移植手术制作出不同几何形状的小切口，这即使对一个有经验的手术医生来说也几乎是不可能做到的。临床上还利用飞秒激光制作角膜基质环植入术的通道来治疗圆锥角膜疾病。圆锥角膜的另一治疗手段就是联合角膜胶原交联术。关于飞秒激光在角膜植入术中的应用已有文献报道。目前，飞秒激光还应用于散光屈光手术。

在内眼手术方面，飞秒激光主要应用于白内障手术。目前，该手术过程中最具技术性的手术步骤已经可以完全利用飞秒激光实施。尽管在医学领域白内障手术已经成为最成熟的手术之一，但是"飞秒白内障手术"将提高手术的安全性和疗效。动态光的散射和光子相关光谱技术为玻璃体视网膜疾病的研究提供了途径，例如黄斑变性、糖尿病视网膜病变。

每一项新技术的兴起必然会存在很多问题，例如经济因素、临床效果、新技术在临床和市场的推广等。随着时间的推移，手术医生和患者的亲身体验将会回答这些疑惑。任何新的手术方式都或多或少存在自身的并发症，飞秒激光也不例外。本书的主要目的是指导眼科医生认识和应用飞秒激光技术，以减少术后并发症和不良事件的发生。

本书将从手术进展和诊断技术两方面出发，汇集世界各地优秀眼科医生的经验。希望通过对当前开展的手术技术和最新应用的阐述可以指导读者对飞秒激光有个全面的认识。文中列举的飞秒激光技术的广泛应用，预示着该项技术在未来具有其蓬勃的发展前景。

在此我要感谢两位主编 Ashok Garg 教授、Jorge L Alió 教授以及整个编写团队和工作人员，最后我还要感谢为这本书提供临床素材的每一个专家和同仁。我相信，这将是第一本系统介绍飞秒激光的、具有世界级水平的专著。

Alaa El-Danasoury FRCS
Professor of Ophthalmology
Magrabi　Eye　and　Ear　Hospital　Jeddah
Khozam　Street　Kilo-3,　Mekkah　Road
PO　Box　7344,　Jeddah　21462
Kingdom　of Saudi Arabia
E-mail: malaa@magrabi.com.sa

前　言

在过去的 20 年里,屈光手术技术经历了飞速的发展和创新,其中最具创新的一项技术当属飞秒激光,它为屈光手术领域的微创治疗提供了可能。飞秒激光利用近红外线脉冲来切削组织,从而减小了对邻近组织的损伤。飞秒激光的低能量和精确的靶向聚焦定位特点将使该技术在不久的将来具有极大的应用前景和发展潜能,它将被用于角膜基质内的三维微米量的切削。目前,飞秒激光在多个领域的作用已被证实,如角膜板层移植、穿透性角膜移植术中替代环钻术、角膜基质环隧道的制作、移植角膜散光的质量、青光眼手术中无创性巩膜通道的建立、视网膜成像的远视手术和白内障手术等。激光速度的提升将进一步提高手术的安全性、有效性,减少手术时间,扩大飞秒激光在眼科的应用范围。

在国际眼科界,《眼科飞秒激光的技术和应用》这本书是第一次以这样的方式对该项技术在眼多个方向的应用提供全方位的视角。来自国际该领域的专家和学者对该项技术在眼科领域的最新进展和未来发展趋势做了一个清晰的介绍。实际上,飞秒激光在眼前节和眼后段疾病的发展前景都已被解释和实践,眼科医生将得益于此。

在此,我要非常感谢 Shri Jitendar P Vij、Tarun Duneja 以及出版社的所有工作人员,是他们的热情和辛勤工作才使得本书得以顺利出版。

我们希望本书能不负眼科医生的期望,能为眼科手术医生提供有益参考、提升手术水平。

编者

飞秒激光——导论

Eric D Donnenfeld（美国）

作为一名行医近1/4世纪的眼科医生,我见证、参与了眼科界的标志性变革。在作为住院医师期间,我经历了白内障人工晶体手术从囊内向囊外手术的转变;之后,白内障超声乳化技术使小切口手术成为可能。在过去的15年里,我有幸成为屈光手术革命中的一员,目睹了从准分子激光到PRK,以及最后发展到LASIK手术。这些重大的技术突破改变了传统的眼科手术模式,大大提高了白内障、屈光手术的术后视力恢复效果和手术的安全性,对我们眼科医生的能力进行了重新的定义。

如今,我们正经历着另外一项重大的眼科技术变革——飞秒激光屈光性白内障手术。随着时间的推移,该项技术日益成熟并具有里程碑的意义。飞秒激光屈光性白内障手术是眼科领域少数几项具有历史性意义、推动眼科发展的技术之一。在过去,人工晶体和超乳手术历经几年才使得手术更加安全、有效。飞秒激光屈光性白内障手术从过去的模拟白内障手术向数字化方向转变,我希望今后该项技术能在所有白内障手术医生中推广。早期的研究表明了该项技术的安全性和有效性更高。

我已开展飞秒激光屈光性白内障手术将近一年时间,共实施1000例手术。该项技术在临床的开展也日益增加。现在我们就手术的选择进行讨论,如飞秒超乳和飞秒激光白内障手术,是选择传统的还是高昂的人工晶体。此外,在选择术式时还要考虑手术需要花费的时间。最重要的是,目前该项技术的并发症已非常少见,但视力和视觉的结果令人满意。总而言之,该项手术满足了我对手术安全性和有效性的期望。以我之见,这项技术最大的优势体现在撕囊和制作弧形小切口。同时,成熟性白内障和晶体悬韧带薄弱的患者对手术的要求高,而该项技术的出现解决了这一难题。

根据我的经验,飞秒激光白内障手术的视觉效果是肯定的。然而,关于手术的效果目前需要大量的数据证明。最有趣的是,该项手术在患者的接受度上有压倒性的优势。我相信,就如任何一项新的技术诞生,在我们应用飞秒激光屈光性白内障手术时会遇到意想不到的困难。基于我多年的眼科经验,我在这里向大家力荐这项技术。手术的效果将会告诉我们,飞秒激光屈光白内障技术确实能提高手术安全性和有效性,从而为广大眼科医生尤其是患者带来福音。我期待,当5年后我们回顾飞秒激光屈光白内障手术时,可以将其看作眼科界具有里程碑意义的一项大事件。

目　录

第 **1** 章　飞秒激光的现状和前景

Ashok Garg(印度)

本章要点
- 飞秒激光技术的前景

飞秒(Femtosecond, FS)激光是眼科界的创新,其在2001年首次被提出,并在随后获得了广泛的应用,在后续的5年内彻底革新了眼科微创手术。飞秒激光为屈光手术领域带来了新的技术,尤其是在激光代替角膜板层刀方面。飞秒激光脉冲通过把角膜基质电离成等离子体,能够产生组织切削作用而又保持了前弹力层的完整性。它应用近红外脉冲切削组织,对周边组织的损伤达到最小化。

飞秒激光低能量的高度聚焦作用增强了它的性能,而它的精确性更是让角膜基质层内的三维切削达微米的精度。这项技术的特别之处主要在于:

1.飞秒激光的重复频率。

2.激光斑大小,脉冲能量和脉冲形式。

飞秒激光应用于LASIK是安全有效的,产生的高阶像差更少,能带来更好的术后裸眼视力和对比敏感度。

飞秒激光可以为治疗圆锥角膜和透明边缘性角膜变性的角膜基质环植入术制作隧道。

另外,飞秒激光在治疗老视方面也逐渐获得认可。老视是目前全世界最常见的屈光异常,但对其治疗又缺乏一劳永逸的治疗手段。目前旨在通过手术保留调节力的治疗都没有获得普遍的认可。而近期的研究数据表明,飞秒激光也许能在老视患者的晶状体内部做微小切割,改变晶状体的弹力系数以达到恢复晶状体弹性的目的。

飞秒激光对眼内晶状体的光爆破作用会产生气泡,气泡随着时间的流逝自行消失。这意味着在矫正远视老视时用低能量的飞秒激光作用于晶状体是安全的。新型的Intracor治疗老视法应用的就是这个原理。

在治疗角膜内皮病方面,飞秒激光可以通过角膜小隧道切口来完成微创的前角膜移植术或后角膜移植术(Femto-PLAK),拥有良好的前景,它让屈光手术医师非机械性切削角膜的精度达到了±10 μm。

飞秒激光能安全精确地施行穿透性角膜移植术,尤其在非压平式角膜手术中非常实用。

近期FDA批准的研究显示采用飞秒激光进行的角膜切削为传统的人工角膜移植术提供了另外的选择。

飞秒激光能高精度、可重复地利用长波红外线脉冲进行平面下切削,其中最重要的应用之一是在青光眼手术中制作永久的流出道来减少眼内压的升高。

吲哚菁绿强化的飞秒激光能应用于光动力疗法(Photodynamic Therapy, PDT),在较低能量下即能达到封闭角膜新生血管的作用。

在大量动态光散射和光子相关光谱学理论支持下,飞秒激光在治疗糖尿病视网膜病变和年龄相关性黄斑变性方面也许也有用武之地。

自从IntraLase飞秒激光问世以来,多种飞秒激光设备相继上市。各型飞秒激光仪如下所示:

1. IntraLase飞秒激光仪(美国AMO公司)。

2. 达芬奇(Crystal LDV)飞秒激光仪 (瑞士 Ziemer达

芬奇眼科系统)。

　　3. Femtec飞秒激光(德国20/10 PerfectVision公司)。

　　4. VisuMax飞秒激光仪(德国卡尔·蔡司公司)。

　　5. LenSx飞秒白内障系统 (美国Alcon公司)。

　　6. LensAR 飞秒白内障系统(美国LensAR公司)。

　　7. OptiMedica Technology-Catalys飞秒白内障系统(美国OptiMedica公司)。

　　8. Alcon/WaveLight ®鹰视FS200飞秒激光仪。

　　9. Victus Technolas 520 F飞秒技术(德国慕尼黑)。

　　此外,对各种仪器的改进也在不断完善中,如脉冲频率、光斑大小、脉冲能量和个体化方式等。

飞秒激光技术的前景

　　飞秒激光已经问世10年,在未来的5年仍可预见它将不断进步。它有超高的精度、更短的脉冲、立体切削性,以及从微焦到毫微焦的光爆破技术,能够引领眼科界重大的手术变革。飞秒激光将更广泛应用于以下眼前节和眼后段疾病,更好地辅助诊断和治疗。

　　●屈光手术:如基于生物力学引导下的老视手术及OCT引导下的角膜磨镶术。

　　●飞秒激光白内障手术:这是近期最大的进展。新型的具有高分辨力、3D共聚焦照明结构的设备可以更好地进行中心定位与囊膜切开,最大程度减少术后残余散光,形成良好切口,用更少的能量完成更好的晶状体碎核。它也有助于更精确地辅助完成屈光性晶状体置换手术等操作。

　　●OCT引导的显微手术:在视力和预后方面更加精确。

　　●散光的矫正手术:飞秒激光在高度散光的矫正(如散光性角膜切开)中表现出高精确性,在新一代设备中引入了散光矫正和晶状体切除的联合手术。

　　●晶体切割老视治疗术:这种手术能增加晶状体纤维的弹性和活动性,部分保留因年龄增长而不断下降的调节力。

　　●非屈光性角膜手术:包括飞秒辅助前板层或后板层角膜移植术、自体角膜缘的移植,在穿透性角膜移植中环切供者的角膜,为青光眼患者制作环形巩膜流出道等。

　　●制作角膜囊袋:飞秒激光可以为人工角膜植入生物聚合物材料提供空间。

　　●眼后段检查及手术:在动态光散射光谱学分析下,飞秒激光可以很好地应用于视网膜图像、糖尿病患者的玻璃体分析、光动力疗法以及年龄相关性黄斑变性。飞秒激光脉冲结合合适的光学仪器也可以成为视网膜手术的精确导向工具。

　　●飞秒激光辅助非压平式角膜手术及角膜活检。

　　●飞秒激光辅助纹身可以成为治疗白瞳孔的一种美容手段。

　　飞秒激光技术的持续发展也不断提高了眼科手术的安全性、有效性、速度和多样性。

　　新的飞秒技术如复极化形脉冲、受激发射损耗(stimulated emission depletion, STED)、不同时间的延迟切削、相干控制、基于3D算法的光量子聚合纳米结构等的应用,将会完全改变现有的眼科手术方式,成为真正的最少人工操作的非侵入性眼科手术。

(王勤美 译 黄锦海 校)

参考文献

1. Bamba S, Rocha KM, Ramos-Esteban JC, Krueger RR. Incidence of rainbow glare after laser in situ keratomileusis flap creation with a 60 kHz femtosecond laser. J. Cataract Refract. Surg. 2009;35(6):1082-6.

2. Blum M, Kunert K, Schroder M, Sekundo W. Femtosecond Lenticule extraction for the correction of myopia: preliminary 6-month results. Graefes Arch. Clin. Exp. Ophthalmol. 2010;248(7):1019-27.

3. Choi SK, Kim JH, Le D,. Oh SH. A new surgical technique : a femtosecond Laser-assisted Keratolimbal allograft procedure. Cornea 2010;29(8):924-49.

4. Hild M, Krause M, Riemann I, et al. Femtosecond Laser-assisted retinal imaging and ablation: experimental pilot study. Curr. Eye Res. 2008;33(4):351-63.

5. Krueger RR, Thoronton IL, Xu M, Bor Z, van den Berg TJ. Rainbow glare as an optical side effect of IntraLASIK. Ophthalmology 2008;115(7):1187-95.

6. Liu Y, Nakamura H, Witt TE, Edward DP, Gordon RJ. Femtosecond laser photodisruption of porcine anterior chamber angle; an ex vivo study. Ophthalmic Surg. Lasers Imaging. 2008;39(6):485-90.

第 **2** 章　飞秒激光 LASIK 手术：实践要点

A John Kanellopoulos (希腊)

本章要点

- 术中问题(LASIKrefsuite11)
- 远视飞秒LASIK

接触飞秒激光(femtosecond LASIK)这 6 年来，笔者积累了不同型号飞秒激光仪器(图 2-1)的手术经验，并发觉飞秒激光的使用过程中有许多关键的操作要点需要注意，即使熟悉使用角膜板层刀的屈光医师或许也会对此感兴趣。所以，笔者试着在此对它们加以总结。

1. 在任何 LASIK 手术的术前评估中，角膜厚度至关重要，飞秒 LASIK 手术更是如此。笔者目前使用 Pentacam 及 Pentacam HR 测量角膜厚度，研究角膜前、后表面的参数。笔者花费了大部分的时间来观察角膜厚度图以评估角膜厚度的正态性，而这些仅凭单一的断层摄影图像无法获得。如果厚度图形态圆，从中心到周边对称增厚，相较角膜前表面曲率的不规则性而言，笔者更加重视厚度图的诊断价值，因为曲率的不规则性可能是眼表过干或者透明的不规则角膜造成的。图 2-2 所示的角膜前后表面参数及厚度($556 \mu m$)均正常，然而还存在一些异常处，如厚度图中角膜的最薄点落在偏颞下侧而不是角膜中央，而且从中心到周边的曲率变化呈变形的椭圆。

如果被测的角膜厚度处于临界值，或者对角膜的形态是否正常存有疑义，笔者会加用 Optovue OCT(图 2-3)对角膜进行测量，能得到角膜厚度的精确值以及厚度分布情况，这些都有助于判断角膜的形态是否正常或有无角膜扩张的风险。因此，角膜厚度图也是十分重要的。

2. 临床评估要特别注意角膜表面瘢痕。决定行 LASIK 矫正屈光不正的患者中大部分有角膜接触镜佩戴

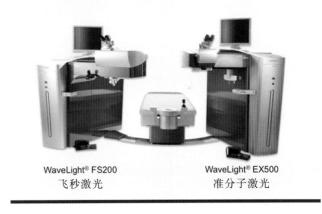

WaveLight® FS200　　　　WaveLight® EX500
飞秒激光　　　　　　　　准分子激光

图 2-1　WaveLight®屈光手术设备

史，既往可能存在角膜无菌性浸润甚至细菌性角膜炎情况，这些病史可能程度很轻，甚至不会引起患者的注意，但也会造成前弹力层的瘢痕或者部分缺失。这些瘢痕对角膜板层刀切削影响不大，但在飞秒LASIK 手术中，尤其当瓣厚低于 $120 \mu m$ 时，制瓣时层间切削产生的空气气泡带来的压力可能在前弹力层的瘢痕处遇到阻力，造成垂直气流穿通角膜形成破孔，即飞秒"纽扣孔"。因此，术前裂隙灯检查时必须加倍注意角膜组织有无不规则，尤其是接触镜佩戴者。角膜异常未在临床检查中被发现，当术中在蓝光或者绿光照射下角膜显示黑色，虹膜显示棕色，负压锥压平患眼角膜时观察到角膜的形态不规则，而术者反

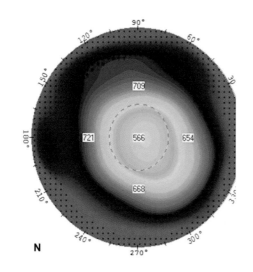

图 2-2　角膜地形图

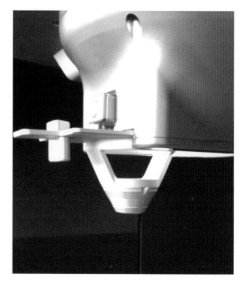

图 2-4　飞秒锥镜

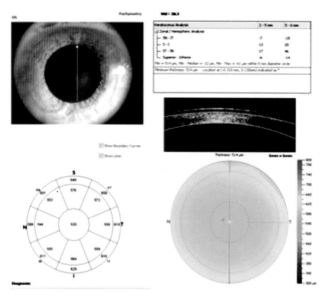

图 2-3　Optovue OCT 角膜图像

应快，能够把制瓣厚度设定从 120 μm 以下（如 100 μm）提高到 120 μm，那么飞秒激光制瓣将安全得多，可以避免垂直气流穿透角膜。

3. 最后，在术前评估中，术者一般会评估锥镜（图 2-4）靠近球的操作难易。很多地中海南部人群，比如希腊人，他们的眼窝很深，眉骨突出，鼻尖和角膜表面的距离加大，造成锥镜推进困难。在过去的 5 年，不少患者因为这个原因无法进行手术。

术中问题

对于术中的注意点，笔者很重视向患者解释飞秒激光操作时术眼会感到压力，这是手术最难熬的时间，尤其

是眼窝深的患者，还要用金属开睑器开睑后再放置负压吸引环，然后才进行制瓣，且制瓣过程中将会出现短暂的黑蒙。而这段时间的长短同仪器种类、角膜瓣的直径和个体差异有关。FS60 飞秒激光一次制瓣时间大约为 30 s，而角膜板层刀制瓣只需 10 s，差别很大。最新的飞秒设备 Alcon/WaveLight FS200 从接触角膜到制瓣完成只需要 10~12 s，大大缩短了黑蒙时间，让患者更加舒适。

在操作前对患者认真地解释这种情况，患者可以更安心地度过这段时间，有利于良好配合。笔者还会在操作时倒计时，比如从 20 倒数到 0，让患者有期待地配合这 20 s，否则患者心里没底，不知道什么时候制瓣结束，可能在最后几秒内移动，导致功亏一篑。

笔者还发现，地中海南部人群尤其是男性大多需要侧转头部以避免激光仪推进时碰到鼻子。但这样不仅会使患者感到不适，而且对仪器产生了抵抗力，可能在吸引的时候出现负压丢失。因此，当术眼角膜被压平时，术者从屏幕上直接观察角膜被压平的情况以及被压平的区域，助手则全程观察锥镜和患者鼻子的接触情况，在接触的时候及时告知术者，然后让患者的头部向鼻侧稍侧转一些后再重新推进（图 2-5）。在完成准备工作即将开始切削程前，进行角膜瓣的微调是必需的。根据笔者的临床经验，调整后的角膜瓣中心较原来的预设更偏鼻侧，有时相差可达 1 mm。另外，笔者发现，如果没有在患者转动头部后再次调整角膜瓣中心，制作的角膜瓣将偏向颞侧，而这将会给手术带来一些麻烦。

因此，即使屏幕上角膜瓣以瞳孔像为背景看起来中心对位良好，但是患者头部倾侧后，仍需向鼻侧调整角膜瓣中心，有时候需要调整 1 mm，这对于更好地对准中心非常有帮助。在对远视患者操作时尤其要注意这点，下文将详细阐述。

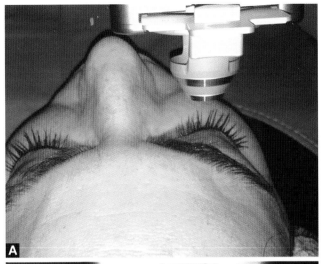

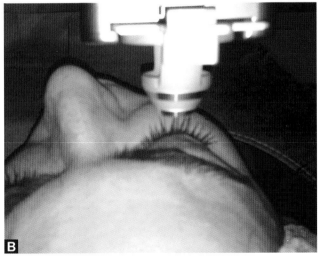

图 2-5　深眼窝患者 LASIK 手术图。(A)头部正位;(B)头部侧转

最后，术中至关重要的是要具备良好重复性的手术方案,角膜表面的滴眼液和凝胶的量等。为了制作精确的角膜瓣,术者要考虑到滞留在角膜上皮和锥镜之间的液体。譬如,患者在术前准备中使用的麻醉凝胶应该被冲洗干净,否则会影响实际切削厚度。锥镜的角膜面到实际切削面的距离为预设切削厚度,如果患者的角膜上皮和探头之间滞留了一层 20 μm 的利多卡因凝胶,会导致制作的角膜瓣将比设定值薄 20 μm。

笔者总是在手术开始前各滴 1 滴盐酸丙美卡因和氧氟沙星滴眼液,不多不少,得到的瓣膜厚度将比原来设定的参数薄 5~10 μm,这个做法已经加入笔者的诺谟图(nomogram)。在上千例患者接受 FS60 和去年开始的 WaveLight FS200 飞秒激光仪的手术后,感觉到这个方法再现性好,便于控制,对瓣厚和后续测量的干扰少。

虽然 LASIK 已经成为一个常规的手术,加入飞秒激光的制瓣部分仍是十分重要的。由于不规则切削、垂直气流穿透、瘢痕、角膜形态异常、患者的突然移动等都有可能发生,术者必须快速反应和暂停手术,寻找原因再决定

是否继续手术或者放弃手术。新型飞秒激光仪 FS200 对术者的反应要求更高,切削时间只有 5 s,必须在极短的时间内对异常情况迅速反应并采取解决措施。

笔者以往都连续在两只术眼上制作角膜瓣后再进行准分子切削,比单只术眼制瓣加准分子切削后再处理另一只术眼更简单。据笔者经验,这样的处理会使患者感觉更不舒服,因为他们均认为飞秒操作的时间最难熬,但先熬过这段时间后手术会更方便。

不论是飞秒激光还是准分子激光,非常重要的一点就是要向患者解释固视点,这也是所有 LASIK 手术的标准流程。再次核对患者姓名、出生年月、手术眼别,在每天患者众多、诊室繁忙的手术中心,必须时刻警惕弄错患者数据的可能性。

IntraLase FS60 等飞秒激光仪,可以和 400 Hz Wave-Light 激光配套,还有 Alcon/WaveLight 的新型屈光设备 FS200 飞秒激光仪组合 EX500 准分子激光机。各型飞秒激光仪和准分子激光仪共用术床,患者角膜飞秒制瓣完成后自动转至准分子激光仪上,待制瓣完成及准分子激光仪数据准备完毕后再进行掀瓣。术中使用的是负压式开睑器,笔者在掀瓣前会适当挤压、冲洗角膜表面。由于制瓣时的压力可能导致睑板腺分泌物涂布在角膜表面,如果这些分泌物未经冲洗而滞留在角膜表面,将会渗入到角膜瓣下面,导致不规则切削。所以应在冲洗干净、调整好准分子激光仪。再次确认患者信息和手术眼别后才进行掀瓣。

EX500 准分子激光仪配置的同步角膜厚度测量仪是确认切削前角膜瓣和基质床厚度非常好的工具。在以前的 Intralase 的 FS60 和 400 Hz WaveLight 激光组合操作平台,笔者用接触性超声 Sonomed 角膜仪来获得这些参数。有了 EX500 准分子激光仪,这些流程自动完成,掀瓣后在屏幕上直接显示角膜基质厚度。这些步骤完成后角膜瓣复位,笔者用至少半瓶的 BSS 液充分冲洗角膜,用一次性单根 HershVisitec LASIK 套管来冲洗角膜瓣下方和表面,用负压式开睑器吸除所有液体,确认术野里没有碎片或者睑板腺分泌物。

飞秒激光制作的角膜瓣复位后,笔者避免用湿海绵去调整角膜瓣,因为飞秒瓣滑移少,湿海绵的碰触可能产生皱褶。笔者尽量直接把角膜瓣准确地盖回去,做法是在角膜上滴 1 滴醋酸泼尼松龙滴眼液(百力特),以帮助确认角膜瓣边缘和良好对位。

然后用 Johnston 压平器来压平角膜瓣,抚平高度近视眼术后可能出现的微小皱褶。该仪器(Rhein 公司)主要由直径 20 mm 的 30D 平坦透镜环构成,通过 Johnston 压平器的中心透镜,可以确认角膜瓣的中心对位压平在刚切削完成的基质床上。

最后,笔者给术眼滴几滴氧氟沙星滴眼液。笔者一般

让患者术后佩戴日抛型平光接触镜后再滴氧氟沙星等抗生素滴眼液以及百力特滴眼液。笔者小心地卸下开睑器，让患者在术日当晚保持佩戴接触镜。手术时间一般在傍晚直到第二天早上，这样可减少眼睑和角膜瓣之间的摩擦。虽然对患者来说也许并不舒适，因为他们在第二天早上醒来后仍要佩戴接触镜数小时，但3年来，笔者发现这个方法可以使角膜瓣移位或产生皱褶的可能性几乎降到零。

以上是笔者对飞秒激光的经验总结，在其网站上(www.brilliantvision.com)的其他视频中也有展示。

总的来说，飞秒的优势如下：

1.角膜瓣的直径、厚度和位置精确。

2.角膜瓣不会在切削过程中掀起，不规则切削可以被及时中止。

3.即使是 100 μm 厚度的角膜瓣也有良好的再现性。

4.瓣膜的结构平坦，避免了角膜生物力学性能的不稳定。

5.近一年半来采用 WaveLight 屈光手术系统，患者术后高阶像差更少(图2-6 至图2-8)。

远视飞秒LASIK

笔者开始认识到远视手术并非近视手术的相反，远视患者和近视患者在屈光矫正方面有许多本质的区别：

1. 远视患者大多欠矫。这是由于远视眼的调节范围个体差异大，术后常见屈光回退，需要进行再次手术甚至三次手术。

2. 远视眼的 Kappa 角普遍较大。笔者通常认为远视眼的视轴偏离瞳孔中心 0.5~1.5 mm，这和近视眼形成了鲜明的对比，在激光矫正中必须特别引起重视。

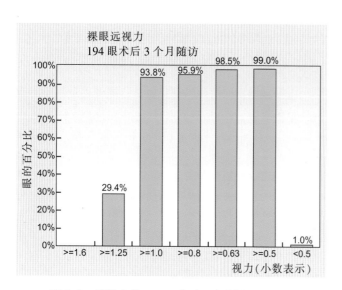

图2-6　近视患者 LASIK 术后3个月裸眼远视力

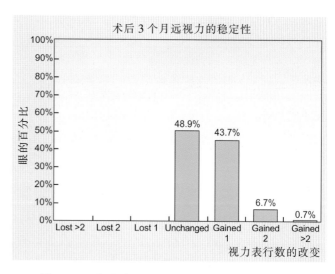

图2-7　近视患者 LASIK 术后3个月的稳定性分析

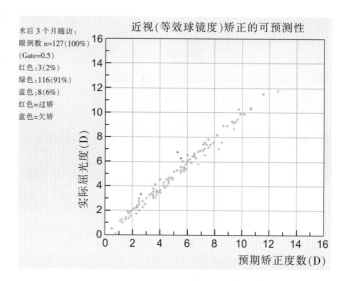

图2-8　近视患者 LASIK 术后3个月手术效果预测性分析

3. 在地中海南部人群中，即使使用了丝裂霉素(Mitomycin，MMC)，PRK 手术也因为术后屈光回退高达35%以及角膜上下皮基质混浊而并不受欢迎。因此笔者以为，LASIK 是这些远视眼患者激光矫正的不二选择。

4. 实际生活中，要求远视眼矫正的平均年龄常接近或大于老花年龄，这使得笔者操作时不得不考虑非优势眼的过矫以及接触镜的佩戴，下文也会提及。

因此，笔者认为远视飞秒 LASIK 很值得在本章节中深入探讨一下。

虽然飞秒激光的应用使得 LASIK 手术更加精细准确，但是仍存在激光切削时的对准误差导致偏中心切削和不均匀切削。

偏中心切削会造成术后视觉质量下降，如不规则散光、最佳矫正视力下降和眩光等[1,2]。因此，屈光手术中切削区的中心对准是非常重要的。然而，Kappa 角过大会造成激光切削时对准误差。这个问题因远视眼 Kappa 角较大而更加突出。因此,有些屈光手术医师希望通过调整切削区来补偿 Kappa 角较大带来的影响。然而,关于健康人群的 Kappa 角的基础数据很少有文献提及。

Kappa角

Kappa 角是视轴和瞳孔中心轴的夹角。因为黄斑位于瞳孔中心轴偏颞侧, 所以正常的 Kappa 角稍偏正值。切削区的中心定位是屈光手术中的关键步骤,因此术前评估 Kappa 角的大小具有重要意义。Uozato 和 Guyton 等学者认为,在正常情况下光感受器朝向瞳孔中心,因此瞳孔中心很适合用来定位切削区中心,他们的理论曾作为标准。然而,Pande 和 Hillman 等提出光学中心是视轴和角膜的交点,因为视轴连接了黄斑与固视点。他们还总结发现,视轴的同轴光在角膜上的反射点最接近视轴和角膜的交点。近来,Nepomuceno 等以视轴的同轴光在角膜上的反射点为标准行远视飞秒 LASIK 手术。他们发现,以瞳孔为标准的切削区中心定位的传统方法可能导致大 Kappa 角术眼,尤其是远视眼的偏心切削。目前有多种方法测量 Kappa 角,同视机是临床运用最多的方法之一,它是基于角膜反射原理来测量 Kappa 角。近年来,新的设备如美国 Orbscan Ⅱ 上市,能用来测量 Kappa 角。但是目前没有文献评估过 Orbscan 测量 Kappa 角的可靠性。笔者在研究正常远视人群后报道了 Kappa 角的分级和重要性以及运用机械角膜板层刀 (Moria M₂) 和 WaveLight Allegretto 准分子激光仪进行远视 LASIK 手术的经验。

笔者发现远视屈光不正和较大的 Kappa 角之间有显著关联。屈光手术医师需在远视患者中考虑到 Kappa 角带来的变化,减少切削偏心等并发症。

下图描述了在相同的激光属性设置情况下矫正远视性散光, 图 2-9 以瞳孔为切削中心, 图 2-10 则考虑到 Kappa 角存在,根据角膜地形图结果重新调整切削中心。

图 2-11 和图 2-12 展示了 Moria M₂ 角膜板层刀制作的远视 LASIK 角膜瓣,根据瞳孔中心调整切削区后显示出明显的鼻侧偏中心。

笔者已经发表了对角膜地形图引导的远视 LASIK 和常规 LASIK 的比较经验(2007 年 AAO 会议):两者都是安全有效的远视矫正方法。角膜地形图引导的远视 LASIK 的优势在于较少的屈光回退和残余散光,提高了对比敏感度和能够预测以视轴为中心的切削偏心量。角膜地形图引导的 WaveLight ALLEGRETTO 准分子激光仪行 LASIK 手术对低、中、高度远视及远视性散光的矫正都是安全有效的。低、中度远视人群的结果安全,可预测性好,在高度远视和散光的人群中的结果也令人期待。对比早期发表的传统远视 LASIK 术后结果,角膜地形图引

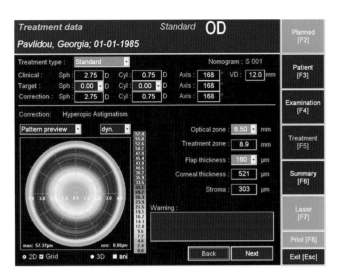

图 2-9　定位于瞳孔中心的切削中心

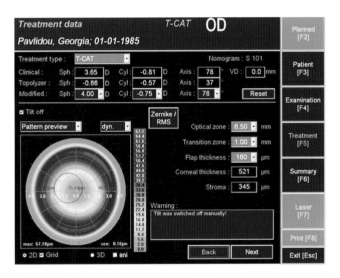

图 2-10　基于角膜地形图测量 Kappa 角调整后的切削中心

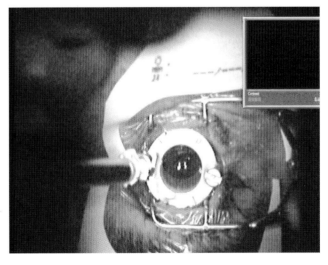

图 2-11　Moria M₂ 角膜板层刀制作的远视 LASIK 角膜瓣(一)

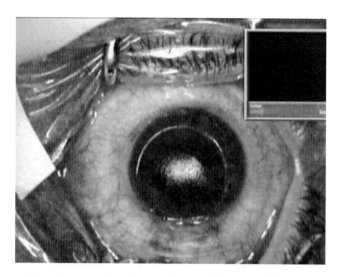

图 2-12　Moria M₂ 角膜板层刀制作的远视 LASIK 角膜瓣(二)

导的手术较瞳孔中心引导表现出更好的切削中心定位及重复性。

测量

笔者目前用 1 滴 1% 的托吡卡胺滴眼液进行散瞳后测量,而不选择睫状肌麻痹剂,因为后者模拟的不是生理状态。笔者试着在 LASIK 术前让远视患者试戴接触镜来更好地预测矫正效果,向患者展示非优势眼过矫 0.5D 的效果以及判断他们的耐受程度的重要步骤。大多数患者都能很好地适应,且直到 55 岁都提供了很大的视近优势。

笔者运用 Placido 盘原理的角膜地形图和 Pentacam 来更好地判断 Kappa 角的复数。散瞳后眼睛一般多表现出 0.5~1.0D 的远视。矫正的光学区为 6.5 mm(治疗区为 6.5~8.5 mm),并且等效球镜度上限为+6.00D,包括+6.00D 的远视或+6.00D 混合散光的等效球镜度(如+7.00D 远视混合−2.50D 散光等同+4.50D 远视混合+2.50D 散光)。设定好矫正参数,在术前谈话中告知患者远视飞秒 LASIK 术后 1~3 周可能近视 0.5~1.0D,等调节放松后近视会消失。再次手术的比例为 3%,更加证实了上述情况。远视患者在手术后 1~3 周的近视期间,如果不理解出现近视的情况会感到很焦虑,需要对其耐心详细解释。

笔者发现,根据 Kappa 角做出调整后,手术结果更加精确,常见的瞳孔中心定位而非视轴定位造成的偏心切削所致散光也减少了。

在过去的 12 个月,笔者有幸用 Alcon/WaveLight 的新型屈光手术设备尝试了远视飞秒 LASIK。这个平台应用 FS200 飞秒激光仪治疗远视具有明显优势:大范围地压平角膜,可以更好、更舒适地制作偏鼻侧的角膜瓣以适应 Kappa 角校正后切削中心。

在图 2-13 和图 2-14 中,读者可以通过这个准分子激光仪的治疗方案[EX500 准分子激光机联合 Pentacam HD(Oculyzer Ⅱ)]数据理解偏鼻侧定位切削的必要性。FS200 飞秒激光仪制造的 9.5 mm 角膜瓣如图 2-14 所示。患者的数据不仅在两台激光设备间相通,而且通过内部网络链接到 Pentacam HD(即 Oculyzre Ⅱ),进一步加强

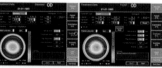

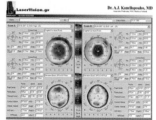

图 2-13　激光机治疗方案(一)

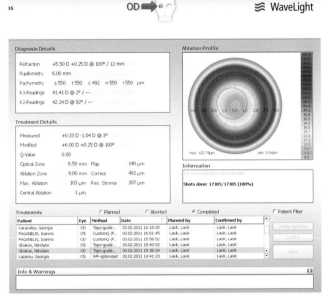

图 2-14　激光机治疗方案(二)

数据处理安全性。每只术眼的 Pentacam 检查结果无缝连接到 EX500 准分子激光仪，由术者及其助手进行进一步处理。整个治疗方案可在 EX500 准分子激光仪的屏幕上看到，而且飞秒瓣的设定信息可以显示在 FS200 飞秒激光仪上。这是学习角膜地形图引导远视飞秒 LASIK 手术的好工具。

图 2-15 显示了 FS200 飞秒激光仪最后报告的所有角膜瓣参数以及角膜瓣侧边的最终位置。我们要注意相对瞳孔，角膜瓣最终向鼻侧(向左)偏心。

最后，需要考虑到远视患者，特别是 40 岁以上远视患者的房角偏窄。远视超过+3.00D 的远视眼可能有明显的窄房角，特别是伴有白内障进展的患者其房角更窄，甚至可能房角关闭。此时可以考虑早期白内障摘除和(或)激光虹膜周切术，这样既能矫正远视，又能预防青光眼的发生。

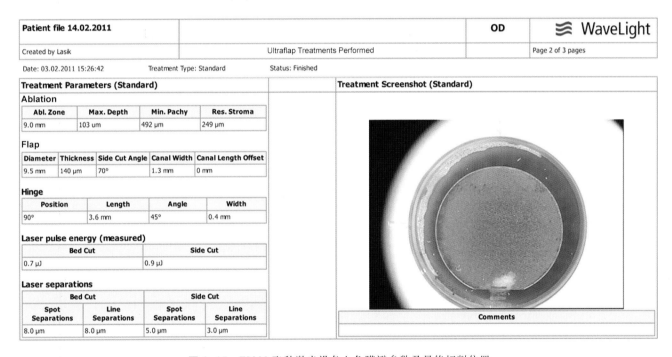

图 2-15　FS200 飞秒激光设备上角膜瓣参数及最终切削位置

(王勤美 译　黄锦海 校)

参考文献

1. 3D finite element model of aqueous outflow to predict the effect of femtosecond laser created partial thickness drainage channels. Chai D, Chaudhary G, Mikula E, Sun H, Juhasz T. Lasers Surg Med. 2008 Mar;40(3):188-95. PMID: 18366082 [PubMed - indexed for MEDLINE]

2. Agarwal A, Brubaker JW, Mamalis N, Kumar DA, Jacob S, Chinnamuthu S, Nair V, Prakash G, Meduri A, Agarwal A. Femtosecond-assisted lamellar keratoplasty in atypical Avellino corneal dystrophy of Indian origin. Eye Contact Lens. 2009;35(5):272-4. PMID: 19657278 [PubMed - indexed for MEDLINE]

3. Anterior chamber gas bubble formation during femtosecond laser flap creation for LASIK. Srinivasan S, Rootman DS. J Refract Surg. 2007;23(8):828-30. PMID: 17985804 [PubMed - indexed for MEDLINE]

4. Bahar I, Kaiserman I, Lange AP, Levinger E, Sansanayudh W, Singal N, Slomovic AR, Rootman DS. Femtosecond laser versus manual dissection for top hat penetrating keratoplasty. Br J Ophthalmol. 2009;93(1):73-8. Epub 2008 Oct 16. PMID: 18927225 [PubMed - indexed for MEDLINE]

5. Bahar I, Kaiserman I, Mashor RS, McAllum P, Slomovic A,

Rootman D. Femtosecond LASIK combined with astigmatic keratotomy for the correction of refractive errors after penetrating keratoplasty. Ophthalmic Surg Lasers Imaging. 2010;41(2):242-9. doi: 10.3928/15428877-20100303-14. PMID: 20307044 [PubMed - in process].

6. Bindewald-Wittich A, Han M, Schmitz-Valckenberg S, Snyder SR, Giese G, Bille JF, Holz FG. Two-photon-excited fluorescence imaging of human RPE cells with a femtosecond Ti:Sapphire laser. Invest Ophthalmol Vis Sci. 2006;47(10):4553-7. PMID: 17003452 [PubMed - indexed for MEDLINE]Free Article

7. Blum M, Kunert K, Gille A, Sekundo W. LASIK for myopia using the Zeiss VisuMax femtosecond laser and MEL 80 excimer laser. J Refract Surg. 2009;25(4):350-6. PMID: 19431925 [PubMed - indexed for MEDLINE]

8. Blum M, Kunert K, Schröder M, Sekundo W. Femtosecond lenticule extraction for the correction of myopia: preliminary 6-month results. Graefes Arch Clin Exp Ophthalmol. 2010. [Epub ahead of print] PMID: 20130899 [PubMed - as supplied by publisher] Related citations.

9. Boxer Wachler BS, Korn TS, Chandra NS, Michel FK. Decentration of the optical zone: centering of the pupil versus the coaxially sighted corneal light reflex in hyperopic LASIK. J Refractive Surg 2003;19:464-5. 8. Looper LP . The relationship between angle lambda and the residual astigmatism of the eyes. Am J Optom 1959;36:365-77.

10. Brown JS, Wang D, Li X, Baluyot F, Iliakis B, Lindquist TD, Shirakawa R, Shen TT, Li X. In situ ultrahigh-resolution optical coherence tomography characterization of eye bank corneal tissue processed for lamellar keratoplasty. Cornea. 2008;27(7):802-10. PMID: 18650667 [PubMed - indexed for MEDLINE]

11. Buzzonetti L, Petrocelli G, Laborante A, Mazzilli E, Gaspari M, Valente P. Arcuate keratotomy for high postoperative keratoplasty astigmatism performed with the intralase femtosecond laser. J Refract Surg. 2009;25(8):709-14. PMID: 19714795 [PubMed - indexed for MEDLINE]

12. Calvo R, McLaren JW, Hodge DO, Bourne WM, Patel SV. Am J Ophthalmol. Corneal Aberrations and Visual Acuity After Laser In Situ Keratomileusis: Femtosecond Laser Versus Mechanical Microkeratome. 2010;12. [Epub ahead of print] PMID: 20227675 [PubMed - as supplied by publisher].

13. Case report: femtosecond laser-assisted small incision deep lamellar endothelial keratoplasty. Lee DH, Chung TY, Chung ES, Azar DT. Korean J Ophthalmol. 2008 Mar;22(1):43-8. PMID: 18323705 [PubMed - indexed for MEDLINE]Free PMC ArticleFree text

14. Chan CC, Ritenour RJ, Kumar NL, Sansanayudh W, Rootman DS. Cornea. Femtosecond laser-assisted mushroom configuration deep anterior lamellar keratoplasty. 2010;29(3):290-5. PMID: 20098303 [PubMed - in process]

15. Chang JS, Lau S. Intraoperative flap re-cut after vertical gas breakthrough during femtosecond laser keratectomy. J Cataract Refract Surg. 2010;36(1):173-7. PMID: 20117723 [PubMed - indexed for MEDLINE]

16. Chastang P, Hoang-Xuan T J Fr Ophtalmol. Femtosecond laser-assisted keratoplasties. 2008;31(9):921-35. French. PMID: 19107065 [PubMed - indexed for MEDLINE]Free Article

17. Cheng YY, Hendrikse F, Pels E, Wijdh RJ, van Cleynenbreugel H, Eggink CA, van Rij G, Rijneveld WJ, Nuijts RM. Preliminary results of femtosecond laser-assisted de-

scemet stripping endothelial keratoplasty. Arch Ophthalmol. 2008;126(10):1351-6. PMID: 18852412 [PubMed - indexed for MEDLINE]Free Article

18. Cheng YY, Kang SJ, Grossniklaus HE, Pels E, Duimel HJ, Frederik PM, Hendrikse F, Nuijts RM. Histologic evaluation of human posterior lamellar discs for femtosecond laser Descemet's stripping endothelial keratoplasty. Cornea. 2009;28(1):73-9. PMID: 19092410 [PubMed - indexed for MEDLINE]

19. Cheng YY, Pels E, Nuijts RM. Femtosecond-laser-assisted Descemet's stripping endothelial keratoplasty. J Cataract Refract urg. 2007;33(1):152-5. PMID: 17189814 [PubMed - indexed for MEDLINE]

20. Cheng YY, Schouten JS, Tahzib NG, Wijdh RJ, Pels E, van Cleynenbreugel H, Eggink CA, Rijneveld WJ, Nuijts RM. Efficacy and safety of femtosecond laser-assisted corneal endothelial keratoplasty: a randomized multicenter clinical trial. Transplantation. 2009;88(11):1294-302. PMID: 19996929 [PubMed - indexed for MEDLINE]

21. Cheng YY, Tahzib NG, van Rij G, van Cleynenbreugel H, Pels E, Hendrikse F, Nuijts R. Femtosecond laser-assisted inverted mushroom keratoplasty. Cornea. 2008;27(6):679-85. PMID: 18580260 [PubMed - indexed for MEDLINE]

22. Choi SK, Kim JH, Lee D, Oh SH, Lee JH, Ahn MS. Creation of an extremely thin flap using IntraLase femtosecond laser. J Cataract Refract Surg. 2008;34(5):864-7. PMID: 18471648 [PubMed - indexed for MEDLINE]

23. Choi SK, Kim JH, Lee D. The effect of femtosecond laser lamellar dissection at various depths on corneal endothelium in the recipient bed of the porcine eye. Ophthalmic Surg Lasers Imaging. 2010;41(2):255-60. doi: 10.3928/15428877-20100303-16. PMID: 20307046 [PubMed - in process].

24. Chung JL, Seo KY, Yong DE, Mah FS, Kim TI, Kim EK, Kim JK. Antibiotic susceptibility of conjunctival bacterial isolates from refractive surgery patients. Ophthalmology. 2009;116(6):1067-74. Epub 2009. PMID: 19395038 [PubMed - indexed for MEDLINE]

25. Chung SH, Roh MI, Park MS, Kong YT, Lee HK, Kim EK. Mycobacterium abscessus keratitis after LASIK with IntraLase femtosecond laser. Ophthalmologica. 2006;220(4):277-80. PMID: 16785761 [PubMed - indexed for MEDLINE]

26. Clement RA, Dunne MCM, Barnes DA. A method for ray tracing through schematic eyes with off-axis components. Ophthalmic Physiol Opt 1987;7:149-52.

27. Comparison of corneal aberration changes after laser in situ keratomileusis performed with mechanical microkeratome and IntraLase femtosecond laser: 1-year follow-up. Buzzonetti L, Petrocelli G, Valente P, Tamburrelli C, Mosca L, Laborante A, Balestrazzi E. Cornea. 2008;27(2):174-9. PMID: 18216572 [PubMed - indexed for MEDLINE]

28. Comparison of the femtosecond laser (IntraLase) versus manual microkeratome (Moria ALTK) in dissection of the donor in endothelial keratoplasty: initial study in eye bank eyes. Jones YJ, Goins KM, Sutphin JE, Mullins R, Skeie JM. Cornea. 2008;27(1):88-93. PMID: 18245973 [PubMed - indexed for MEDLINE]

29. Comparison of the femtosecond laser and mechanical keratome for laser in situ keratomileusis. Chan A, Ou J, Manche EE. Arch Ophthalmol. 2008;126(11):1484-90. PMID: 19001213 [PubMed - indexed for MEDLINE]Free Article

30. Complications of sub-Bowman's keratomileusis with a fem-

tosecond laser in 3009 eyes. Chang JS. J Refract Surg. 2008;24(1):S97-101. PMID: 18269158 [PubMed - indexed for MEDLINE]

31. Corneal endothelial viability after femtosecond laser preparation of posterior lamellar discs for Descemet-stripping endothelial keratoplasty. Cheng YY, Pels E, Cleutjens JP, van Suylen RJ, Hendrikse F, Nuijts RM. Cornea. 2007;26(9):1118-22. PMID: 17893547 [PubMed - indexed for MEDLINE]

32. Dhaliwal DK, Mather R. New developments in corneal and external disease–LASIK. Ophthalmol Clin North Am. 2003 Mar;16(1):119-25. Review. PMID: 12683255 [PubMed - indexed for MEDLINE]

33. Effect of hinge position on corneal sensation and dry eye after laser in situ keratomileusis using a femtosecond laser. Mian SI, Shtein RM, Nelson A, Musch DC. J Cataract Refract Surg. 2007;33(7):1190-4. PMID: 17586374 [PubMed - indexed for MEDLINE]

34. Effert R, Gruppe S. The amount of angle alpha in a normal population. Acta XVII concilii europaeae strabologicae associeatis. Madrid;1988:17-21.

35. Fankhauser F, Niederer PF, Kwasniewska S, van der Zypen E. Supernormal vision, high-resolution retinal imaging, multiphoton imaging and nanosurgery of the cornea–a review. Technol Health Care. 2004;12(6):443-53. Review. PMID: 15671599 [PubMed - indexed for MEDLINE]

36. Farid M, Steinert RF, Gaster RN, Chamberlain W, Lin A. Comparison of penetrating keratoplasty performed with a femtosecond laser zig-zag incision versus conventional blade trephination. Ophthalmology. 2009 Sep;116(9):1638-43. Epub 2009. PMID: 19646760 [PubMed - indexed for MEDLINE]

37. Farid M, Steinert RF. Deep anterior lamellar keratoplasty performed with the femtosecond laser zigzag incision for the treatment of stromal corneal pathology and ectatic disease. J Cataract Refract Surg. 2009;35(5):809-13.PMID: 19393878 [PubMed - indexed for MEDLINE] Related citations

38. Femtosecond laser corneal ablation threshold: dependence on tissue depth and laser pulse width. Sun H, Han M, Niemz MH, Bille JF. Lasers Surg Med. 2007;39(8):654-8. PMID: 17886278 [PubMed - indexed for MEDLINE]

39. Femtosecond laser-assisted corneal surgery. Mian SI, Shtein RM. Curr Opin Ophthalmol. 2007;18(4):295-9. Review. PMID: 17568205 [PubMed - indexed for MEDLINE]

40. Femtosecond laser-assisted penetrating keratoplasty: stability evaluation of different wound configurations. Bahar I, Kaiserman I, McAllum P, Rootman D. Cornea. 2008;27(2):209-11. PMID: 18216578 [PubMed - indexed for MEDLINE]

41. Femtosecond laser-assisted retinal imaging and ablation: experimental pilot study. Hild M, Krause M, Riemann I, Mestres P, Toropygin S, Löw U, Brückner K, Seitz B, Jonescu-Cuypers C, König K. Curr Eye Res. 2008 Apr;33(4):351-63. PMID: 18398710 [PubMed - indexed for MEDLINE]

42. Femtosecond laser-assisted sutureless anterior lamellar keratoplasty. Yoo SH, Kymionis GD, Koreishi A, Ide T, Goldman D, Karp CL, O'Brien TP, Culbertson WW, Alfonso EC. Ophthalmology. 2008;115(8):1303-7, 1307.e1. Epub 2008 Jan 2. PMID: 18171586 [PubMed - indexed for MEDLINE]

43. Femtosecond-assisted diagnostic corneal biopsy (FAB) in keratitis. Yoo SH, Kymionis GD, O'Brien TP, Ide T, Culbertson W, Alfonso EC. Graefes Arch Clin Exp Ophthal-

mol. 2008;246(5):759-62. Epub 2008 Mar 6. PMID: 18322693 [PubMed - indexed for MEDLINE]

44. Flap thickness reproducibility in laser in situ keratomileusis with a femtosecond laser: optical coherence tomography measurement. Kim JH, Lee D, Rhee KI. J Cataract Refract Surg. 2008;34(1):132-6. PMID: 18165093 [PubMed - indexed for MEDLINE]

45. Ghanem RC, Azar DT. Femtosecond-laser arcuate wedge-shaped resection to correct high residual astigmatism after penetrating keratoplasty. J Cataract Refract Surg. 2006;32(9):1415-9. PMID: 16931248 [PubMed - indexed for MEDLINE]

46. Ghanem RC, de la Cruz J, Tobaigy FM, Ang LP, Azar DT. LASIK in the presbyopic age group: safety, efficacy, and predictability in 40- to 69-year-old patients. Ophthalmology. 2007;114(7):1303-10. Epub 2007 Mar 26. PMID: 17382397 [PubMed - indexed for MEDLINE]

47. Goggin M. Femtosecond keratotomy. Ophthalmology. 2010;117(4):847-8; author reply 848. No abstract available. PMID: 20346822 [PubMed - indexed for MEDLINE].

48. Hainline BC, Price MO, Choi DM, Price FW Jr. Central flap necrosis after LASIK with microkeratome and femtosecond laser created flaps. J Refract Surg. 2007;23(3):233-42. PMID: 17385288 [PubMed - indexed for MEDLINE]

49. Harissi-Dagher M, Azar DT. Can J Ophthalmol. Femtosecond laser astigmatic keratotomy for postkeratoplasty astigmatism. 2008;43(3):367-9. PMID: 18443607 [PubMed - indexed for MEDLINE]Free Article

50. Hoffart L, Proust H, Matonti F, Conrath J, Ridings B. Am J Ophthalmol. Correction of postkeratoplasty astigmatism by femtosecond laser compared with mechanized astigmatic keratotomy. 2009;147(5):779-87, 787.e1. Epub 2009 Feb 20. PMID: 19232560 [PubMed - indexed for MEDLINE]

51. Hoffart L, Proust H, Matonti F, Ridings B, Conrath J. Am J Ophthalmol. Short-term results of penetrating keratoplasty performed with the Femtec femtosecond laser. 2008;146(1):50-55. Epub 2008 Apr 24. PMID: 18439558 [PubMed - indexed for MEDLINE]

52. Holzer MP, Mannsfeld A, Ehmer A, Auffarth GU. Early outcomes of INTRACOR femtosecond laser treatment for presbyopia. J Refract Surg. 2009;25(10):855-61. doi: 10.3928/1081597X-20090917-06. PMID: 19835325 [PubMed - indexed for MEDLINE]

53. Holzer MP, Rabsilber TM, Auffarth GU. Am J Ophthalmol. Penetrating keratoplasty using femtosecond laser. 2007;143(3):524-6. Epub 2006 Dec 18. PMID: 17317405 [PubMed - indexed for MEDLINE]

54. Holzer MP, Rabsilber TM, Auffarth GU. Femtosecond laser-assisted corneal flap cuts: morphology, accuracy, and histopathology. Invest Ophthalmol Vis Sci. 2006;47(7):2828-31. PMID: 16799021 [PubMed - indexed for MEDLINE]Free Article

55. Hu MY, McCulley JP, Cavanagh HD, Bowman RW, Verity SM, Mootha VV, Petroll WM. Comparison of the corneal response to laser in situ keratomileusis with flap creation using the FS15 and FS30 femtosecond lasers: clinical and confocal microscopy findings. J Cataract Refract Surg. 2007;33(4):673-81. PMID: 17397742 [PubMed - indexed for MEDLINE]

56. Huang SC, Chen HC. Overview of laser refractive surgery. Chang Gung Med J. 2008;31(3):237-52. Review. PMID:

18782946 [PubMed - indexed for MEDLINE]Free Article

57. Ide T, Yoo SH, Kymionis GD, Haft P, O'Brien TP. Second femtosecond laser pass for incomplete laser in situ keratomileusis flaps caused by suction loss. J Cataract Refract Surg. 2009;35(1):153-7. PMID: 19101438 [PubMed - indexed for MEDLINE]

58. Ide T, Yoo SH, Kymionis GD, Leng T, Marini C, Stanciu NA, O'Brien TP. Descemet stripping automated endothelial keratoplasty tissue preparation with femtosecond laser and contact lens. Cornea. 2010;29(1):93-8. PMID: 19907309 [PubMed - indexed for MEDLINE]

59. Ignacio TS, Nguyen TB, Chuck RS, Kurtz RM, Sarayba MA. Top hat wound configuration for penetrating keratoplasty using the femtosecond laser: a laboratory model. Cornea. 2006;25(3):336-40. PMID: 16633036 [PubMed - indexed for MEDLINE]

60. In vitro noncontact intravascular femtosecond laser surgery in models of branch retinal vein occlusion. Toropygin S, Krause M, Riemann I, Hild M, Mestres P, Seitz B, Khurieva E, Ruprecht KW, Löw U, Gatzioufas Z, König K. Curr Eye Res. 2008;33(3):277-83. PMID: 18350439 [PubMed - indexed for MEDLINE]

61. Incidence, possible risk factors, and potential effects of an opaque bubble layer created by a femtosecond laser. Kaiserman I, Maresky HS, Bahar I, Rootman DS. J Cataract Refract Surg. 2008;34(3):417-23. PMID: 18299066 [PubMed - indexed for MEDLINE]

62. Intacs for keratoconus. Rabinowitz YS. Curr Opin Ophthalmol. 2007;18(4):279-83. Review. PMID: 17568203 [PubMed - indexed for MEDLINE]

63. Jonas JB, Vossmerbaeumer U. Femtosecond laser LASIK flap preparation with conical incision and positional spikes. J Cataract Refract Surg. 2004;30(5):1107-8. PMID: 15130651 [PubMed - indexed for MEDLINE]

64. Kaluzny BJ, Gora M, Karnowski K, Grulkowski I, Kowalczyk A, Wojtkowski M. Br J Ophthalmol. Imaging of the lens capsule with an ultrahigh-resolution spectral optical coherence tomography prototype based on a femtosecond laser. 2010;94(3):275-7. PMID: 20215371 [PubMed - in process].

65. Kanellopoulos AJ: Results of hyperopia treatment with the Allegretto-Wave excimer laser: Journal of Refractive Surgery;21(5) Sept/Oct 2005.

66. Keratitis after implantation of intrastromal corneal ring segments (Intacs) aided by femtosecond laser for keratoconus correction: case report and description of the literature. Levy J, Lifshit T. Eur J Ophthalmol. 2010. pii: 540A63D2-DD1F-494D-8B62-1C25DE6BAD41. [Epub ahead of print] PMID: 20155711 [PubMed - as supplied by publisher]

67. Kessel L, Eskildsen L, van der Poel M, Larsen M. Non-invasive bleaching of the human lens by femtosecond laser photolysis. PLoS One. 2010;16;5(3):e9711. PMID: 20300521 [PubMed - in process]Free PMC ArticleFree text.

68. Kim JH, Choi SK, Lee D. The comparison of femtosecond laser-assisted penetrating keratoplasty with conventional surgery in terms of endothelial safety: ex vivo study using porcine eyes. Cornea. 2009;28(7):812-6. PMID: 19574902 [PubMed - indexed for MEDLINE]

69. Kim JH, Lee D, Hahn TW, Choi SK. New surgical strategy for corneal tattooing using a femtosecond laser. Cornea. 2009;28(1):80-4. PMID: 19092411 [PubMed - indexed for MEDLINE]

70. Kim JY, Kim MJ, Kim TI, Choi HJ, Pak JH, Tchah H. A femtosecond laser creates a stronger flap than a mechanical microkeratome. Invest Ophthalmol Vis Sci. 2006;47(2):599-604. PMID: 16431956 [PubMed - indexed for MEDLINE]Free Article

71. Kitzmann AS, Bourne WM, Patel SV. Confocal microscopy of a femtosecond laser LASIK flap before separation. Am J Ophthalmol. 2007;143(4):691-3. Epub 2006 Dec 8. PMID: 17386281 [PubMed - indexed for MEDLINE]Free PMC ArticleFree text

72. Ko TH, Fujimoto JG, Duker JS, Paunescu LA, Drexler W, Baumal CR, Puliafito CA, Reichel E, Rogers AH, Schuman JS. Comparison of ultrahigh- and standard-resolution optical coherence tomography for imaging macular hole pathology and repair. Ophthalmology. 2004 Nov;111(11):2033-43. PMID: 15522369 [PubMed - indexed for MEDLINE]Free PMC ArticleFree text

73. Kook D, Derhartunian V, Bug R, Kohnen T. Cornea. Top-hat shaped corneal trephination for penetrating keratoplasty using the femtosecond laser: a histomorphological study. 2009;28(7):795-800. PMID: 19574905 [PubMed - indexed for MEDLINE]

74. Krueger RR, Juhasz T, Gualano A, Marchi V. The picosecond laser for nonmechanical laser in situ keratomileusis. J Refract Surg. 1998;14(4):467-9. PMID: 9699173 [PubMed - indexed for MEDLINE]

75. Kucumen RB, Dinc UA, Yenerel NM, Gorgun E, Alimgil ML. Immediate evaluation of the flaps created by femtosecond laser using anterior segment optical coherence tomography. Ophthalmic Surg Lasers Imaging. 2009;40(3):251-4. PMID: 19485288 [PubMed - indexed for MEDLINE]

76. Kucumen RB, Yenerel NM, Gorgun E, Alimgil ML. Management of postkeratoplasty ametropia: IntraLASIK after penetrating keratoplasty. Eur J Ophthalmol. 2008;18(6):877-85. PMID: 18988156 [PubMed - indexed for MEDLINE]

77. Kumar NL, Kaiserman I, Shehadeh-Mashor R, Sansanayudh W, Ritenour R, Rootman DS. IntraLase-Enabled Astigmatic Keratotomy for Post-Keratoplasty Astigmatism: On-Axis Vector Analysis. Ophthalmology. 2010. [Epub ahead of print] PMID: 20163860 [PubMed - as supplied by publisher]

78. Kunert KS, Blum M, Reich M, Dick M, Russmann C. Effect of a suction device for femtosecond laser on anterior chamber depth and crystalline lens position measured by OCT. J Refract Surg. 2009;25(11):1005-11. doi: 10.3928/1081597X-20091016-06. Epub 2009 Nov 13. PMID: 19921769 [PubMed - indexed for MEDLINE]

79. Kurtz RM, Horvath C, Liu HH, Krueger RR, Juhasz T. Lamellar refractive surgery with scanned intrastromal picosecond and femtosecond laser pulses in animal eyes. J Refract Surg. 1998;14(5):541-8. PMID: 9791821 [PubMed - indexed for MEDLINE]

80. Lee D, Kim JH, Oh SH, Choi SK, Kim JK. Femtosecond laser lamellar keratoplasty to aid visualization for cataract surgery. J Refract Surg. 2009;25(10):902-4. doi: 10.3928/1081597X-20090617-03. Epub 2009 Oct 12. PMID: 19835332 [PubMed - indexed for MEDLINE]

81. Lee J, Winokur J, Hallak J, Azar DT. Femtosecond dovetail penetrating keratoplasty: surgical technique and case report. Br J Ophthalmol. 2009;93(7):861-3 PMID: 19553511 [Pub-

Med - indexed for MEDLINE]t

82. Li Y, Netto MV, Shekhar R, Krueger RR, Huang D. A longitudinal study of LASIK flap and stromal thickness with high-speed optical coherence tomography. Ophthalmology. 2007;114(6):1124-32. Epub 2007 Feb 23. PMID: 17320959 [PubMed - indexed for MEDLINE]

83. Lifshitz T, Levy J, Klemperer I, Levinger S. Anterior chamber gas bubbles after corneal flap creation with a femtosecond laser. J Cataract Refract Surg. 2005;31(11):2227-9. PMID: 16412944 [PubMed - indexed for MEDLINE]

84. Lifshitz T, Levy J, Mahler O, Levinger S. Peripheral sterile corneal infiltrates after refractive surgery. J Cataract Refract Surg. 2005;31(7):1392-5. PMID: 16105612 [PubMed - indexed for MEDLINE]

85. Lim T, Yang S, Kim M, Tchah H. Am J Ophthalmol. Comparison of the IntraLase femtosecond laser and mechanical microkeratome for laser in situ keratomileusis. 2006;141(5):833-9. PMID: 16678504 [PubMed - indexed for MEDLINE]

86. Lin A, Gaster RN. Suction loss during femtosecond laser incision for penetrating keratoplasty. Cornea. 2009;28(3):362-4. PMID: 19387246 [PubMed - indexed for MEDLINE] Related citations

87. Malta JB, Soong HK, Shtein R, Banitt M, Musch DC, Sugar A, Mian SI. Femtosecond laser-assisted keratoplasty: laboratory studies in eye bank eyes. Curr Eye Res. 2009;34(1):18-25. PMID: 19172466 [PubMed - indexed for MEDLINE]

88. Masters BR, So PT. Antecedents of two-photon excitation laser scanning microscopy. Microsc Res Tech. 2004;63(1):3-11. PMID: 14677127 [PubMed - indexed for MEDLINE]

89. McAllum P, Kaiserman I, Bahar I, Rootman D. Femtosecond laser top hat penetrating keratoplasty: wound burst pressures of incomplete cuts. Arch Ophthalmol. 2008;126(6):822-5. PMID: 18541847 [PubMed - indexed for MEDLINE]Free Article

90. Meltendorf C, Burbach GJ, Bühren J, Bug R, Ohrloff C, Deller T. Corneal femtosecond laser keratotomy results in isolated stromal injury and favorable wound-healing response. Invest Ophthalmol Vis Sci. 2007;48(5):2068-75. PMID: 17460262 [PubMed-indexed for MEDLINE]Free Article

91. Meltendorf C, Burbach GJ, Ohrloff C, Ghebremedhin E, Deller T. Intrastromal keratotomy with femtosecond laser avoids profibrotic TGF-beta1 induction. Invest Ophthalmol Vis Sci. 2009;50(8):3688-95. Epub 2009. PMID: 19387066 [PubMed - indexed for MEDLINE Related citations

92. Meltendorf C, Schroeter J, Bug R, Kohnen T, Deller T. Corneal trephination with the femtosecond laser. Cornea. 2006;25(9):1090-2. PMID: 17133060 [PubMed - indexed for MEDLINE]

93. Mian SI, Li AY, Dutta S, Musch DC, Shtein RM. Dry eyes and corneal sensation after laser in situ keratomileusis with femtosecond laser flap creation Effect of hinge position, hinge angle, and flap thickness. J Cataract Refract Surg. 2009;35(12):2092-8. PMID: 19969213 [PubMed - indexed for MEDLINE]

94. Mian SI, Soong HK, Patel SV, Ignacio T, Juhasz T. In vivo femtosecond laser-assisted posterior lamellar keratoplasty in rabbits. Cornea. 2006;25(10):1205-9. PMID: 17172899 [PubMed - indexed for MEDLINE]

95. Montés-Micó R, Rodríguez-Galietero A, Alió JL. Femtosecond laser versus mechanical keratome LASIK for myopia. Ophthalmology. 2007;114(1):62-8. Epub 2006 Oct 27. PMID:

96. Morishige N, Yamada N, Teranishi S, Chikama T, Nishida T, Takahara A. Detection of subepithelial fibrosis associated with corneal stromal edema by second harmonic generation imaging microscopy. Invest Ophthalmol Vis Sci. 2009;50(7):3145-50. Epub 2009 Feb 21. PMID: 19234355 [PubMed - indexed for MEDLINE]

97. Muftuoglu O, Prasher P, Chu C, Mootha VV, Verity SM, Cavanagh HD, Bowman RW, McCulley JP. Laser in situ keratomileusis for residual refractive errors after apodized diffractive multifocal intraocular lens implantation. J Cataract Refract Surg. 2009;35(6):1063-71. PMID: 19465293 [PubMed - indexed for MEDLINE]

98. Nagy Z, Takacs A, Filkorn T, Sarayba M. Initial clinical evaluation of an intraocular femtosecond laser in cataract surgery. J Refract Surg. 2009;25(12):1053-60. doi: 10.3928/1081597X-20091117-04. PMID: 20000286 [PubMed - indexed for MEDLINE]

99. Nakamura H, Liu Y, Witt TE, Gordon RJ, Edward DP. Femtosecond laser photodisruption of primate trabecular meshwork: an ex vivo study. Invest Ophthalmol Vis Sci. 2009;50(3):1198-204. Epub 2008 Oct 3. PMID: 18836174 [PubMed - indexed for MEDLINE]Free Article

100. Nepomuceno RL, Boxer Wachler BS, Kim JM, Scruggs R, Sato M. Laser in situ keratomileusis for hyperopia with the LADARVision 4000 with centration on the coaxially sighted corneal light reflex. J Cataract Refract Surg 2004;30:1281-6.

101. Non-penetrating deep sclerectomy for glaucoma surgery using the femtosecond laser: a laboratory model. Bahar I, Kaiserman I, Trope GE, Rootman D. Br J Ophthalmol. 2007;91(12):1713-4. No abstract available. PMID: 18024818 [PubMed - indexed for MEDLINE]Free PMC ArticleFree text

102. Novel technique of corneal biopsy by using a femtosecond laser in infectious ulcers. Kim JH, Yum JH, Lee D, Oh SH.Cornea. 2008;27(3):363-5. PMID: 18362669 [PubMed - indexed for MEDLINE]

103. Nubile M, Carpineto P, Lanzini M, Calienno R, Agnifili L, Ciancaglini M, Mastropasqua L. Femtosecond laser arcuate keratotomy for the correction of high astigmatism after keratoplasty. Ophthalmology. 2009;116(6):1083-92. Epub 2009. PMID: 19395035 [PubMed - indexed for MEDLINE]

104. Panday VA, Reilly CD. Refractive surgery in the United States Air Force. Curr Opin Ophthalmol. 2009;20(4):242-6. Review. PMID: 19398912 [PubMed - indexed for MEDLINE]

105. Pande M, Hillman JS. Optical zone centration in keratorefractive surgery; entrance pupil center, visual axis, coaxially sighted corneal reflex, or geometric corneal center? Ophthalmology 1993;100:1230–7.

106. Pande M, Hillman JS. Optical zone centration in keratorefractive surgery; entrance pupil centers, visual axis, coaxially sighted corneal reflex, or geometric corneal center? Ophthalmology 1993;100:1230-7.

107. Patel SV, Maguire LJ, McLaren JW, Hodge DO, Bourne WM. Femtosecond laser versus mechanical microkeratome for LASIK: a randomized controlled study. Ophthalmology. 2007;114(8):1482-90. Epub 2007 Mar 13. PMID: 17350688 [PubMed - indexed for MEDLINE]

108. Petroll WM, Bowman RW, Cavanagh HD, Verity SM, Mootha VV, McCulley JP. Assessment of keratocyte activation following LASIK with flap creation using the IntraLase FS60 laser. J Refract Surg. 2008;24(8):847-9. PMID: 18856242

[PubMed - indexed for MEDLINE]Free PMC ArticleFree text

109. Pietilä J, Huhtala A, Jääskeläinen M, Jylli J, Mäkinen P, Uusitalo H. LASIK flap creation with the Ziemer femtosecond laser in 787 consecutive eyes. J Refract Surg. 2010;26(1):7-16. doi: 10.3928/1081597X-20101215-02. Epub 2010 Jan 11. PMID: 20199007 [PubMed - indexed for MEDLINE]

110. Piñero DP, Alio JL, El Kady B, Coskunseven E, Morbelli H, Uceda-Montanes A, Maldonado MJ, Cuevas D, Pascual I. Refractive and aberrometric outcomes of intracorneal ring segments for keratoconus: mechanical versus femtosecond-assisted procedures. Ophthalmology. 2009;116(9):1675-87. Epub 2009 Jul 29. PMID: 19643498 [PubMed - indexed for MEDLINE]

111. Piñero DP, Alio JL, Morbelli H, Uceda-Montanes A, El Kady B, Coskunseven E, Pascual I. Refractive and corneal aberrometric changes after intracorneal ring implantation in corneas with pellucid marginal degeneration. Ophthalmology. 2009;116(9):1656-64. Epub 2009 Jul 29. PMID: 19643482 [PubMed - indexed for MEDLINE]

112. Piñero DP, Alio JL, Uceda-Montanes A, El Kady B, Pascual I. Intracorneal ring segment implantation in corneas with post-laser in situ keratomileusis keratectasia. Ophthalmology. 2009;116(9):1665-74. Epub 2009. PMID: 19643485 [PubMed - indexed for MEDLINE]

113. Quantitative assessment of corneal wound healing following IntraLASIK using in vivo confocal microscopy. McCulley JP, Petroll WM. Trans Am Ophthalmol Soc. 2008;106:84-90; discussion 90-2. PMID: 19277224 [PubMed - indexed for MEDLINE]Free PMC ArticleFree text

114. Regularity of human corneal flaps prepared by femtosecond laser technology. Vossmerbaeumer U, Jonas JB. J Refract Surg. 2008;24(6):645-8. PMID: 18581793 [PubMed - indexed for MEDLINE]

115. Results of penetrating keratoplasty performed with a femtosecond laser zigzag incision initial report. Farid M, Kim M, Steinert RF. Ophthalmology. 2007;114(12):2208-12. PMID: 18054639 [PubMed - indexed for MEDLINE]

116. Rosa AM, Neto Murta J, Quadrado MJ, Tavares C, Lobo C, Van Velze R, Castanheira-Dinis A. Femtosecond laser versus mechanical microkeratomes for flap creation in laser in situ keratomileusis and effect of postoperative measurement interval on estimated femtosecond flap thickness. J Cataract Refract Surg. 2009;35(5):833-8. PMID: 19393881 [PubMed - indexed for MEDLINE]

117. Sansanayudh W, Bahar I, Kumar NL, Shehadeh-Mashour R, Ritenour R, Singal N, Rootman DS. Intrastromal corneal ring segment SK implantation for moderate to severe keratoconus. J Cataract Refract Surg. 2010;36(1):110-3. PMID: 20117713 [PubMed - indexed for MEDLINE]

118. Sarayba MA, Juhasz T, Chuck RS, Ignacio TS, Nguyen TB, Sweet P, Kurtz RM. Femtosecond laser posterior lamellar keratoplasty: a laboratory model. Cornea. 2005;24(3):328-33. PMID: 15778607 [PubMed - indexed for MEDLINE]

119. Sarayba MA, Kurtz RM, Nguyen TT, Ignacio T, Mansoori M, Sweet PM, Chuck RS. Femtosecond laser-assisted intracorneal keratoprosthesis implantation: a laboratory model. Cornea. 2005;24(8):1010-4. PMID: 16227853 [PubMed - indexed for MEDLINE]

120. Sawa M, Awazu K, Takahashi T, Sakaguchi H, Horiike H, Ohji M, Tano Y. Br J Ophthalmol. Application of femtosecond ultrashort pulse laser to photodynamic therapy mediated by indocyanine green. 2004;88(6):826-31. PMID: 15148220 [PubMed - indexed for MEDLINE]Free PMC ArticleFree text

121. Schallhorn SC, Tanzer DJ, Kaupp SE, Brown M, Malady SE. Comparison of night driving performance after wavefront-guided and conventional LASIK for moderate myopia. Ophthalmology. 2009;116(4):702-9. PMID: 19344822 [PubMed - indexed for MEDLINE]

122. Scott WE, Mash AJ. Kappa angle measurements of strabismic nad nonstrabismic individuals. Arch Ophthalmol 1973;89:18-20.

123. Second-harmonic imaging of cornea after intrastromal femtosecond laser ablation. Han M, Zickler L, Giese G, Walter M, Loesel FH, Bille JF. J Biomed Opt. 2004;9(4):760-6. PMID: 15250763 [PubMed - indexed for MEDLINE]

124. Seitz B, Brünner H, Viestenz A, Hofmann-Rummelt C, Schlötzer-Schrehardt U, Naumann GO, Langenbucher A. Am J Ophthalmol. Inverse mushroom-shaped nonmechanical penetrating keratoplasty using a femtosecond laser. 2005;139(5):941-4. PMID: 15860317 [PubMed - indexed for MEDLINE]

125. Seitz B, Langenbucher A, Hofmann-Rummelt C, Schlötzer-Schrehardt U, Naumann GO. Nonmechanical posterior lamellar keratoplasty using the femtosecond laser (femto-plak) for corneal endothelial decompensation. Am J Ophthalmol. 2003;136(4):769-72. PMID: 14516834 [PubMed - indexed for MEDLINE]

126. Sekundo W, Kunert K, Russmann C, Gille A, Bissmann W, Stobrawa G, Sticker M, Bischoff M, Blum M. First efficacy and safety study of femtosecond lenticule extraction for the correction of myopia: six-month results. J Cataract Refract Surg. 2008;34(9):1513-20. Erratum in: J Cataract Refract Surg. 2008 Nov;34(11):1819. PMID: 18721712 [PubMed - indexed for MEDLINE]

127. Shabayek MH, Alió JL. Intrastromal corneal ring segment implantation by femtosecond laser for keratoconus correction. Ophthalmology. 2007;114(9):1643-52. Epub 2007 Apr 2. PMID: 17400293 [PubMed - indexed for MEDLINE]

128. Slade SG, Durrie DS, Binder PS. A prospective, contralateral eye study comparing thin-flap LASIK (sub-Bowman keratomileusis) with photorefractive keratectomy. Ophthalmology. 2009;116(6):1075-82.

129. Sletten KR, Yen KG, Sayegh S, Loesel F, Eckhoff C, Horvath C, Meunier M, Juhasz T, Kurtz RM. An in vivo model of femtosecond laser intrastromal refractive surgery. Ophthalmic Surg Lasers. 1999;30(9):742-9. PMID: 10574496 [PubMed - indexed for MEDLINE]

130. Sonigo B, Iordanidou V, Chong-Sit D, Auclin F, Ancel JM, Labbé A, Baudouin C. In vivo corneal confocal microscopy comparison of intralase femtosecond laser and mechanical microkeratome for laser in situ keratomileusis. Invest Ophthalmol Vis Sci. 2006;47(7):2803-11. PMID: 16799017 [PubMed - indexed for MEDLINE]Free Article

131. Soong HK, Malta JB. Femtosecond lasers in ophthalmology. Am J Ophthalmol. 2009;147(2):189-197.e2. Epub 2008 Oct 18. Review. PMID: 18930447 [PubMed - indexed for MEDLINE]

132. Soong HK, Mian S, Abbasi O, Juhasz T. Femtosecond laser-assisted posterior lamellar keratoplasty: initial studies of surgical technique in eye bank eyes. Ophthalmology. 2005;112(1):44-9. PMID: 15629819 [PubMed - indexed for MEDLINE]

133. Stachs O, Schumacher S, Hovakimyan M, Fromm M, Heisterkamp A, Lubatschowski H, Guthoff R. Visualization of fem-

tosecond laser pulse-induced microincisions inside crystalline lens tissue. J Cataract Refract Surg. 2009;35(11):1979-83. PMID: 19878832 [PubMed - indexed for MEDLINE]

134. Steinert RF, Ignacio TS, Sarayba MA. Am J Ophthalmol. "Top hat"-shaped penetrating keratoplasty using the femtosecond laser. 007;143(4):689-91. Epub 2006 Dec 22. PMID: 17386280 [PubMed - indexed for MEDLINE]

135. Stern D, Lin WZ, Puliafito CA, Fujimoto JG. Femtosecond optical ranging of corneal incision depth. Invest Ophthalmol Vis Sci. 1989;30(1):99-104. PMID: 2912917 [PubMed - indexed for MEDLINE]Free Article

136. Sub-epithelial gas breakthrough during femtosecond laser flap creation for LASIK. Srinivasan S, Herzig S. Br J Ophthalmol. 2007;91(10):1373. PMID: 17895418 [PubMed - indexed for MEDLINE]

137. Sutton G, Hodge C. Accuracy and precision of LASIK flap thickness using the IntraLase femtosecond laser in 1000 consecutive cases. J Refract Surg. 2008;24(8):802-6. PMID: 18856234 [PubMed - indexed for MEDLINE]

138. Tanter M, Touboul D, Gennisson JL, Bercoff J, Fink M. High-resolution quantitative imaging of cornea elasticity using supersonic shear imaging. IEEE Trans Med Imaging. 2009;28(12):1881-93. Epub 2009 May 5. PMID: 19423431 [PubMed - indexed for MEDLINE]

139. Terrell J, Bechara SJ, Nesburn A, et al. The effect of globe fixation on ablation zone centration in photorefractive keratectomy. Am J Ophthalmol 1995;119:612–9.

140. The LADAR6000: results in highly myopic and highly astigmatic eyes. Lee VW. J Refract Surg. 2006;22(9):S980-2.

141. Toropygin SG, Krause M, Riemann I, Seitz B, Mestres P, Ruprecht KW, König K. In vitro femtosecond laser-assisted nanosurgery of porcine posterior capsule. J Cataract Refract Surg. 2008;34(12):2128-32. PMID: 19027571 [PubMed - indexed for MEDLINE]

142. Toyran S, Liu Y, Singha S, Shan S, Cho MR, Gordon RJ, Edward DP. Femtosecond laser photodisruption of human trabecular meshwork: an in vitro study. Exp Eye Res. 2005;81(3):298-305. PMID: 16129097 [PubMed - indexed for MEDLINE]

143. Uozato H, Guyton DL. Centering corneal surgical procedures. Am J Ophthalmol 1987;103:264-75; correction p. 852.

144. von Jagow B, Kohnen T. Corneal architecture of femtosecond laser and microkeratome flaps imaged by anterior segment optical coherence tomography. J Cataract Refract Surg. 2009;35(1):35-41. PMID: 19101422 [PubMed - indexed for MEDLINE]

145. von Noorden GK. (): Binocular vision and ocular motility: theory and management of strabismus. St. Louis (MO): Mosby; 1996;163-205.

146. Vossmerbaeumer U, Jonas JB. Structure of intracorneal femtosecond laser pulse effects in conical incision profiles. Graefes Arch Clin Exp Ophthalmol. 2008;246(7):1017-20. Epub 2008 Apr 30. PMID: 18446357 [PubMed - indexed for MEDLINE]

147. Wei AJ, Hong JX, Xu JJ. Zhonghua Yan Ke Za Zhi. Advances in penetrating keratoplasty technique. 2010;46(1):85-7. Chinese. PMID: 20388326 [PubMed - in process]

148. Yang X, Jiang F, Song Y, Peng C, Sheng S. Accidental macular injury from prolonged viewing of a plasma flash produced by a femtosecond laser. Li X. Ophthalmology. 2010;2. [Epub ahead of print] PMID: 20202686 [PubMed - as supplied by publisher].

第3章 飞秒激光的应用优势

Mark Wevill（英国）

本章要点

- 飞秒激光准分子激光原位角膜磨镶术
- 飞秒激光散光性角膜切开术
- Intracor老视矫视术
- 其他飞秒激光应用

引言

飞秒激光带来眼科手术的不断变革。飞秒激光的应用越来越广泛，它不断完善的安全性和有效性等优势使其在一些手术中成为金标准。在过去的5年中笔者一直使用飞秒激光开展LASIK手术、轴向角膜切开术和老视手术。某些手术过程（例如 Intracor 老视矫视）必须通过飞秒激光来进行，并且飞秒激光使 LASIK 手术和轴向角膜切开术更加精确、安全。

飞秒LASIK

Ultralase 回顾了 23 496 只眼的 LASIK 手术，比较了飞秒激光和 Moria One Use Plus（OUP）显微角膜板层刀（130μm 刀头）的结果。手术医师均有达上万例应用板层刀进行角膜磨镶术的手术经验。以往的统计资料表明，Moria OUP 显微角膜板层刀优于原先应用的 Hansatome 显微角膜刀，它的效果更好，并发症更少。这些医师对于飞秒激光（IntraLase FS60，AMO Abbott）还较陌生，因此相关研究还处于医师学习曲线的初期。所有的手术都在同一年内完成。角膜刀（OUP）组包括 6920 只眼，飞秒（FS）激光组包括 14 457 只眼。患者的平均年龄、平均屈光不

正度数、屈光不正范围、远视和近视的比例都相似。对于飞秒激光制瓣的患者，在最后一次随访时，其裸眼远视力、等效球镜度数、等效离焦度数、达到 6/6 视力以及误差在 ±0.5D 范围内的患者的百分比在统计学上均显著优于角膜刀组。OUP 组裸眼远视力为 0.07logMAR（±0.17），FS 组为 −0.02（±0.12）（P<0.01）。OUP 组术后平均等效球镜度数为 −0.22（±0.47），FS 组为 −0.07（±0.38）。两组的等效离焦度分别为 0.47（±0.48）和 0.32（±0.40）。视力 6/6 的患者在 OUP 组是 76.4%，在 FS 组是 82.3%（P<0.05）。误差在 ±0.50D 范围内的患者比例在两组中分别为 71.6% 和 81.6%（P<0.05）。飞秒激光更为安全，因为该组有更多术眼获得更好的视力行数，以及更少的术眼发生视力行数下降（图 3-1）。

这些结果表明，与显微角膜刀 LASIK（Moria OUP）相比，飞秒 LASIK 手术（IntraLase FS60）的安全性和有效性更好[1]。其他已发表的同类文献也证明了飞秒 LASIK 手术的安全性和有效性，并且证明了飞秒 LASIK 手术降低了高阶像差和散射，提高了对比敏感度。

有人对两种制瓣方式产生的并发症进行了评估。在一项回顾性队列研究中对 25 000 多只眼进行了不同时间段的分析，包括 OUP LASIK 的 2874 只眼和 FS LASIK 的 23 011 只眼。研究也包括需要改变或延迟手术的任何并发症。并发症在 OUP 组的发生率为 0.6%，在 FS 组的发生率为 0.3%，这个结果与 Chang 在 2008 年报道的结

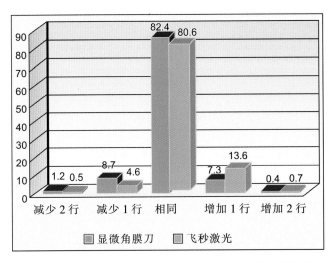

图 3-1 安全性：显微角膜刀和飞秒 LASIK 视力表行数的减少与增加

果相似[2]。多数并发症是轻微的，并且和负压吸引脱离（2 组均有）、角膜损伤（仅 OUP 组 0.17% 的患者）、垂直气体突破（仅 FS 组的 0.07% 患者）、不完全角膜瓣（仅 OUP 组的 0.14% 患者）和游离角膜瓣（仅 OUP 组的 0.07% 患者）相关[3]。

然而，与飞秒激光导致垂直气体突破的并发症相比，角膜刀组患者的并发症更严重（角膜损伤、不完全角膜瓣和游离角膜瓣），因此另外一项研究比较评估了不同制瓣方式产生的并发症。他们分析了 120 例角膜瓣相关的并发症，包括角膜刀组 80 只眼的并发症和飞秒激光组 40 只眼的并发症。继激光手术矫正屈光不正后，角膜瓣并发症平均发生时间在角膜刀组为 76 天，在飞秒激光组为 22 天。对于做飞秒激光手术的医生，这个结果是极有价值的。不论是对于患者还是医生，其都有利于在并发症出现后及时实施治疗计划。医生处理飞秒激光并发症所花的时间只有角膜刀手术并发症的 1/2。如前所述，这些医生具有丰富的角膜刀手术经验并且擅于处理角膜刀制瓣的并发症，但其飞秒激光手术经验略欠。随着经验的累积，他们正在更早、更好地处理飞秒激光制瓣并发症[4]。

有研究对 20 例飞秒激光制瓣并发症的原因、处理及预后做了更深入的回顾分析。其中有 15 只眼反复负压吸引脱失，3 只眼出现不完全角膜瓣，2 只眼发生垂直气体突破。其中 7 只眼因飞秒制瓣并发症同日行 LASEK 手术，9 只眼次日行 LASEK 手术。4 只眼在次日行 LASIK 时制作了更厚的角膜瓣。并发症消失或 1 年后，所有患者的裸眼视力可达 6/12 或以上，84% 的患者可达 6/6 或以上，并且无一例最佳矫正视力下降超过 2 行。这些数据证明，虽然存在飞秒制瓣并发症，准分子激光治疗屈光不正眼仍然安全、有效[5]。

飞秒激光散光性角膜切开术

飞秒激光在其他屈光手术中也很有应用价值。许多医生不会给健康的屈光不正眼睛（如 +6.00D/-7.00D× 180，不伴圆锥角膜或屈光介质混浊）做 LASIK 手术。尽管用框架眼镜或接触镜矫正其屈光不正较困难，有时患者也被建议避免手术，或选择环曲面晶体植入。随着屈光性晶状体置换手术的开展，年轻患者将面临"医源性远视"或多焦人工晶状体的副作用（图 3-2）。

Guell 描述了散光角膜切开术（使用机械刀）联合 LASIK 的术式以矫正高度散光[6]。在 2010 年法国举行的飞秒激光论坛会议中，有人报告了 16 例高度远视或混合散光眼的 LASIK 术后施行飞秒激光轴向角膜切开术以矫正高度屈光不正。患眼平均等效球镜度数为 +0.27（+3.00~-2.00），平均散光度数为 5.56（+4.00~+7.00），Log-MAR 最佳矫正视力为 0.01（0.2~-0.2）。这些患眼都接受了飞秒散光角膜切开术。

至少经过 3 个月后，患眼再行 LASIK 术矫正残余屈光不正。在至少 1 个月的 LASIK 术后随访中，平均等效球镜为 -0.30 LogMAR，平均散光度数为 0.69D（0.00~-2.25），平均矢量分析柱镜变化为 5.3D（3.35~8.00），平均 LogMAR 最佳矫正视力 0.02（0.2~-0.2），平均 LogMAR 裸眼视力 0.08（0.22~-0.16）。无一眼最佳矫正视力下降达

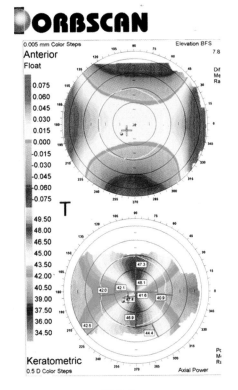

图 3-2

到或超过 2 行[7]。手术流程每个阶段的散点图表明手术的有效性(图 3-2 至图 3-5)。满意度调查结果是所有的 16 名患者均"满意",其中 7 名"非常满意",无患者"后悔手术"或"期望更好"。因此,对于这些难以矫正的眼睛,这种手术较为安全和有效,并且研究还在继续。

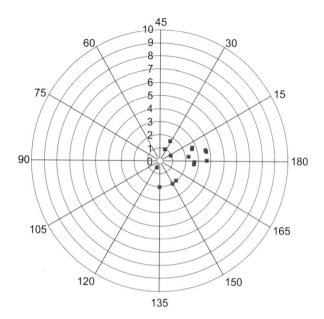

图 3-5　散点图 3: LASIK 术后的散点图

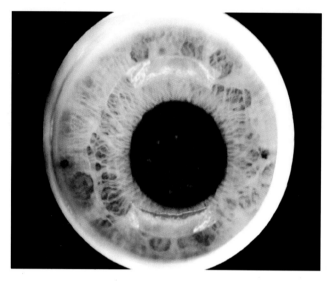

图 3-3　散点图 1:术前散光

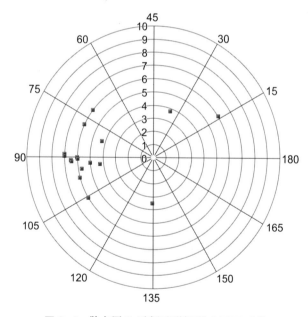

图 3-4　散点图 2:后部弓形切开,LASIK 术前

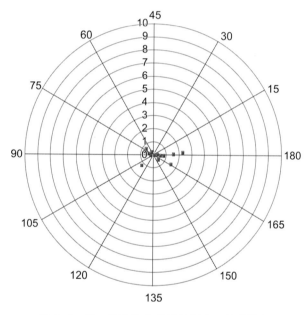

图 3-6　无一眼丢失最佳矫正视力 2 行或以上

Intracor老视矫正术(图3-6至图3-8)

飞秒激光技术的另一应用是 Intracor 老视矫正术。选择双眼视且正视眼老视患者的非优势眼,角膜内切割形

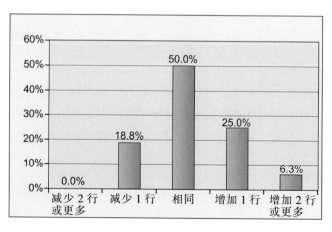

图 3-7

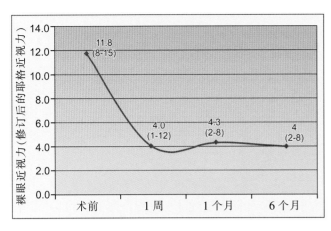

图 3-8　平均裸眼近视力

成基质内环,使中央角膜变陡。Holzer 和其他学者都曾报道过这种手术的效果[8]。我们的结果与之相似,即近视力提高并且保留了尽可能多的远视力。在 2011 年日内瓦老视会议中报道过 44 只眼接受 Intracor 老视矫视术后 6 个月的结果[9]。多数眼呈轻度近视状态,等效球镜度数从 +0.32D(-0.25~+1.00)下降到 -0.34D(-1.50~+0.75),最佳裸眼远视力从 1.01 下降到 0.97。但是,治疗眼的裸眼近视力从 J12(J8~J15)提高到 J4(J2~J8),其中 84% 的眼睛能看到 J2~J5。92.6% 的患者对结果表示满意甚至非常满意。

其他飞秒激光应用

我们用 Ultralase 的飞秒激光制作角膜瓣开展老视性角膜镜片植入术治疗老视,也用飞秒激光制作隧道植入角膜基质环治疗圆锥角膜,也可将其他老视性植入体安放在飞秒激光制作的囊袋中。单纯飞秒激光的屈光手术有 FLEx 和 SmILE 技术。飞秒全层和板层角膜移植片提高了角膜移植术的安全性和有效性。飞秒激光白内障手术还处于初期阶段,但是已经显示出撕囊直径的连续性和准确性,并且还减少了白内障超声乳化时进入眼中的能量。目前正在进行运用飞秒激光增加老视性晶状体灵活性的研究工作。各种飞秒激光的临床应用还将继续发展,飞秒激光的精密性使我们进入一个全新的、激动人心的眼科手术时代。

(陈浩 译 胡亮 校)

参考文献

1. H Eleftheriades, J Dermott. Comparison of the results of femtosecond and microkeratome LASIK in over 20,000 eyes, poster presentation. Winter ESCRS Barcelona, 2008.
2. J. Chang JS. Complications of sub-Bowman's keratomileusis with a femtosecond laser in 3,009 eyes. J Refract Surg. 2008;24(1):97-101.
3. J Dermott, Flap complications in femtosecond and microkeratome LASIK in over 25,000 eyes. Free paper presentation ESCRS Berlin, 2008.
4. J Dermott. Outcomes of flap complications with a microkeratome and the femtosecond laser. Free paper presentation ESCRS Barcelona, 2009.
5. M Wevill, J Dermott. Visual outcomes of eyes with Intralase flap complications. Free paper presentation ESCRS Paris, 2010.
6. Güell JL, Vazquez M. Correction of high astigmatism with astigmatic keratotomy combined with laser in situ keratomileusis. J Cataract Refract Surg. 2000;26(7):960-6.
7. M Wevill, J Dermott. Treatment of high astigmatism with femtosecond laser incisions. Presentation at the Femtosecond Laser Users Forum, Paris 2010.
8. Holzer MP, et al. Early outcomes of INTRACOR femtosecond laser treatment for presbyopia. J Refract Surg. 2009;25(10):855-61.
9. M Wevill, J Dermott, Intracor for Presbyopia: Early experience, presentation at Presbymania Geneva 2011.

第 **4** 章　飞秒激光辅助的角膜移植术

A John Kanellopoulos（希腊）

本章要点

- 板层角膜移植术
- 人工角膜
- KeraKlear视频

引言

　　飞秒激光最初用于替代 LASIK 手术中的角膜板层刀，之后迅速发展成为一种极佳的角膜解剖手术刀，这是因为它具有可以将角膜组织以一种很精确的方式分离开来的能力。飞秒激光继而必然会成为极佳的角膜移植技术。自飞秒激光引进，我们就在 2006 年利用它进行角膜移植，使用的是飞秒激光引导下的角膜移植(IntraLase Enabled Keratoplasty, IEK)软件，配套 IntraLase FS60 飞秒激光仪(图 4-1)。该软件可以用于准备固定在人工前房上的角膜供体，计算角膜板层植片的直径、厚度，以及准备深板层角膜移植的厚角膜植片。

　　我们当时对于将飞秒激光应用在 DSEAK 手术上非常有兴趣，时至今日使用飞秒激光技术已经不再局限定义为与角膜刀相关的操作。在 2007 年雅典冬季 ESCRS 会议上我们报道了首例利用飞秒激光的 DSEAK 病例，在这次的发言中还包括了一段这一手术过程的视频。

iDSEK视频

　　在这种技术支持下，首先将供体角膜固定于人工前房中，然后将它置于飞秒激光仪下，与板层角膜移植瓣相类似地预先设定切削深度为 420~450 μm、直径 9 mm 的角膜植瓣。

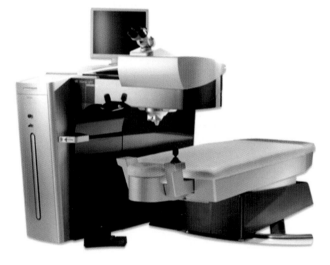

图 4-1

　　这样做的目的是获得供体角膜植瓣，这一植瓣包含仅 100 μm 厚的后角膜基质层、后弹力层和内皮细胞层。它们会被放置在标准的供体环锯块上，以制备优选直径的 DSEAK 移植瓣。

　　飞秒激光用于 DSEAK 手术的优点是可以避免制造出一个非常厚的 DSEAK 移植瓣。因为制备板层部分时，几乎无一例外的都要确保移除至少 400 μm 厚的表面基质。用角膜板层刀制备的 DSEAK 移植瓣常常为一种透镜状的瓣，周边部厚度远大于中央部，这样会引起患者更高度数的远视,而飞秒激光则不会。

我们展示过一份关于通过这种技术达到相对较好治疗效果的一系列病例的海报。

在 2009 年的 AAO 上展示过一个海报,它是一些飞秒辅助的 DSEK 的病例(图 4-2 和图 4-3),包含以下技术。

板层角膜移植术

板层角膜移植应该说是这里所描述的飞秒激光辅助下的最简单的一种技术。这种技术的简单之处在于:它可以为受体和供体选择好直径和深度;它要求受体的角膜相对清晰以便于激光可以穿透和分离板层部分。这种技术甚至也许无需缝合,因为这种移植瓣会以一种类似于 LASIK 角膜瓣的方式黏附其上。

人工角膜

角膜移植过程中下一个可能会运用到飞秒激光的类型就是人工角膜移植术。我们应用了 Dohlman(波士顿)人工角膜以及 KeraClear 镶嵌型人工角膜,已经能够利用飞秒激光修饰供体角膜载体以使之能够贴附于 Dohlman 人工角膜上。首先要准备一个中央为 9.5 mm 的供体角膜,之后为了使 Dohlman 人工角膜可以通过,在角膜瓣中央 3 mm 区进行一次中央环钻术。人工角膜的两个部分被固定在前方的供体角膜瓣和后方的载体角膜瓣之间,然后携带有人工角膜的载体角膜瓣被移植到伴严重眼表疾病的角膜上,这种方式与穿透性角膜移植术类似。

在这里需要强调的是,飞秒激光的优势在于其精确性,它可以制作任何预先决定的切口位置,无论是笔直的,有角度的,甚至是锯齿形切削,它都可以精确地做到。这部分内容在本章还有相应的视频展示。

KeraKlear视频

最近报道表明,对于美国过去应用最普遍的穿透性角膜移植术,其目前的施行率还不到 50%。笔者仍然坚持最初的设想,在供体和受体角膜上都运用飞秒激光,这样可以降低术后的散光量,而散光是穿透性角膜移植术后影响视力恢复的一个主要问题。

就最初的经验来看,穿透性角膜移植相对而言是有发展前景的。至于要得到一对匹配良好的供体和受体角膜组织,最流行的技术就是在供体和受体上都施行锯齿形切削术,这种技术使得受体上的移植瓣切口间的接触范围更大,并且还能使移植瓣与受体的黏附更为牢固。然而,应用飞秒激光后,术后的角膜散光看起来还是没能显著降低。如今,需要再引入更多的技术和方法来应用飞秒激光进行穿透性角膜移植术以使之更为完善。

我们现在使用的是 WaveLight FS200 的飞秒激光,这种激光可以制出 800 μm 深、最大直径为 10 mm 的任何形态的侧切口,这样就可以施行完全无刀化的穿透性角膜移植术。这样的示例在视频中也有展示。

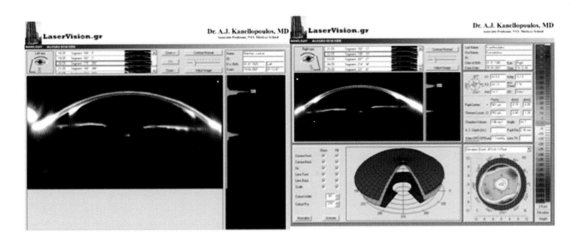

图 4-2　用 pentacam 拍摄的左眼微型角膜刀 DSEAK 病例和右眼飞秒激光辅助的 DSEK 病例(左眼角膜在边缘部分更厚)

Intralase-assisted Descemet's membrane stripping endothelial keratoplasty(I-DSEK)
AAO meeting 2007, Poster 034

Henry D. Perry, MD[1], A. John Kanellopoulos, M.D. [2,3] Gregory Pamel, MD[2] ,

LaserVision.gr
Institute for Laser
Athens, GREECE
www.laservision.gr

1- 3-Ophthalmic Consultants of Long Island, NY.
2-Department of Ophthalmology, New York University / Manhattan Eye, Ear, and Throat Hospital, New York, NY[1]
3-Laser Vision.gr Eye Institute, Athens Greece[2]

INTRODUCTION:

The goal of this small clinical study was to simplify and enhance the donor endothelial preparation of DSEAK Descemet's membrane stripping endothelial automated keratoplasty with the use of a mechanical microkeratome) surgery with the use of the keratoplasty options of the Intralase. The femtosecond laser was used to prepare the endothelial donor graft on an artificial donor anterior chamber.

METHODS

6 cases of I-DSEK were evaluated for UCVA, BSCVA, refraction, topographic, pachymetric, endothelial cell count (ECC) with 12 month follow-up.

SURGICAL TECHNIQUE:

Using the artificial anterior chamber by (Moria) the donor cornea was fixated. Then a 400 micron depth, 8.5 mm diameter and 0 degree hinge flap was generated with the FS 60, Intralase femtosecond laser. The total flap was removed and a 8.5mm central disc was then trephined from the donor tissue placed on a Hanna trephine (Moria) endo-side up. The endothelial graft created was implanted using a standard DSEAK technique under peribulbar anesthesia and with instrumentation by Moria.

RESULTS:

An 8.5mm graft of 100 micron thickness was placed through a 4.5mm incision. Mean values at day 1, week 1, month 1 and 6 months were respectively: UCVA: 20/100, 20/60, 20/50 and 20/50. BSCVA: 20/100, 20/50, 20/40, 20/38. Topographic cylinder: 3.5D, 3D, 0.5D, 0.5D. ECC: unavailable, 2550, 2550, 2500. Pachymetry in microns: 750, 650, 620, 615.

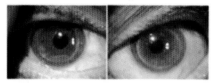

OD (left) Penetrating Keratoplasty 4 years 20/25 with -4 -3.5 X 85 Songbird DSEK 6 months 20/40 uncorrected

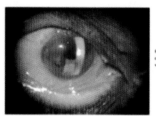

85 y.o. ABK pt 6 months postop 20/40 with a -9D - X90

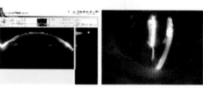

67y.o. 3months post I-DSEK for PBK. UCVA 20/50, BSCA 20/40. The Pentacam's image demonstrates the thin centrally and peripherally endothelial graft. The clinical picture on the right shows the same point.

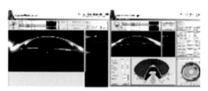

A microkeratome DSEAK case on the Left and an Intralase assisted DSEK case on the Right studied with the pentacam (thicker edges in the left case)

Mean Values

	UCVA	BCVA	Topo CC	PACH
1 Day	20/100	20/100	3.50	750
1 Week	20/60	20/50	3.50	650
1 Month	20/50	20/40	0.50	2550	620
6 Month	20/50	20/38	0.50	2500	615

CONCLUSIONS:

I-DSEK appears to be a safe and effective alternative to Penetrating Keratoplasty and DSEAK(assisted by a **mechanical** microkeratome). The use of the femtosecond laser in order to help prepare the donor endothelial graft offers great precision in thickness parameters allowing for rapid visual rehabilitation. With a thin graft in the periphery, adhesion may be facilitated minimizing peripheral graft dehiscence and possible dislocation. The donor tissue appears to clear and stabilize as early as 1 week.

The "deep" flap creation with the Intralase may result in concentric striae in the tissue separation . This can be avoided by a double pass for total flap initially at 200 microns and then an addition 200 microns with the Intralase.

A video presentation of this technique is available in our website.

图 4-3

（陈浩 译 胡亮 校）

参考文献

1. [Advances in penetrating keratoplasty technique.] Wei AJ, Hong JX, Xu JJ. Zhonghua Yan Ke Za Zhi. 2010 Jan;46(1):85-7. Chinese. PMID: 20388326 [PubMed - in process]

2. Accidental Macular Injury from Prolonged Viewing of a Plasma Flash Produced by a Femtosecond Laser. Yang X, Jiang F, Song Y, Peng C, Sheng S, Li X. Ophthalmology. 2010 Mar 2. [Epub ahead of print] PMID: 20202686 [PubMed - as supplied by publisher]

3. Corneal Aberrations and Visual Acuity After Laser In Situ Keratomileusis: Femtosecond Laser Versus Mechanical Microkeratome. Calvo R, McLaren JW, Hodge DO, Bourne WM, Patel SV. Am J Ophthalmol. 2010 Mar 12. [Epub ahead of print] PMID: 20227675 [PubMed - as supplied by publisher]

4. Femtosecond keratotomy. Goggin M. Ophthalmology. 2010 Apr;117(4):847-8; author reply 848. No abstract available. PMID: 20346822 [PubMed - indexed for MEDLINE]

5. Femtosecond LASIK combined with astigmatic keratotomy for the correction of refractive errors after penetrating keratoplasty. Bahar I, Kaiserman I, Mashor RS, McAllum P, Slomovic A, Rootman D. Ophthalmic Surg Lasers Imaging. 2010 Mar-Apr;41(2):242-9. doi: 10.3928/15428877-20100303-14. PMID: 20307044 [PubMed - in process]

6. Imaging of the lens capsule with an ultrahigh-resolution spectral optical coherence tomography prototype based on a femtosecond laser. Kaluzny BJ, Gora M, Karnowski K, Grulkowski I, Kowalczyk A, Wojtkowski M. Br J Ophthalmol. 2010 Mar;94(3):275-7. PMID: 20215371 [PubMed - in process]

7. IntraLase-Enabled Astigmatic Keratotomy for Post-Keratoplasty Astigmatism: On-Axis Vector Analysis. Kumar NL, Kaiserman I, Shehadeh-Mashor R, Sansanayudh W, Ritenour R, Rootman DS. Ophthalmology. 2010 Feb 15. [Epub ahead of print] PMID: 20163860 [PubMed - as supplied by publisher]

8. Keratitis after implantation of intrastromal corneal ring segments (Intacs) aided by femtosecond laser for keratoconus correction: case report and description of the literature. Levy J, Lifshit T. Eur J Ophthalmol. 2010 Jan 25. pii: 540A63D2-DD1F-494D-8B62-1C25DE6BAD41. [Epub ahead of print]

9. LASIK flap creation with the Ziemer femtosecond laser in 787 consecutive eyes. Pietilä J, Huhtala A, Jääskeläinen M, Jylli J, Mäkinen P, Uusitalo H. J Refract Surg. 2010 Jan;26(1):7-16. doi: 10.3928/1081597X-20101215-02. Epub 2010 Jan 11. PMID: 20199007 [PubMed - indexed for MEDLINE]

10. Non-invasive bleaching of the human lens by femtosecond laser photolysis. Kessel L, Eskildsen L, van der Poel M, Larsen M. PLoS One. 2010 Mar 16;5(3):e9711. PMID: 20300521 [PubMed - in process]Free PMC ArticleFree text

11. The effect of femtosecond laser lamellar dissection at various depths on corneal endothelium in the recipient bed of the porcine eye. Choi SK, Kim JH, Lee D. Ophthalmic Surg Lasers Imaging. 2010 Mar-Apr;41(2):255-60. doi: 10.3928/15428877-20100303-16. PMID: 20307046 [PubMed - in process]

第 **5** 章　眼科中的飞秒激光

Mahipal S Sachdev, Charu Khurana（印度）

本章要点

- 飞秒/无刀白内障手术的步骤

　　我们正站在一场革命的入口，这个革命将彻底改变眼科学的面貌。这个革命是由飞秒激光引领、指导和触发的。飞秒激光的应用不断扩展，它将很快应用到眼科学的几乎所有领域。从 LASIK 开始，飞秒激光已经应用在了角膜基质环植入术和角膜移植术，涉及角膜的全部或部分厚度。多个研究团队已经成功地把飞秒激光应用于各种角膜切割手术，在白内障这个非常重要的眼科手术领域的应用也正在发展……从撕囊到核心部分的软化和切割，以及边缘切口和角膜切割，如今每一步都可能用飞秒激光来完成。

　　飞秒激光器产生短到飞秒($1 fs=10^{-15} s$)的红外光脉冲通过光爆破效应来精确地分离组织。激光的波长为 1053 nm，其技术原理为通过把飞秒激光脉冲聚焦到材料上，在分子水平分离组织而没有热量或冲击传导到周围组织（图 5-1 和图 5-2）。

　　飞秒激光最广泛的用途是在 LASIK 手术中制作角膜瓣，它避免了显微角膜板层刀的使用和风险，提高了手术的总体安全性、精确性和准确性。激光束聚焦到预先设定好的角膜内深度和位置，形成一个微泡。随着激光的无痛来回移动，这些泡连接在一起形成角膜瓣，而对相邻的组织没有伤害，整个制瓣过程需要 10~20 s。然后术者掀开角膜瓣，让准分子激光处理角膜（图 5-3 至图 5-14）。激光器参数可以根据患者的个体情况来调整，如角膜瓣直径、深度、蒂的位置、宽度和边缘切割形态等参数。激光也能制造一个独特的斜角边缘的角膜瓣，以便 LASIK 手

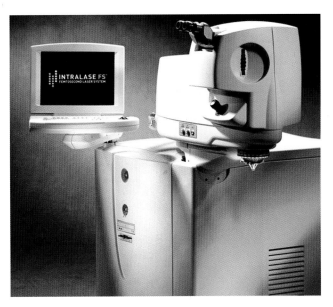

图 5-1　IntraLase 公司的飞秒激光器

术完成后角膜瓣的精确复位和准直。

　　飞秒激光的精确性辅助制作严格尺寸、形状和深度的角膜瓣，显著地减少了使用角膜板层刀相关的风险，如游离角膜瓣、纽扣孔、不完全角膜瓣或偏心角膜瓣。它不仅改善了视力而且减少了术后干眼等并发症，也能减少导致夜间眩光和光晕的高阶和低阶像差。

　　飞秒激光也同样带来了其他角膜手术的革命，例如角膜移植和基质环植入。飞秒激光使术者能制作出整齐、

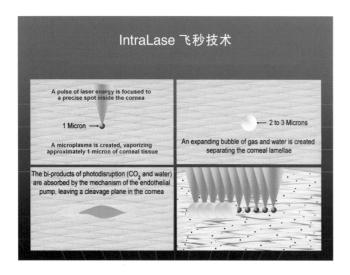

图 5-2　聚焦的飞秒激光能量分离角膜层

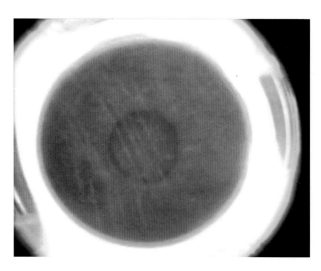

图 5-3　将角膜表面吸在平坦的模板上

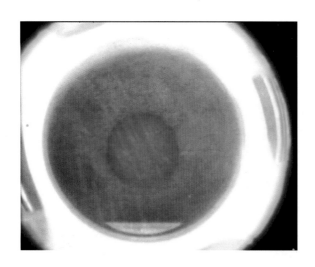

图 5-4　激光开始在深处产生气泡

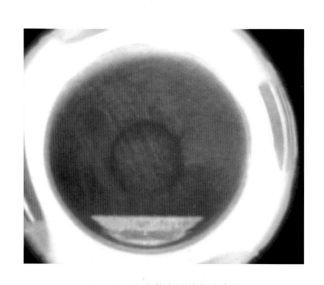

图 5-5　飞秒激光继续打出气泡

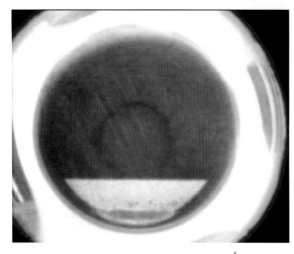

图 5-6　激光光束扫描形成组织平面

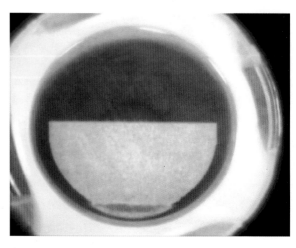

图 5-7　完成 50% 以上的飞秒激光辅助膜瓣

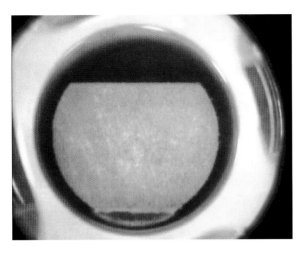

图 5-8　完成几乎 80% 的飞秒激光辅助膜瓣

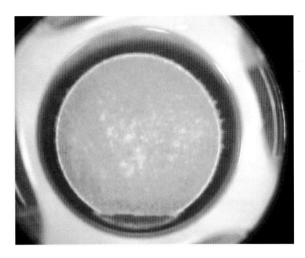

图 5-9　膜瓣已经完成,飞秒激光开始切割边缘

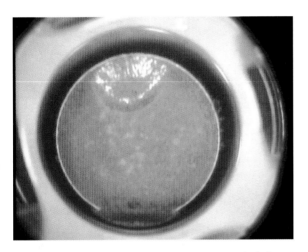

图 5-10　"噗"的一声,切开的平面出现一个水泡

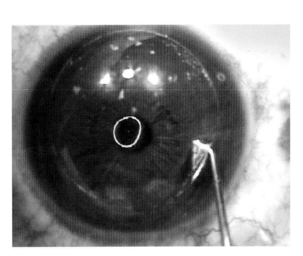

图 5-11　用钩子从边缘掀开膜瓣

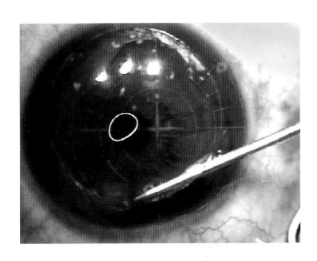

图 5-12　从基质床掀开的膜瓣

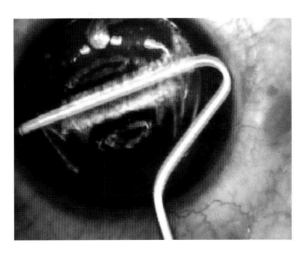

图 5-13　膜瓣完全分离

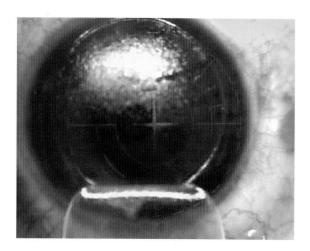

图 5-14　准分子激光在烧蚀基质层

有角度的弧形切口，这些都使得穿透性角膜移植术后更快愈合和改善视力。飞秒激光做成的蘑菇状切口可比用传统的环钻保留更多的受体内皮，而平顶的切口可允许移植大面积内皮，锯齿形切口提供供体和受体之间的平稳过渡和紧密的伤口封闭。IntraLase 飞秒激光的应用使得角膜移植术更加安全，术后角膜的缝合张力更少，减少了像散的发生，有利于更快更好地视力恢复。

飞秒激光也用于角膜基质环植入术(ICRS)治疗圆锥角膜和角膜扩张，尤其是发生于 LASIK 术后的。无需机械扩张器，飞秒激光按照预设的深度制作高度精确的隧道。需要设定的激光器参数包括隧道的深度、入口长度和宽度，以及隧道的内外直径。隧道越窄，效果越好，然而，窄隧道也增加了基质环植入的难度。目前已经研究出兼顾效果和插入难度的折中方法，花费 8~10 s 制作入口切口和隧道后，用 Sinskey 钩打开切口，小心地把基质环推入到最里面直至边缘离入口 1 mm 以内(图 5-15 至图 5-17)。很多研究已经表明，用飞秒激光可比机械方法获得更好结果，包括显著减少平均角膜散光、球面等效屈光度和表面非对称指数，改善 BSCVA、UCVA 以及眼镜和接触镜的耐受性。

飞秒激光技术的持续不断创新已经带来了更新一代飞秒激光器的诞生，其具有更高的重复频率，给术者更高的精度、可控性和安全性，以及更短的激光手术时间。其他的特点包括角膜瓣的形状和直径的变化，如允许椭圆型角膜瓣以矫正远视眼。另一特点是可以改变角膜瓣边缘角度以便其更好地复位和更安全稳定地愈合。另外一个创新是名为"单纯飞秒激光角膜磨镶术"的术式：FLEx 和 SmILE 技术的引入使得能仅用飞秒激光器完成整个

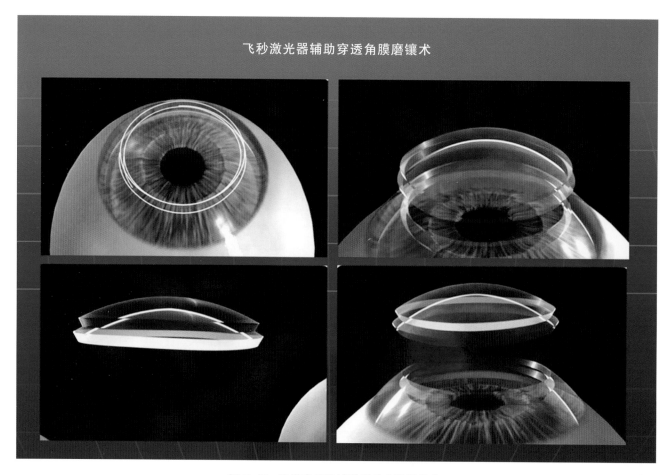

飞秒激光器辅助穿透角膜磨镶术

图 5-15　飞秒激光器辅助穿透角膜磨镶术

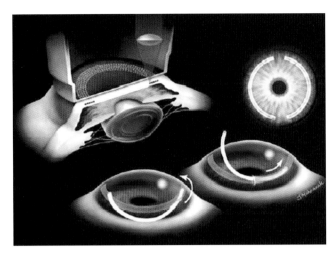

图 5-16　飞秒激光植入内基质环(ICRS)

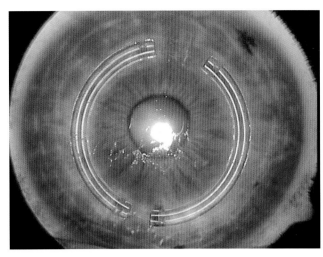

图 5-17　植入的内基质环(术后)

手术,而无需准分子激光器的参与。

　　飞秒激光技术应用的最新突破是激光白内障手术,其中飞秒激光能以其完善的尺寸和结构、完美的中心定位和特定尺寸的撕囊来制作需要的所有切口,帮助乳化和切割晶状体。这样一来,精确的角膜切割能补偿原来的散光,带来接近完美的结果。

　　2010 年美国 FDA 已经批准了飞秒激光白内障手术,同时 OptiMedica、LensAR、LensSx 和 Bausch & Lomb 这 4 个公司正在研发这项技术以推广应用。印度的飞秒激光白内障手术临床试验已经完成,并在印度进入商业化应用。

　　激光减少了43%的超声乳化能量,节约了51%的时间,改善了整体的安全性。激光带来的准确的中心定位和精确连续的撕囊对良好的人工晶状体植入是非常重要的,同时联合角膜缘松解切割术能提供实际的屈光白内障手术经验。

飞秒白内障/无刀白内障手术步骤

　　1. 用麻醉滴眼液,使眼睛失去知觉。

　　2. 放置开睑器。

　　3. 用一次性平压板和锥镜压平角膜。

　　4. 用带高分辨率摄像机的显微镜和实时 OCT 捕捉患者眼球前部图像(图5-18)。

　　5. 分析图像并根据患者个体情况、需求和术者的偏好,设计手术的每一个步骤。

　　6. 设计和标记切口的形状、大小和位置。

　　7. 踩踏激光器开关,开始激光手术,具体细节如下:

　　●前囊 500 μm 下的撕囊。

　　●后囊 1000 μm 以上部分晶状体切割。

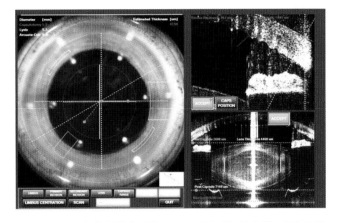

图 5-18　飞秒激光器内置的 OCT 显示角膜、晶状体、瞳孔和囊的实时图像

　　●主要和次级的角膜切割。

　　●制作弧形切口矫正原散光。

　　8. 患者被推到手术显微镜下,术者移除撕囊膜瓣,吸除晶状体碎片和皮质,植入人工晶状体,最终完成手术。

　　各种研究已经证明,OCT (Optical coherence tomography,光学相干断层扫描技术)引导的劈核改善了屈光度,减少了如后囊破裂、玻璃体炎症、内皮细胞密度下降等并发症的风险。第一个临床结果证明:在100%的病例中飞秒激光切割可获得完美的直径精度,而术者的手工撕囊只有10%能达到0.25 mm 的精度。其拥有 6000 多例世界范围内的手术成功案例,这种技术无疑是白内障手术的未来。目前为止报道的并发症是囊膜阻滞综合征(Capsular Blockage Syndrome, CBS)或飞秒囊内气体综合征,即水分离后囊带内积累的液体导致的囊膜破裂。现在仅仅有 2 例发表报告,进一步的经验有助于解决飞秒激光白内障手术的这个问题。

　　另外,飞秒激光矫正远视眼也在研究之中,不仅可以通过植入角膜内基质环来改变角膜曲率，也可以用来修正晶状体以改善调节力。为青光眼制作永久的流出通道、视网膜成像和光爆破及角膜新生血管化的处理也是飞秒激光应用的其他前景，且正在研究和评估中。

医学知识和技术的更新率是每 4~5 年大约 50%，飞秒激光也许是一个可能完全改变眼科进程的技术突破，让我们保持清醒并理解和接受科学和技术的变化，更加智慧和敏锐地走进未来。

（张志刚 译 厉以宇 校）

第 6 章　经飞秒激光囊袋的角膜交联

Aylin Kilic（土耳其），A John Kanellopoulos（希腊）

本章要点

• 视频：ICXL KCN

传统的核黄素联合紫外线照射角膜胶原交联术是在角膜表面应用0.1%核黄素溶液,通过弥散进入角膜基质。

根据最初的 Dresden 方案,核黄素浸润角膜基质并通过角膜弥散进入前房需去除角膜上皮。核黄素分子在角膜胶原旁聚集,紫外线照射后发生光致敏化,产生活性单态氧物质,使胶原发生交联[1]。

2007 年新奥尔良市 ISRS/AAO 会议上,Kanellopoulos 介绍了通过飞秒激光制作囊袋从而直接在角膜基质内注入核黄素溶液的方法。

这种新技术的设想基础是,大范围侧切可能会导致角膜生物力学特性下降,而利用飞秒激光制作仅 10°范围的侧切则不会减弱角膜生物力学。不采用紫外线照射整个角膜包括角膜内皮,而是选择确切深度将核黄素注入角膜基质内,从而使角膜胶原交联术更加个性化。最新的核黄素浸润技术不需要从角膜表层直接浸润,其可以增加紫外光的透过率,透过完整的角膜上皮、前弹力层及已经被核黄素选择性浸润过的那部分基质,从而达到更有效的角膜交联效果。

在角膜基质内用药的缺点是在单次注入足量的核黄素后留存于角膜基质内的时间有限,这个时间大约为 10 min。因此,Kanellopoulos 在介绍这个技术的同时也引入了更高积分通量功率的紫外光照射。

这个技术最早应用于治疗早期进展性圆锥角膜患者,所有病例的角膜厚度都在 500 μm 以上。用 FS60 In-traLase 飞秒激光在 100 μm 深度处制作直径 7 mm 的基质囊袋,在 12 点钟位置制作 10°的侧切。

缓慢注入 0.1 mL 0.1%核黄素磷酸钠溶液后,角膜基质内可见黄色的核黄素溶液。

此后迅速地将角膜暴露于积分通量功率为 10 mW/cm² 的紫外光下,连续照射 10 min。

视频：ICXL KCN

发表于 2009 年 JRS 杂志的临床结果显示,对照标准的 Dresden 手术参数设置,本方案术后可获得类似的稳定的角膜圆锥改善。这个技术的显著优点是患者术后不会疼痛且能够不影响第二天的日常生活。

同一年（2007 年）,在苏黎士的 IROC CXL 会议上,Kanellopoulos 报道了一种相似的技术:在角膜 350 μm 和 150 μm 深度先后分别制作囊袋,从而作为一种缓解有症状的大泡性角膜病变的治疗方法。Kanellopoulos 的主要观点是用角膜胶原交联术处理尽可能多的角膜基质,从而使胶原交联,并可能减少大泡性角膜病变的角膜基质水肿。此方法疗效可维持 6~12 个月,并且在进行深板层角膜移植手术时可显著提高前房可视性。

Kruger、EE 和 Kanellopoulos 等[2]报告了在大泡性角膜病变的角膜基质内注入核黄素的分步手术操作。此操作的优势是不需要去除角膜上皮就能注入核黄素(图 6-1)。

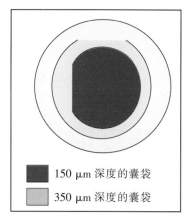

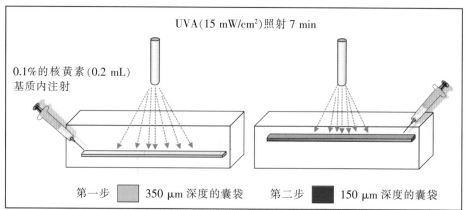

UVA(15 mW/cm²)照射 7 min

0.1%的核黄素(0.2 mL)
基质内注射

第一步　350 μm 深度的囊袋　　第二步　150 μm 深度的囊袋

150 μm 深度的囊袋

350 μm 深度的囊袋

图 6-1　核黄素角膜基质口袋内注入联合紫外线照射角膜胶原交联术治疗大泡性角膜病变 (Kruger RR, Ramos-Esteban JC, Kanellopoulos AJ. Staged intrastromal delivery of riboflavin with UVA cross-linking in advanced bullous keratopathy: laboratory investigation and first clinical case. J Refract Surg 2008;24:730-6.)

这种分步角膜胶原交联术的优势在我们实验性大泡性角膜病变模型中已得到证实,超声测量 5 个术后角膜,中央角膜厚度减少 256 μm,统计学有显著差异(P=0.0 002)。

从旁中心处往角膜基质内缓慢地注入核黄素溶液,对角膜上皮表面的影响最少[3],通过使用高积分通量的紫外线照射,理论上能达到以下目标:

1. 更快的上皮成形和视觉恢复。

2. 更快的扩散/浸润速度,因为核黄素通过基质内囊袋被直接注入到相应的深度,在近角膜内皮处提供了更好的屏障。

3. 可以对角膜前 2/3 基质进行选择性胶原交联。

随后,2009 年 Kanellopoulos 发表了用基质囊袋角膜胶原交联术治疗圆锥角膜的一小样本量病例分析[3]。如上所述,飞秒激光在鼻侧 100 μm 深度制作基质内囊袋,以瞳孔为中心,瓣直径为 7 mm,并于颞侧做 10°侧切。用 25G 的套管 2 次注入各 0.1 mL 0.1%核黄素溶液。该研究报道未观察到不良反应(图 6-2 和图 6-3)。

这种全新的保护上皮、基质内核黄素缓慢注入并快速浸润和治疗的方法,以及使用高通量的紫外线角膜胶原交联术在临床上表现出良好的安全性和有效性。同时,未观察到飞秒激光制作囊袋可能引起的副作用(如角膜膨隆、上皮植入),且利用这种技术角膜上皮损伤很小,术后疼痛显著减少。

目前的基质内角膜胶原交联术使用的是 FS20 WaveLight 飞秒激光(视频:ICXLFS200)。这种飞秒激光的独特之处是,在囊袋制备和注入核黄素前飞秒激光扫描制作一长形通道,不需像 IntraLase 飞秒激光那样在囊袋周边进行侧切。这个简单差异的独特优点在于可减少术中无意牵拉造成的侧切口扩大及对术后角膜生物力学可能产生更大影响。

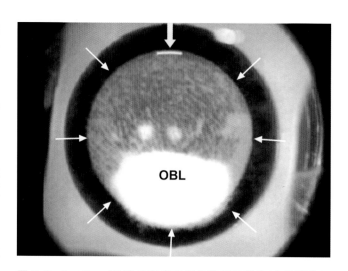

OBL

图 6-2　IntraLase FS60 飞秒激光制作的基质囊袋(白色箭头)。层间分离的深度设定为 100 μm,以瞳孔为中心,瓣直径为 7 mm。侧切角 10°(黄色箭头)。黄色箭头所示之处为垂直进入口袋的切口位置(OBL:不透明气泡层)

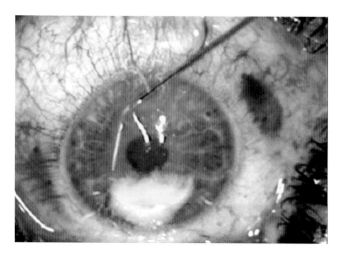

图 6-3　把 0.1 mL 0.1%的核黄素溶液注入飞秒激光制作的基质囊袋

基质环联合核黄素注入飞秒激光基质囊袋交联治疗

角膜交联技术可稳定角膜生物力学性能并预防圆锥角膜的发展。到目前为止，去上皮术被认为是在角膜胶原交联术中先于核黄素应用和紫外线照射的一个关键步骤。然而，去上皮后使用核黄素会导致术后疼痛，使患者对手术感到不适。为了避免这个缺点，最近 Kilic 提出了一种不需要去上皮就可以应用核黄素的新技术[4]。

利用飞秒激光在之前接受过角膜基质环植入术的角膜的 70~90 μm 深度位置制作一个侧切角 70°、直径 7 mm 的基质囊袋，然后把 0.1% 的葡萄糖核黄素溶液直接注入基质囊袋内。早期几乎所有患者都能观察到显著的 haze，但随着时间逐渐缓解，同时未见有该类患者术后疼痛的报道[4]。在其研究中，共纳入了 131 只圆锥角膜患眼（105 例圆锥角膜患者），所有患者均有角膜手术史（角膜基质环植入术）。所有患眼均接受了角膜基质环植入联合跨上皮角膜胶原交联术，同时 20% 的酒精用于松解上皮，核黄素溶液注入角膜基质隧道[5]。

在这项研究中，利用飞秒激光(60 Hz，美国加利福尼亚州 IntraLase 公司)进行 Intacs SK (额外技术信息，拉斯维加斯，AAO)基质环植入，植入深度达角膜厚度的 80%。激光脉冲持续的时间为 600 fs，基质隧道由内到外的直径设置为 6.0~7.3 mm，光斑大小为 1 μm，能量为 1.5 μJ。为了增加核黄素的通透性，先把 20% 的酒精溶液注入 8.5 mm 直径的环钻中（与 LASEK 术步骤类似）松解角膜上皮之间的紧密连接，为跨上皮角膜胶原交联术做准备。用酒精失活上皮细胞后细胞之间不存在紧密连接已在共焦显微镜下得以证实。应用 25G 的套管把核黄素溶液注入飞秒激光制作的基质隧道内直至隧道 360° 充满（图 6-3）。接着，根据患者术前的等效球镜和圆锥的位置快速把基质环植入角膜的下方和上方。

通过角膜内注射核黄素，角膜基质环植入联合角膜胶原交联术可有效地治疗圆锥角膜（图 6-4）。角膜基质隧道内灌注核黄素溶液可安全并在没有去角膜上皮的情况下更有效地使核黄素渗透入角膜[5]。

Alio 等[4]对比研究两种不同交联方法（去上皮交联 vs 跨上皮交联+角膜基质内囊袋）治疗圆锥角膜的临床效果和共焦显微镜下观察结果发现，在角膜和屈光度改变方面，跨上皮交联+角膜基质囊袋内核黄素灌注与经典的去上皮交联一样有效。

今后更多的研究和临床观察将会对飞秒激光辅助的角膜胶原交联术的有效性和安全性进行进一步的验证。

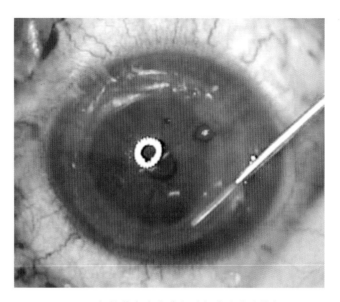

图 6-4　把核黄素溶液灌注到角膜基质隧道内。

角膜胶原交联术自然也将会逐渐应用于预防性治疗 LASIK 术后圆锥角膜。

Kanellopoulos 在 2009 年 AAO 会议上提出，在常规 LASIK 术中同时进行预防性角膜胶原交联治疗，可以加强角膜的生物力学稳定性。从 Avedro 公司（美国麻萨诸塞州）引入的 KXL CXL 快速交联设备使这一技术得到了进一步的发展。在常规飞秒 LASIK 术中，将核黄素溶液在残余基质床上停留 60 s，核黄素溶液快速弥散入下方的角膜基质，接下来把角膜瓣复位，并立即在 30 mW/cm² 的紫外线下照射 90 s，从而使紫外线透过角膜瓣而使角膜瓣与角膜基质进行交联，增强残余基质床的生物力学强度与稳定性。这项技术在希腊和日本已经得到极其广泛的应用，并已于 2012 年 1 月在欧盟理事会通过认证注册。Kanellopoulos 等在 2012 年的美国白内障和屈光手术学术会议上对 LASIK-Xtra 在远视眼中的应用做了报告，报告称 LASIK-Xtra 似乎能阻止远视 LASIK 术后常见的回退和生物力学结构漂移，从而在治疗远视方面具有更高的稳定性，并减少回退的发生。

（周行涛 译 王雁 校）

参考文献

1. Wollensak G, Spoerl E, Seiler T. Riboflavin/ultraviolet-a-induced collagen crosslinking for the treatment of keratoconus. Am J Ophthalmol 2003;135:620-7.

2. Kruger RR, Ramos-Esteban JC, Kanellopoulos AJ. Staged intrastromal delivery of riboflavin with UVA cross-linking in advanced bullous keratopathy: laboratory investigation and

first clinical case. J Refract Surg 2008;24:730-6.

3. Kanellopoulos AJ. Collagen cross-linking in early keratoconus with riboflavin in a femtosecond laser-created pocket: initial clinical results. J Refract Surg 2009;25:1034-7.

4. Alio JL, Toffaha BT, Pinero DP, Klonowski P, Javaloy J. cross-linking in progressive keratoconus using an epithelial debride-ment or intrastromal pocket technique after previous corneal ring segment implantation. J Refract Surg 2011;27(10):737-43.

5. Kiliç A, Kamburoglu G, Akinci A. Riboflavin injection into the corneal channel for crosslinking and intacs combined treatment. J Cataract Refract Surg, 2012 (in press).

第 7 章　矫治老视的角膜嵌入环和飞秒激光植入术的应用

Francisco Sánchez León（墨西哥）

本章要点

- 角膜镜片术的发展历史
- 特点与手术方法
- AcuFocus角膜嵌入环的特点
- IntraLase飞秒激光手术步骤

- Invue角膜嵌入环的特点与手术操作
- Presbylens™角膜嵌入环：用于老视患者的一种可调节性材料
- 术后效果

　　由于对老龄化人群生活质量的关注，人们越来越重视老视治疗方法的发展。角膜内植入环或者说角膜嵌入环，过去一直被认为在眼科中缺乏重要意义，如今正迅速发展成为一种安全、可逆的治疗手段。

　　近10年来，有3种角膜植入物已经在临床试验中经过测试，包括 AcuFocus、Biovision 和 Presbylens。它们的不同之处如下（图7-1）：

- 生产材料不同。
- 屈光矫正的作用机制不同。
- 厚度与直径不同。
- 植入方法有所区别。

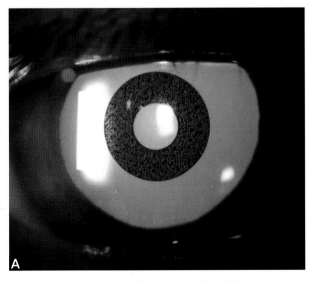
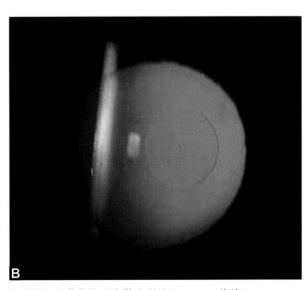

图 7-1　(A)裂隙灯下药物性瞳孔散大所见 AcuFocus；(B)裂隙灯下药物性瞳孔散大所见 Biovision(待续)

AcuFocus Kamra

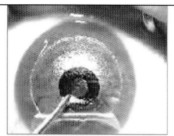

- 针孔设计,提高近距图像质量,减少像差
- 直径 3.8 mm,厚度 5 μm

Presbylens (Permalens)

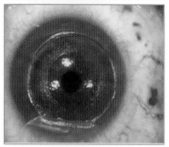

- Nutrapore® &Mac226 水凝胶
- 很好的体外生物材料
- 直径 1.5 mm
- 产生多焦角膜作用

Biovision, Invue

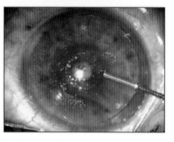

- 亲水性透镜
- 直径 3 mm,厚度 20 μm
- 很好的活体内生物材料

C

图 7-1(续) (C)AcuFocus、Presbylens、Invue 三种角膜嵌入环在老视矫正临床试验中的差异

角膜镜片术的发展历史

- José Ignacio Barraquer(图 7-2)被认为是现代角膜镜片术之父,他在 1949 年开始进行这方面的尝试。

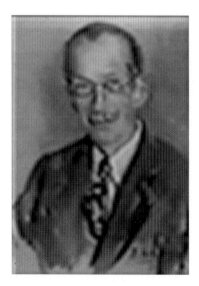

图 7-2 José Ignacio Barraquer 是现代角膜镜片术及其他很多屈光手术之父

- 他最初尝试用冰晶石制成微透镜,镶嵌于切开的角膜板层之间,以重塑角膜结构。
- 1964 年他采用玻璃与树脂玻璃作为角膜植入的材料。
- 然而,有不少病例因为组织相容性问题或出现坏死而以失败告终。
- 10 年前,Richard Lindström(图 7-3)尝试用聚砜材料制作角膜嵌入环。
- 术后早期,这些材料很少出现混浊。
- 后来他发现并证实了水凝胶良好的生物相容性。
- 未发现有炎症反应的组织学证据。

角膜嵌入环的特点与手术方法

AcuFocus 和 Presbylens 角膜嵌入环的早期设计是通过角膜板层刀或飞秒激光制作角膜瓣后埋于瓣下。而 Biovision 角膜嵌入环是唯一一种最初基于制作角膜基质囊袋放置的植体设计,囊袋可以通过飞秒激光或能制作囊袋的角膜板层刀来完成。需要明确的是,现在这 3 种嵌入环均植入在非优势眼。

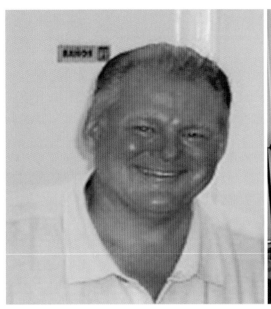
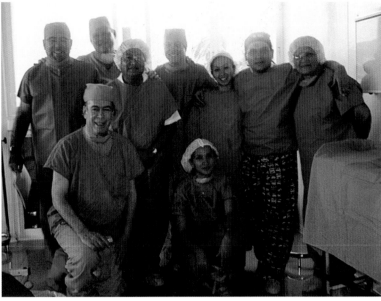

图7-3 2005年8月,Richard Lindström、Michael Blumenthal和笔者(Vladimir Feingold)在阿卡普尔科(墨西哥南部港市)角膜嵌入环植入培训会议上

据笔者个人经验而言,因为嵌入环植入后需要保证角膜浅层有适当的营养供给,它将会被埋得很浅,笔者相信通过制作角膜瓣(图7-4A)来植入不是最佳方法,而且这类患者术后早期角膜瓣的黏附力并不足以维持镜片不发生偏移,还会带来干眼及镜片偏心等问题。

通过飞秒激光制作角膜基质囊袋植入嵌入环,有以下优势:嵌入环可以被放置得更深。为了避免角膜浅层营养障碍及神经营养性疾病,合适的植入位置应该在角膜基质层中层。此外,由于缺乏活动空间,角膜基质囊袋可以使嵌入环更稳固(图7-4B和图7-5)。

AcuFocus角膜嵌入环的特点

AcuFocus角膜嵌入环(AcuFocus Corneal Inlay,ACI)在美国属于临床医疗试验器械,拥有临床试验器械豁免权利(Investigational Device Exemption,IDE),在美国仅能用于FDA批准的上市前的临床试验。

它为提高老视患者近视力而设计,具有以下优势:为数不多植入方便、对远视力影响小、可逆的老视矫正方法之一。

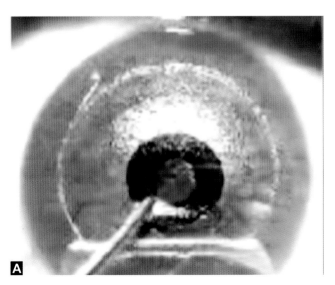
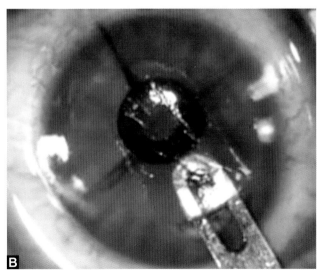

图7-4 (A)植入在角膜瓣下的AcuFocus;(B)通过激光制作的角膜基质囊袋植入的AcuFocus

IntraLase 飞秒激光制作角膜基质囊袋的优点
- 角膜嵌入环植入的一种安全切割方法
- 电脑程序化设计的参数
- 避免角膜瓣相关的干眼
- 避免神经营养性角膜病变
- 在基质中层植入嵌入环时可以避免意外的角膜形态变化
- 植体定位较好,缺乏活动空间
- 不会导致散光

图 7-5　飞秒激光制作角膜基质囊袋的优点

ACI 采用与照相机镜头类似的原理,减小光圈可以增加焦深。在视近时由于 ACI 上的中央小孔减少了物像的模糊程度(图 7-6 和图 7-7),因此光线通过这个小孔时形成的夹角变小而增加了焦深。有必要提及的是,ACI 最低限度地减少了对远视力的影响。

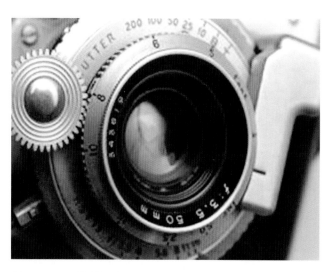

图 7-6　ACI 能够提高视力的工作原理与照相机镜头的使用原则相类似

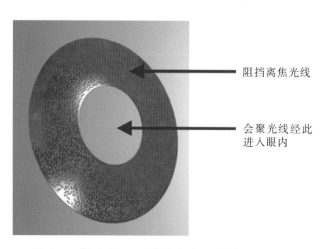

图 7-7　视近时,ACI 上的小孔减少了物像的模糊程度

AcuFocus 嵌入环的厚度为 5 μm,外环直径为 3.8 mm,内环直径为 1.6 mm(图 7-8 至图 7-10),可以阻挡 90% 的光线。因此,在亮环境下,针孔效果可以提高一定视力;在暗环境下,由于瞳孔扩大到直径超过了 3.8 mm,眼睛可以通过嵌入环外周接受更多光线而增加亮度,此时中央小孔仍然可以保证良好的视觉质量。无论是通过角膜基质囊袋还是飞秒制瓣的方法,这种嵌入环均为单眼植入。

正视的老视患者 AcuFocus 角膜嵌入环植入术的适应证:
- 选择等效球镜度为 +0.5~-0.5 D 的老视患者。
- 散光度数不超过 0.75 D。
- 内皮细胞数至少 2000 个/mm²。
- 眼前节及视网膜检查正常。

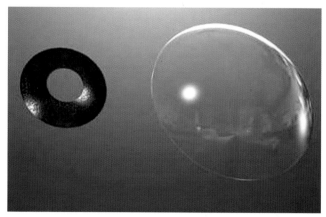

图 7-8　ACI 的直径为 3.8 mm,比接触镜的直径更小

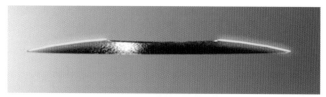

图 7-9　ACI 的侧面观,厚度仅 5 μm

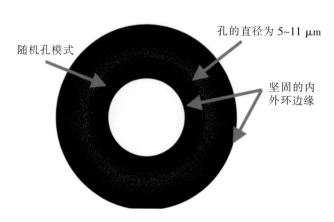

图 7-10　ACI 的随机微孔结构可以促进角膜的营养供给

- 排除干眼患者(BUT 检查与 Shirmer 试验正常)。
- 眼内压与视野检查结果在正常范围。
- 角膜地形图 Orbscan/Pentacam 检查正常。
- 通过模糊视力耐受试验选择非优势眼。
- 明确交代风险与受益。
- 避免选择矫正期望过高的病例。

IntraLase飞秒激光手术步骤(图 7-11)

第 1 步：用 1° Purkinje 影像追踪法在角膜光学区标记视轴位置。

第 2 步:水平基准线作为激光仪锥镜的定位向导。

第 3 步:激光仪负压环向颞侧移开,暴露鼻侧结膜 2 mm。

第 4 步:锥镜上的标记与角膜光学区标记和水平导线对齐,然后开始激光制作角膜基质囊袋。

第 5 步:用 Sinsky 钩打开袋口,然后用角膜铲刀分离囊袋。

第 6 步:将 AcuFocus 嵌入环装入推注器,将推注器插入囊袋内。

第 7 步:植入 AcuFocus 嵌入环并检查中心定位。

Kamra AcuFocus 角膜嵌入环包含了 Acutarget 技术。这种设备可以使 Kamra 角膜嵌入环的中央孔更好地与患者视轴相匹配以获得最佳的术后效果。Acutarget 技术的特点:①确切评估视轴与瞳孔的相对关系;②确定 Kappa 角;③测量精确度达微米;④偏心控制;⑤允许微调。

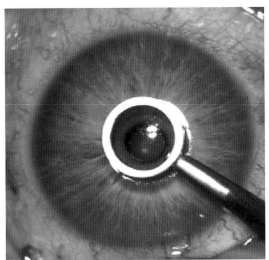
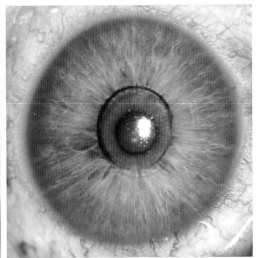

第 1 步

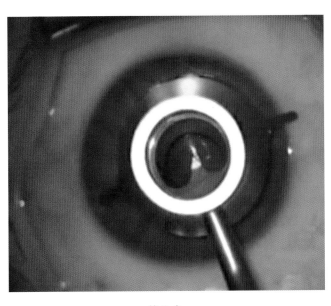

第 2 步

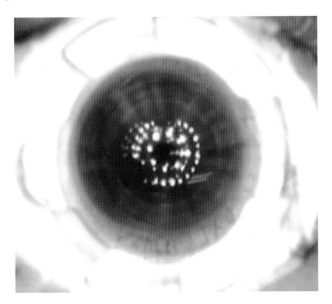

第 3 步

图 7-11 AcuFocus 植入术操作步骤(第 1~7 步)(待续)

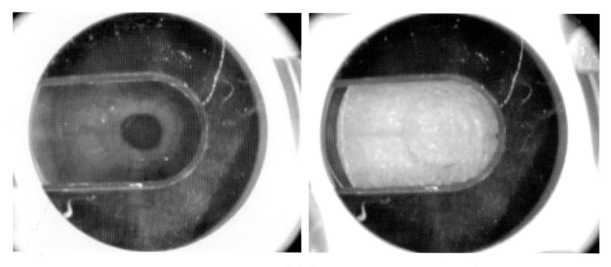

第 4 步

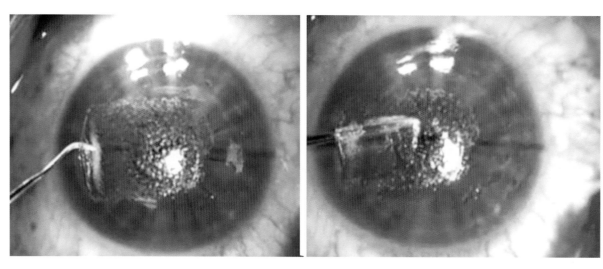

第 5 步

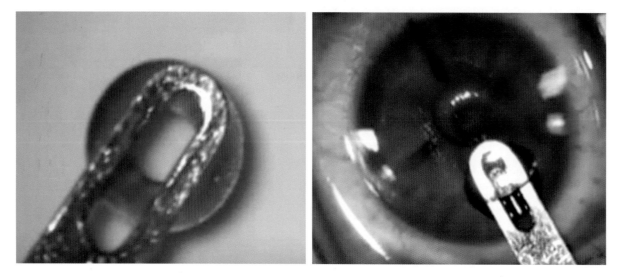

第 6 步

图 7-11(续)　AcuFocus 植入术操作步骤(第 1~7 步)(待续)

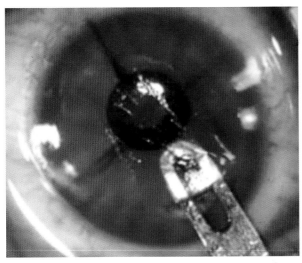
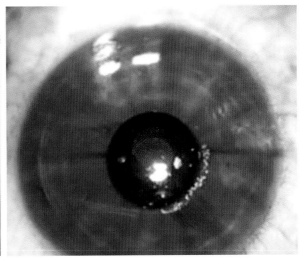

第 7 步

图 7-11(续)　AcuFocus 植入术操作步骤(第 1~7 步)

现在 Kamra 技术已经应用于 4 种不同类型的老视治疗(可见所提供的相关视频):①正视眼的老视患者;②LASIK 术后无屈光异常的患者;③Sim-LASIK(LASIK 联合 Kam-ra);④增强 LASIK 联合 Kamra 植入。

Inveu角膜嵌入环的特点与手术方法

这种角膜嵌入环是由与组织相容性良好的高含水量水凝胶材料制成,它的边缘厚度约为 10 μm,由小范围的中央区提供清晰视力,中央厚度则取决于附加的屈光力,其总的直径范围在 3.6~3.8 mm。

正视眼患者植入这种微透镜后,由于角膜局部附加了正屈光力从而会产生多焦的效果。因此,这种材料也正是为角膜情况良好、没有散光的正视眼老视患者而设计的,另外也包括那些通过屈光手术或白内障手术而达到双眼正视状态的患者。角膜内植入这种镜片后,患者可以通过中央区进行阅读,而通过周边区进行视远,中周边区进行近距离工作。

总的来说,拥有多焦角膜的好处在于它可以明显提高老视患者的阅读能力,而缺点在于损失了部分对比敏感度或远视力的视觉质量。另外,有些人也会有轻度的夜间视力问题,如在其他多焦镜片材料使用中常见的光晕现象等。

由于正视眼老视患者除了近视力下降外,原先视功能较好,所以更容易预测植入嵌入环后的效果。对于白内障患者来说,由于他们原本就视物不清甚至看不见,所以解释多焦带来的视觉改变的难度就更大。而面对原先视

力达到 20/20 或者 20/15 的这类患者,我们可以通过多焦的角膜接触镜来演示植入嵌入环后的视觉效果。

●瞳孔大小的影响:瞳孔大小(对嵌入环矫正效果)的影响非常大,所有眼内多焦点人工晶状体的矫正效果也都在一定程度上受瞳孔大小的影响。当瞳孔很小时,Inveu 植入后的患者视力以远视力为主。当瞳孔为中等大小,如 3.5~3.6 mm 时,这是常见的进行阅读工作时的直径,此时的视力以近视力为主。如果瞳孔在暗环境中直径扩大至 5.5 mm,包括驾驶过程中,视力又是以远视力为主。Ionnis Pallikaris 就曾将 Inveu 材料与角膜生理功能相互结合产生的这种机能称为智能阅读视力。

●偏心:无论是用 Visitome20/10 显微角膜板层刀还是飞秒激光(图 7-12)进行手术,在嵌入环放入角膜基质囊袋内后,它们一般不会偏心,因此关键在于准确对位。因此,为了能够更完美地将嵌入环放置在视轴位置,也出现了许多新的技术与设备(图 7-13、图 7-14 和图 7-16)。如果嵌入环偏心 0.3 mm,患者的视觉质量就会出现一定程度的下降,因此偏心问题毫无疑问是这项手术中的一个关键点(图 7-15)。

●视觉耐受:这种微镜片表现出较好的耐受性。植入角膜的任何材料在接触面都会出现不同程度的反应,但植入这种材料后所出现的反应尚不会引起眩光。

总之,通过植入 Biovision Inveu 角膜嵌入环,患者能获得相当好的近视力,远视力和中间视力相继次之。虽然会造成轻度的对比敏感度下降以及夜间视物不适,但这种材料也只是单眼植入,少有患者受光学像差问题的困扰。

通过 Inveu 手术镊上的触发装置,嵌入环可以被释放进入囊袋,最后调整中心至与视轴匹配(图 7-17 至图

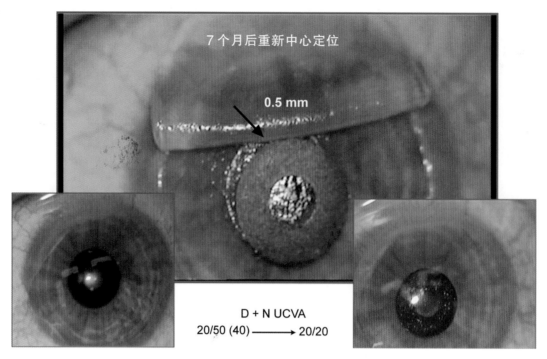

图 7-12　中心定位的重要性

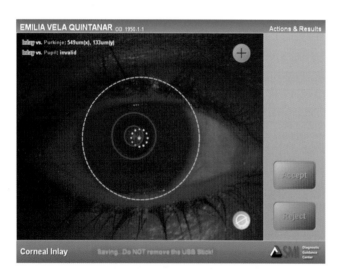

图 7-13　应用 AcuTarget™ 评价术后偏心的病例

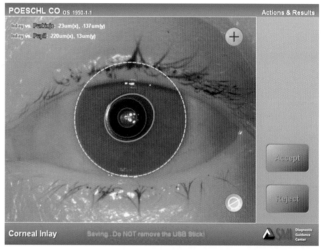

图 7-14　应用 AcuTarget™ 评价术后中心定位良好的病例

7-19）。

　　飞秒激光制作角膜基质囊袋并植入 Biovision Inveu 嵌入环的步骤如下（图 7-20）：

　　第 1 步：设置飞秒激光仪的相关参数：深度 250 μm，直径 9.5 mm，边切角 30°。通过 Sánchez León 标记法制作一个角膜基质囊袋，首先从图像的鼻侧到颞侧进行扫描，然后在 30° 区进行切削制作囊袋。

　　第 2 步：用 Sinsky 钩分离角膜囊袋开口，然后用 In-traLase Rhein 角膜铲刀分离囊袋。

　　第 3 步：镜片镊夹住嵌入环后，通过推注器将它推入囊袋底部。

　　第 4、5 步：释放嵌入环并撤回镊子，根据最初的 Punkinje 追踪图像将它定位在视轴位。

Presbylens™角膜嵌入环：用于老视患者的一种可调节性材料

　　Presbylens™ 角膜嵌入环（Corneal Inlay, CI）是由 Re-Vision 光学有限公司（森林湖城，加利福尼亚州）生产制

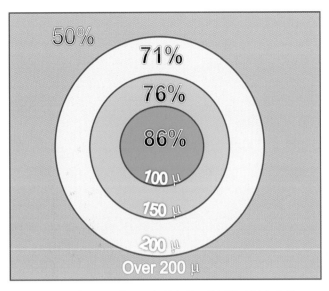

图 7-15　49 位 Inveu 术后 3 个月患者，其裸眼近视力达到 20/25 (J2) 或者更好视力的比例

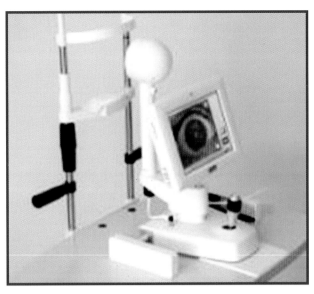

图 7-16　KAMRA™ AcuTarget™ 系统

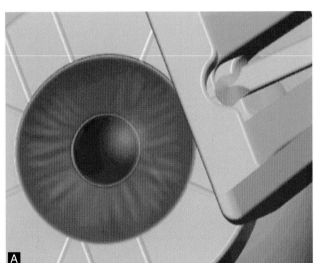

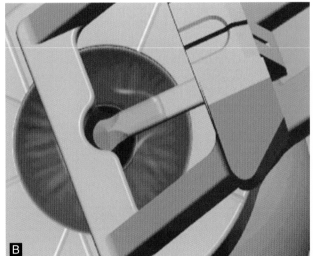

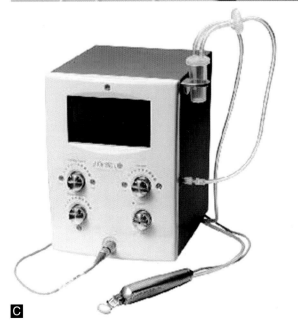

图 7-17　(A,B) 在机械制作角膜囊袋时，术者使用配有特殊设计的刀片套盒的 Inveu's Visitome 20/10 显微角膜板层刀进行切割。一种自动化囊袋制作程序可以帮助术者简化操作；(C)Invue's Visitome 20/10 显微角膜板层刀

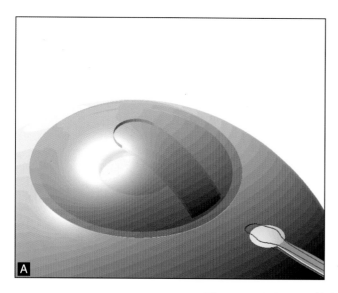
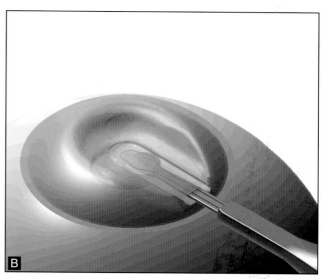

图 7-18　(A,B)Inveu 镜片镊夹住嵌入环并准备植入

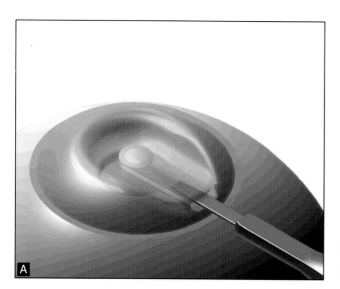
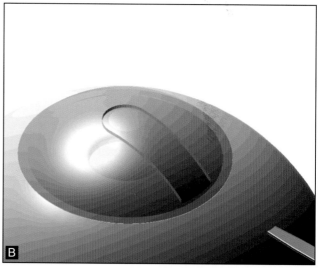

图 7-19　(A,B)释放 Inveu 嵌入环

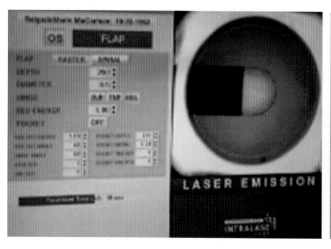
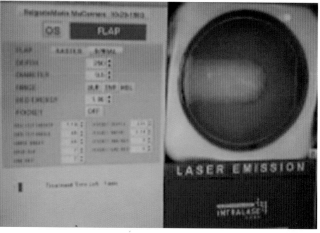

第 1 步

图 7-20　Inveu 植入术操作步骤(第 1~6 步)(待续)

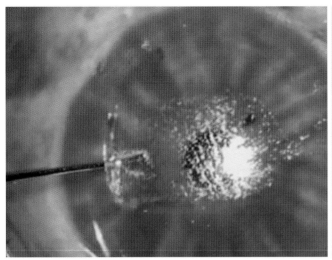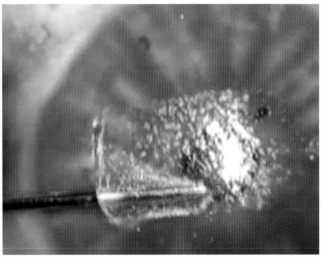

第 2 步

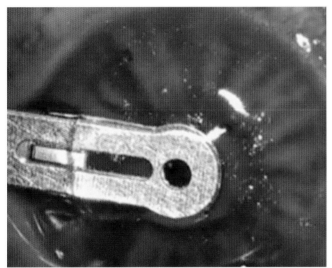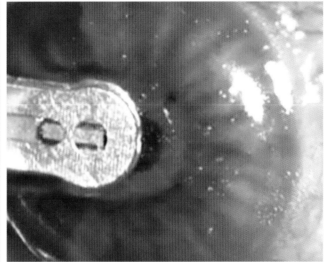

第 3 步

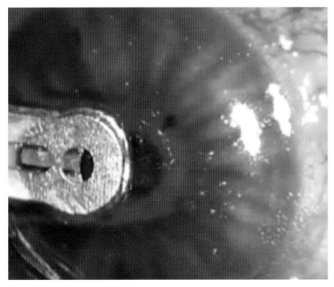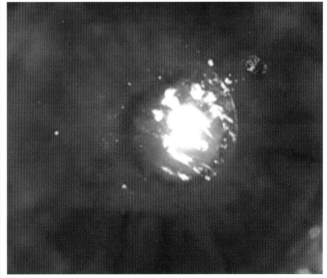

第 4 步　　　　　　　　　　　　　　　　　　　第 5 步

图 7-20(续)　Inveu 植入术操作步骤(第 1~6 步)(待续)

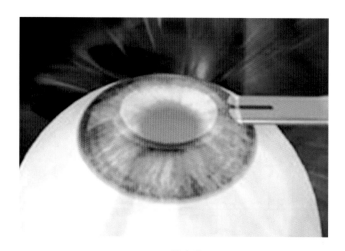

第 6 步

图 7-20（续） Inveu 植入术操作步骤（第 1~6 步）

利用激光技术制作角膜瓣

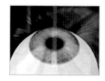 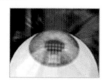 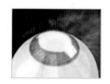

使用了 RVO™ 公司专利植入系统，1.5mm 的 PRESBYLEN-S™ 角膜嵌入环被植入在角膜瓣瞳孔中心位置

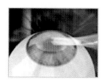 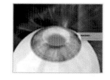 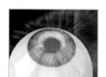

一旦植入，PRES-BYLENS™ 角膜嵌入环通过重塑，调整角膜表面形状来提高近视力

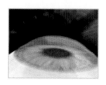 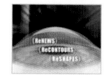

图 7-21 Presbylens™ 角膜嵌入环手术过程

造的，通过改变角膜表面形态而矫正老视，即改变了角膜形态从而产生了多焦效果。这种镜片由一种专利的聚合物材料制成，直径为 1.5 mm，设计的植入位置主要在正视眼老视患者非优势眼的角膜瓣偏下方。它会改变角膜曲率以提高近视力，并在最小限度上减少远视力的损失。Presbylens 这种材料本质上与软性角膜接触镜类似，区别在于它是被植入于角膜层间。

Presbylens 仅有 1.5 mm 的直径，而且非常薄（相当于一张普通纸片厚度的 1/2），尺寸上的小巧和专利材料的生物工程特点旨在让 Presbylens 在角膜内达到更好的生物相容性。

我们人眼大约 3/4 的屈光力来自于角膜，角膜的独特性能以及角膜与空气光学性质的不同使得角膜表面的微小改变对眼睛的屈光状态产生很大的影响。

角膜的这些光学特性解释了 LASIK 的工作原理与本质。LASIK 手术将角膜组织切削掉一部分，角膜表面形态就发生了相应的改变，从而提高了视力。

相类似的，Presbylens CI（Cornenal Inlay）也是利用了角膜的这种光学特性，区别在于其是通过在角膜层间加入一个很小的嵌入环来达到目的。这种 1.5 mm 大小的嵌入环植入后，像图 7-21 中所呈现的那样，它仅仅改变了角膜中央小范围的形态，患者的近视力得到了提高，但中间视力和远视力仅有少量下降。

实际上，这种镜片植入在 LASIK 角膜瓣下，只不过这项手术是要制作一个层状的空隙使镜片更稳固。

从手术技术而言，这种植入相当直接和快速。角膜瓣一般厚度在 120~130 μm，且无论用显微角膜板层刀还是飞秒激光制瓣均可以。这些镜片在出厂时，一般都已经被安装在推注器上，所以剩下的工作就是将镜片送到瞳孔中央，待干几秒钟后再将角膜瓣合拢盖住镜片。

术后效果

Inveu角膜嵌入环的手术效果

Inveu 角膜嵌入环的手术效果在第十二届冬季 ES-CRS（European Society of Cataract & Refractive Surgeons）屈光年会上已有报道。研究者对 27 位植入者跟踪随访了 12 个月，所有患者的远视力都达到了 20/40 及以上，80% 的患者远视力达到 20/30 及以上。所有患者的裸眼近视力都达到了 J3 及以上，其中 85% 的裸眼近视力达到 J1 及以上。此外，所有患者在最佳远视力矫正后近视力与远视力都达到了 20/20 及以上。

在对不同瞳孔直径的术后患者进行波前重建分析发现，这种嵌入环植入后与由于调节、非调节带来的瞳孔直径改变相结合产生多焦效果。也就是说，当患者注视远方目标时，瞳孔相对扩大，更多的光线通过表面重塑后的角膜的视远光学区进入眼内。相反，当视近时，瞳孔缩小，更多的光线是通过视近光学区进入眼内。

对不同直径的瞳孔进行波前重建分析如图所示（图 7-22），对于 6.5 mm 直径的瞳孔，光线可从 Inveu 镜片的内、外通过，此时的波前屈光力度数接近于 0（-0.20D）；当瞳孔直径缩小为 3.5 mm 时，光线仅能从镜片内部通过，此时整个屈光状态达到 -1.25 D 的近视，提供了一定的近附加。这也就是我们所说的与瞳孔生理相关的"智能

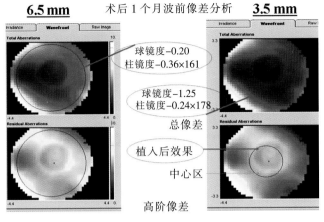

WF 分析

术后 1 个月波前像差分析

6.5 mm　　　　　　　　　　**3.5 mm**

球镜度-0.20
柱镜度-0.36×161

球镜度-1.25
柱镜度-0.24×178

总像差

植入后效果

中心区

高阶像差

图 7-22　不同瞳孔直径的波前像差分析

视近系统"。

　　不像传导性角膜成型术、老视性 LASIK 或可调节性人工晶状体,Inveu 角膜嵌入环手术具有可逆性和微创性,并且产生的副作用最小。

(黄锦海 译 王勤美 校)

参考文献

1. Pallikaris I, et al. Cataract and Refractive Surgery Today Europe, Sep 2007: 53-54.
2. Lindström R. Review of Ophthalmology. Vol. No: 12:09: 9/1/2005.
3. Dishler Review of Ophthalmology J. Vol. No: 16:03Issue: 3/1/2009.
4. Sánchez F. Treating Presbyopia from Inside the Cornea Vol. No. 14:09 Issue 9/1/2007.
5. Sánchez F, Neuhann T. Corneal inlay increases spectacle independence in presbyopes. Eurotimes: 08, June, 2009.
6. Creating Femtosecond Pocket Under Previous LASIK Flap for Correction of Presbyopia with Corneal Inlay, ASCRS, 2012.

第 8 章

Keraring 角膜基质环联合飞秒激光植入术用于圆锥角膜和 LASIK 术后角膜扩张的手术治疗

Francisco Sánchez León（墨西哥）

本章要点

- 手术技术与规范
- Keraring角膜基质环联合IntraLase飞秒激光植入术图像模拟
- Keraring角膜基质环植入术操作步骤
- 诺谟图及技术咨询
- Keraring角膜基质环规格
- 器械信息
- 术后护理
- 个性化Keraring角膜基质环植入及病例分析
- 并发症
- Keraring角膜基质环激光植入术总结：一种整形手术或者屈光手术操作

Keraring角膜基质环是一种可植入的精密光学元件，可用于矫正由于圆锥角膜或角膜扩张所致的角膜表面不规则及屈光不正[1-4]。

与其他角膜基质环不同的是，Keraring角膜环主要用于解决因角膜扩张所引起的一系列相关问题，它可以使角膜形态更加规则且具有更好的屈光力。

Keraring角膜基质环植入术完善了角膜塑形技术的概念[9]（图8-1），这种技术旨在改善眼睛的屈光状态和角膜形态，提高视力，降低甚至是消除屈光不正，从而延缓甚至避免进行角膜移植。

在这一章，笔者将详细介绍这种角膜基质环的优点、适应证、禁忌证、作用机制、手动和飞秒激光辅助技术、一系列诺谟图及术后护理。

优点

临床证实安全有效

Keraring基质环在全球45个国家有多达100 000例眼的临床研究且随访时间长达16年。各项独立的临床研究均证实了Keraring基质环的安全性与有效性[4,5,8]。

可逆性

Keraring基质环的植入是可逆的，可以随时取出，并且角膜可以恢复至原有形态。

可调节性

在需要时，我们可以通过更换基质环或者改变基质环的位置来调整角膜形态及屈光力状态。就笔者经验而言，低于5%的初诊患者和约10%的LASIK术后出现角膜扩张的患者需要调整基质环。

视力恢复迅速

Keraring基质环植入术为微创手术，患者在术后可以很快恢复日常活动。手术结束后，患者的角膜地形图及屈光度立即发生改变，且在术后平均3个月内达到稳定。

独特的棱镜设计[4]（图8-2）

Keraring基质环的独特设计会产生棱镜效应，可以使光线经过基质环发生折射后再被反射出去，而并不进入眼内，从而减少眩光及光晕。

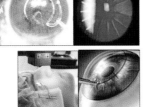

角膜基质环植入技术

- 机械法
  - 角膜内层间
  - 切口制作

- 弹性技术
  - 紫外线交联
  - 角膜塑形术

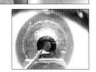

- 结合法
  - 激光切削
  - 角膜嵌入环（Acufocus）

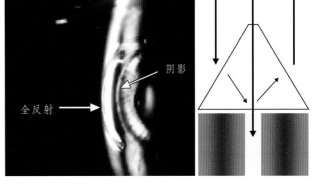

图 8-2　Keraring 基质环的棱镜效应

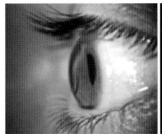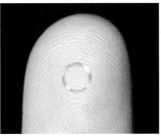

图 8-1　角膜塑形技术

更大的屈光矫正潜力

Keraring 基质环的设计以及植入区域的变化可以产生明显的屈光改变，因此可以矫正高度数的近视及散光。

不影响角膜移植

植入 Keraring 基质环后，当需要进行板层角膜移植或穿透性角膜移植术时，依然可以按照原来的手术过程进行操作，而基质环会与病变角膜一起被切除，换言之，Keraring 基质环并不影响角膜手术的操作。

手术适应证[2,3,5]

- 矫正视力很差且不能耐受角膜接触镜的圆锥角膜。
- 进展期的圆锥角膜。
- 透明边缘性角膜变性。
- LASIK、PRK、LASEK、EPI-LASIK 术后角膜扩张。
- 放射状角膜切开术后的不规则散光。
- 穿透性角膜移植术后的不规则散光。
- 创伤后角膜表面不规则。

禁忌证

- 急性圆锥角膜且K值>70D。
- 严重的中央角膜混浊。
- 角膜水肿。
- 采用偏心移植片的穿透性角膜移植术。
- 存在严重过敏性疾病。
- 复发性角膜糜烂综合征。
- 对矫正效果期望过高的患者。

作用机制[2,5,6]（图8-3和图8-7）

- 在中周边加入基质环使角膜中央区变平坦，这样既保持了角膜的完整性，又避开了中央区。
- 使角膜地形图规则化，更接近正常人自然状态下的角膜形态：这样不但降低了光学像差，又提高了视力和对角膜接触镜的耐受性。
- 使角膜顶点向瞳孔中心移动，从而改善角膜的屈光状态。
- 稳定角膜扩张的进展：避免或者延迟角膜移植。

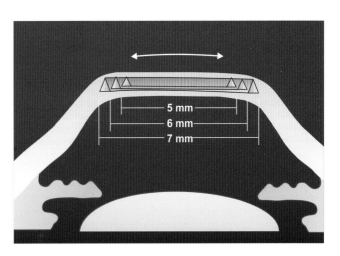

图 8-3　通过在中周边植入基质环使得角膜中央区变平坦

手术技术与规范

手术方法

Keraring基质环植入术在门诊局部麻醉下即可实施，Mediphacos公司已经研发了手动和飞秒激光辅助的专门手术设备[5,10]。

如何制定Keraring角膜基质环移植术的手术方案

1.通过生物显微镜评估角膜情况。

2.确定角膜最陡峭的子午线方向，用手动角膜曲率计或者角膜地形图仪进行测量(SIM-K值)。

3.通过角膜地形图观察角膜扩张的分布情况同最陡峭的子午线的关系。

4.测量术眼的屈光度大小，确定等效球镜度数。

机械切割及植入方法(图8-4)

第1步：标记显微镜灯光中央反光点(视轴位置)，而非瞳孔中心。

第2步：标记5或7 mm及最陡峭子午线位置。

第3步：采用1 mm的微钻石刀片在最陡峭子午线上制作切口，切割深度约为该处角膜厚度的80%。

第4步：用Suarez扩张器制作角膜基质内囊袋，深度与切口相同。

第5步：用左右铲刀制作连续隧道，如果遇到比较坚硬且难以分离的组织，则在分离表面层后，再次切割及制袋。操作过程中保持铲刀稍提起，使角膜保持伸展状态。

第6步：用Albertazzi镊植入基质环，植入时将基质环平坦部朝下，把每部分都植入至隧道末端，注意头端远离切口。

第7步：良好植入的基质环必须满足位置对称、位于基质深层、头端远离切口。

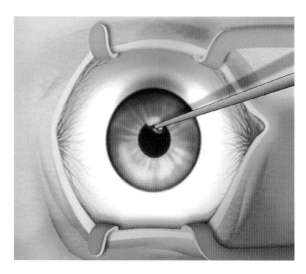

第1步

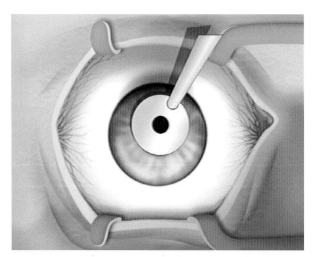

第2步

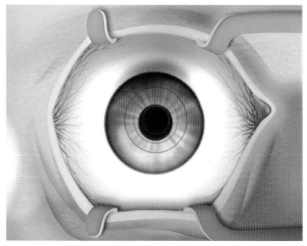

图 8-4　基质环植入术操作步骤(第1~7步)(待续)

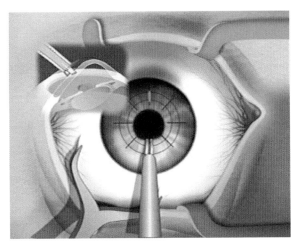

第 3 步

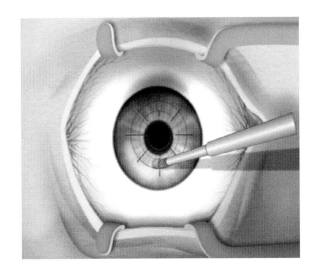

第 4 步

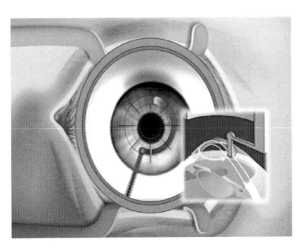

第 5 步

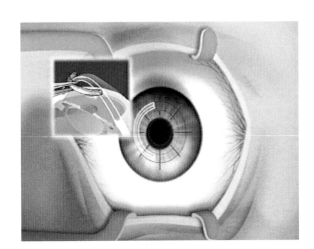

第 6 步

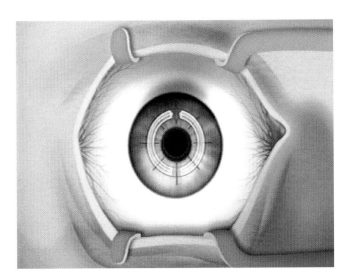

第 7 步

图 8-4(续)　基质环植入术操作步骤(第 1~7 步)

Keraring角膜基质环联合Intra-traLase飞秒激光植入术图像模拟

Keraring角膜基质环联合IntraLase飞秒激光植入术的优点(图8-5至图8-9)

与机械微型角膜板层刀切削相比,飞秒激光具有明显的优势。笔者个人倾向于使用IntraLase飞秒激光仪(美国加利福尼亚州圣安娜市Advanced Medical Optics公司),其优点包括以下几个方面:

1.耗时短:机械切割制作隧道约需要8 min,而飞秒激光制作环形隧道的时间要短很多,仅需8 s即可完成(图8-10)。

2.风险低:飞秒激光制作隧道可以减少角膜上皮损伤、患者不适感及感染的风险等,而用机械刀发生上述风险的概率要高许多。Rabinowitz等人[1]研究了分别由这两种方法进行手术的两组患眼角膜上皮损伤情况。在术后第一天,50%的采用手动机械术式的患眼和15%的实施飞秒激光的患眼出现了角膜上皮损伤及程度不一的不适感。飞秒激光制作的切口精度高,隧道较小,减少了基质环植入后的移位,而手动机械方法有时因为切口过大而需要缝合(图8-11)。

3.统一切割400 μm:采用飞秒激光时,屏幕上清晰地显示切口深度以及隧道内外直径的变化,在一定程度上避免了在手动操作过程中可能出现的穿孔风险。Kanellopoulos等[4]就曾报道过在20位采用手动机械切割方法的患者中出现1例前房穿孔的情况。

4.中心定位好:飞秒激光的另一个优点是其中心定位可达预期目标,这对于光学区直径仅5 mm的基质环(比如Keraring)来说尤其重要。在实施激光切割前进行标记可以更轻松地实现中心定位。在放置负压环及压平角膜之后,我们选择角膜的几何光学中心为定位中心进行操作。有些厂家建议在角膜的几何光学中心进行染色标

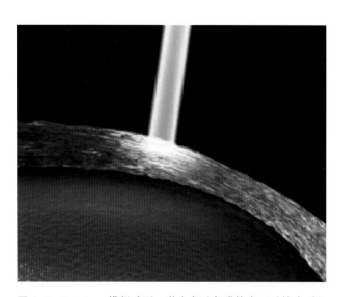

图8-5　IntraLase 模拟动画:激光穿过角膜外表面后精确到达目标深度

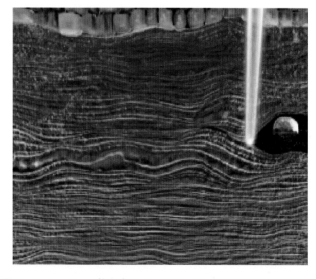

图8-6　IntraLase 激光产生 O_2、N_2 和 CO_2 气泡从而完成环状的切割分离

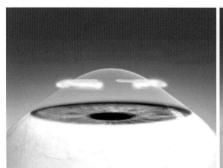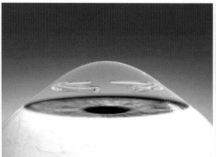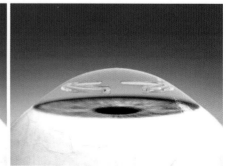

图8-7　Keraring 基质环植入后重塑角膜结构

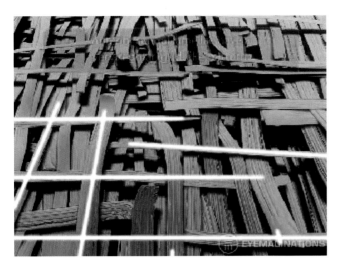

图 8-8　角膜交联术只在矫正不足或角膜强度减弱时进行

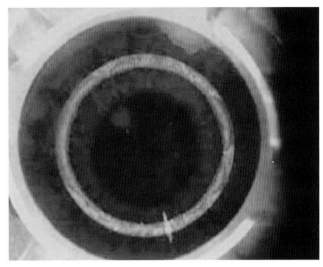

图 8-10　IntraLase 激光制作隧道大约只需 8 s

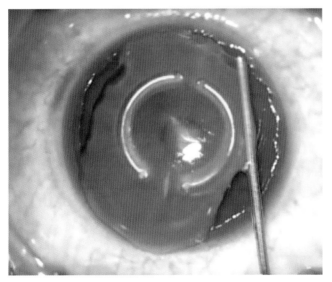

图 8-9　联合角膜塑化技术；Keraring 基质环植入术后 4 个月，刮除角膜上皮后再用核黄素进行角膜胶原交联

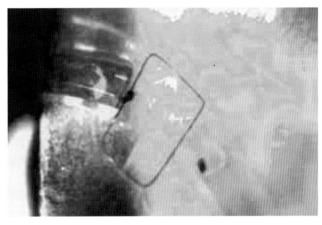

图 8-11　U 形缝合技术是阻止基质环移位的有效手段

记，而有的厂家则建议以Purkinje映光点为中心。笔者个人认为，最好是选取Purkinje映光点与瞳孔中心之间的一点。

5.对称性好：优良的对称性提供了更好的手术效果。在机械角膜基质环植入过程中，如果第一个隧道制作完成之后负压环松脱，那么第二个隧道则有可能被制作在一个不同的位置及深度上。在机械法Keraring基质环植入过程中发生这种情况时，操作将会变得尤为困难。如果是采用飞秒激光术式，所有隧道将在8 s内同时制作完成，负压丢失的可能性就非常小。

6.无菌操作：因为飞秒激光的每只术眼都使用一次性的无菌吸引环及锥镜，所以可以做到更好的无菌操作。

7.个性化定制隧道尺寸：飞秒激光可以轻松实现对隧道深度及内外直径的设定改变，对隧道进行个性化

制作。如果减小基质环植入隧道内径大小，基质环将会向远端牵拉隧道，内径越小，牵拉越明显。Rabiniovitz等[3]的研究表明，隧道越狭窄，视力及屈光度的改变越明显。Coskunseven等将所有患者对根据隧道内外直径差异分成三组[5]。第二组的隧道较第一组更狭窄，而第三组的隧道宽度与第二组相同，区别在于内直径更小一些。研究结果显示，小的内径隧道以及窄隧道的术眼手术效果更明显。

8.有效性高：飞秒激光比机械法基质环植入术更加有效。已有数项研究将飞秒激光与机械法进行了对比。Rabinowitz等的研究显示，除了角膜表面规则性指数外，在其他参数的改变上激光组都比机械组更具有优势。当笔者对激光组与机械组术后一年的结果进行比较[6,7]，同样得到了激光组更有优势的结论。

Keraring角膜基质环植入术操作步骤(图8-12和图8-13)

第1步:利用染色的Sinsky钩在第一个Punkinje映光点做中央标记。

第2步:激光制作隧道环:深度为80%角膜厚度;内直径4.8 mm;外直径5.3 mm;隧道口长度0.8~1.0 mm;隧道口厚度1 μm;轴向为地形图上最陡峭子午线的方向。

第3步和第4步:放置负压吸引环,紧接着将激光机仪械臂上的锥形头套入吸引环。

第5步和第6步:利用IntraLase飞秒激光Overlay软件进行定位,校准中心并调整;制作隧道,耗时6 s。

第7步:采用Albertazzi镊在两端切口分别植入基质环元件。

第8步:采用Sinsky钩把环调整到正确的位置。

第9步:检查基质环的对称性。先用相似的环在160°的方向上做第一次检查,然后用不同长度的环进行第二次检查。

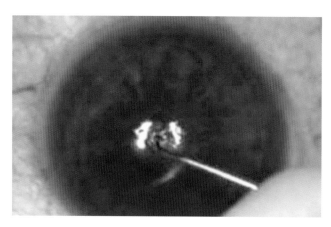

第1步

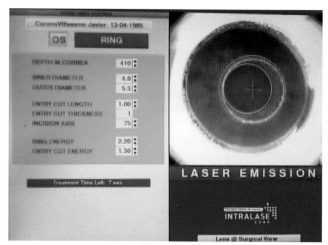

第2步

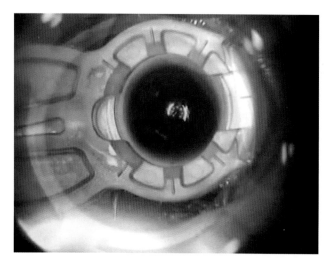

第3步

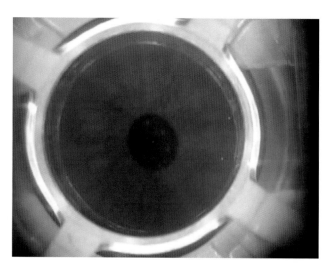

第4步

图8-12　Keraring 基质环植入术操作步骤(第1~9步)(待续)

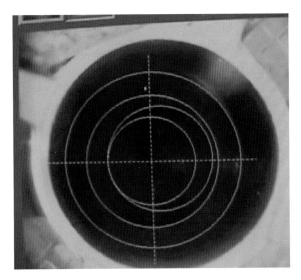

第 5 步

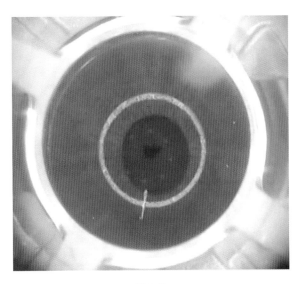

第 6 步

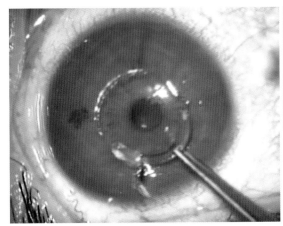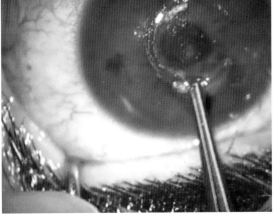

第 7 步

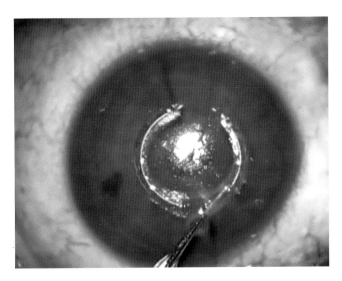

第 8 步

图 8-12(续)　Keraring 基质环植入术操作步骤(第 1~9 步)(待续)

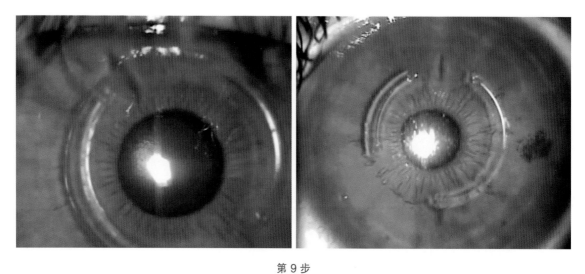

第9步

图 8-12(续)　Keraring 基质环植入术操作步骤(第1~9步)

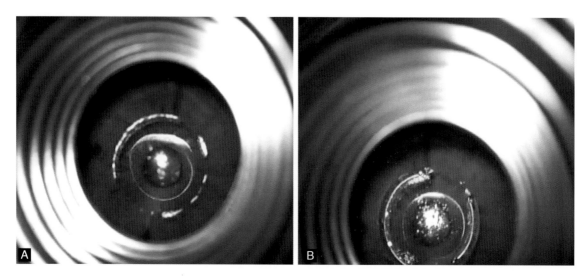

图 8-13　(A)术前不规则的椭圆形 Maloney 反射环;(B)术后的圆形反射环

诺谟图及技术咨询

基于对来自眼科医生的成千上万个结果和有价值的回馈的统计分析，我们得到了持续更新的诺谟图数据。Mediphacos公司为全世界的Keraring基质环使用者提供完善的技术咨询服务，拥有不同的产品元件以满足不同类型的屈光状态和角膜形态(图8-14至图8-18)，所以笔者更喜欢应用Keraring基质环。

Keraring角膜基质环规格

Keraring角膜基质环规格见图8-15。

不同类型的弧长与厚度
(150μm,200μm,250μm,300μm,350μm)

弧度 210°
- 透明角膜边缘变性
- 复合性近视散光

弧度 160°
- 复合性近视散光
- 透明角膜边缘变性的非对称植入

弧度 120°(低扁平效应)
- 单纯性散光
- 复合性近视散光(低球镜度)

弧度 90°(无扁平效应,增加屈光力)
- 混合性散光

图 8-14　用于不同屈光力及角膜地形形式的不同弧长设计

Keraring 计算指南
说明

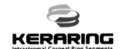

参考

蓝色的圈代表彩色
角膜地形图

红色的图形代表角膜地
形图上的陡峭扩张区域

线条代表角膜地形图上
SIM-K 陡峭子午线

参考

扩张 1 型:
100% 的角膜扩张区域(红色)位于角膜陡
峭子午线一侧,应用诺谟图 A

扩张 2 型:
约 1/3 的角膜扩张区域(红色)位于角膜陡
峭子午线一侧,其余 2/3 位于对侧,应用诺
谟图 B

扩张 3 型:
角膜扩张区域(红色)均匀分布于角膜陡峭
子午线两侧,应用诺谟图 C

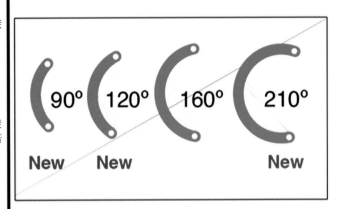

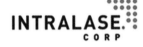

图 8-15　诺谟图的说明以及不同长度的材料

- 材料:医疗级别 PMMA。
- 制造:生产过程经过 ISO-9001、ISO13485、CE 标准和 GMP 审核并认证。
- 可选直径:5.0 mm(标准)、5.5 mm、6.0 mm。
- 可选厚度:150~350 μm,以 50 μm 的梯度递增。
- 可选弧度:90°、120°、160°(标准)、210°、240°。

器械说明

器械信息(图 8-19):
- 由 Mediphacos 公司生产并提供(www.mediphacos.com.br)。

术后护理

- 佩戴治疗性软性角膜接触镜 24 h。

- 如果需要,可以口服对乙酰氨基酚 750 mg,每 8 h 1 次,或者酮咯酸(痛立克)10 mg,每 8 h 1 次。
- 双氯芬酸钠滴眼液:术后 1 h 内每 15 s 滴术眼 1 次,术后 7 天每 8 h 滴 1 次,每次 1 滴。
- 莫西沙星滴眼液:14 天内每 6 h 滴 1 次,每次 1 滴。
- 醋酸氢化泼尼松滴眼液:14 天内每 8 h 滴 1 次,每次 1 滴。
- 润滑液:根据患者需要使用,无时间限制。
- 创口完全愈合前切忌停用抗生素。

个性化 Keraring 角膜基质环植入和病例分析

从所有这些病例中(图 8-20 至图 8-25),我们可以获得 4 个角膜塑形的概念[9]:改善视觉光学质量;改善地形图;减少屈光不正度数;提高裸眼视力及最佳矫正视力。

诺谟图 A

扩张 1 型

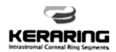

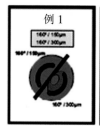

获得清晰视力的屈光度数(球镜与负柱镜度数)。如果最佳矫正视力大于 0.5,考虑验光的散光度数。如果最佳矫正视力低于 0.5,则采用角膜地形图上所获得的角膜散光值而不用验光结果,在诺谟图表中找到与球镜度、柱镜度相对应的方框。诺谟图中每个 Keraring 基质环以 XXX°/YYYμm 的形式描述,XXX 代表弧长,YYY 代表基质环的厚度。当诺谟图中只推荐了一种基质环时,它需植入在扩张区域(红色)范围较大的陡峭侧(例 2 和例 3)。当诺谟图中推荐了两种时,上方的一种需植入在扩张范围偏小(红色较少或无红色)的平坦一侧,下方的需植在陡峭侧(例 1)。

Minus Cylinder Diopters										
-8	90°/150μm 160°/250μm	90°/150μm 160°/250μm	90°/150μm 160°/300μm	90°/150μm 160°/300μm	90°/200μm 160°/300μm	90°/200μm 160°/300μm	90°/200μm 160°/300μm	90°/200μm 160°/300μm	90°/200μm 160°/300μm	90°/250μm 160°/350μm
-7	90°/150μm 160°/250μm	90°/150μm 160°/250μm	90°/150μm 160°/300μm	90°/200μm 160°/300μm	90°/200μm 160°/300μm	90°/200μm 160°/300μm	90°/200μm 160°/300μm	90°/200μm 160°/300μm	90°/200μm 160°/300μm	90°/250μm 160°/350μm
-6	160°/250μm	160°/250μm	120°/150μm 160°/250μm	120°/150μm 160°/250μm	120°/150μm 160°/300μm	120°/200μm 160°/300μm	120°/200μm 160°/300μm	120°/200μm 160°/300μm	120°/200μm 160°/300μm	120°/250μm 160°/350μm
-5	160°/200μm	160°/250μm	160°/250μm	160°/250μm	120°/150μm 160°/300μm	120°/200μm 160°/300μm	120°/200μm 160°/300μm	120°/200μm 160°/300μm	120°/200μm 160°/300μm	120°/250μm 160°/350μm
-4	160°/200μm	160°/200μm	160°/250μm	160°/250μm	160°/150μm 160°/300μm	160°/150μm 160°/300μm	160°/200μm 160°/300μm	160°/200μm 160°/300μm	160°/200μm 160°/300μm	160°/250μm 160°/350μm
-3	160°/150μm	160°/150μm	160°/200μm	160°/250μm	160°/300μm	160°/300μm	160°/150μm 160°/300μm	160°/200μm 160°/300μm	160°/200μm 160°/300μm	160°/250μm 160°/350μm
-2	210°/150μm	210°/150μm	210°/150μm	210°/150μm	210°/200μm	210°/250μm	210°/250μm	210°/300μm	210°/300μm	210°/350μm
-1	210°/150μm	210°/150μm	210°/150μm	210°/150μm	210°/200μm	210°/200μm	210°/250μm	210°/250μm	210°/300μm	210°/350μm
	>=0	-1	-2	-3	-4	-5	-6	-7	-8	-9	-10

Manifest Sphere Diopters

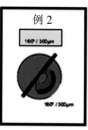

例 1
160°/150μm
160°/300μm
160°/150μm

例 2
160°/300μm
160°/300μm

例 3
210°/150μm
210°/150μm

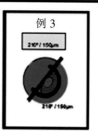

安全角膜厚度下限参考表					
预期基质环厚度	150 μm	200 μm	250 μm	300 μm	350 μm
最小角膜厚度	250 μm	335 μm	420 μm	500 μm	580 μm

Disclaimer: This nomogram should be considered and used as a general guideline only. It should be customized by the surgeon. The surgeon is solely responsible for selecting the implant specifications for each patient and for the results obtained. By using this nomogram the surgeon accepts these terms and conditions.

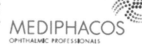

如需帮助,请致信 Keraring@mediphacos.com。

图 8-16 诺谟图 A,角膜扩张程度为 1 型

并发症

术中并发症罕见,可能存在气泡或者前房穿透,但并不影响有经验的眼科医师完成基质环的植入。

术后并发症

- 隧道内的慢性炎症或者感染(1%)。
- 术后基质环发生移位,但很少见(2.6%)(图8-26)。
- 切口处新生血管形成(0.5%)。
- 角膜溶解或基质环暴露(1%)。

Keraring基质环激光植入术总结:一种整形手术或者屈光手术

- 可根据球镜及柱镜度确定诺谟图。
- 可矫正残余屈光不正的增强手术替代方法。
- 手术操作具有可调整性。
- 拥有不同弧度及厚度的材料可以满足不同屈光状态及角膜地形的需求。
- 满足患者期望。
- 相对于术前最佳矫正视力,术后裸眼视力可以得到明显改善。
- IntraLase FS 60 Hz的飞秒激光可以提高这一手术方法的屈光效果[3,5,8-12]。

诺谟图 B
扩张 2 型

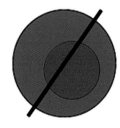

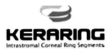

　　获得清晰视力的屈光度数(球镜与负柱镜度数)。如果最佳矫正视力大于 0.5,考虑验光的散光度数。如果最佳矫正视力低于 0.5,则采用角膜地形图上所获得的角膜散光值而不用验光结果,在诺谟图表中找到与球镜度、柱镜度相对应的方框。诺谟图中每个 Keraring 基质环以 XXX°/YYYμm 的形式描述,XXX 代表弧长,YYY 代表基质环的厚度。当诺谟图中只推荐了一种基质环时,它需植入在扩张区域(红色)范围较大的陡峭侧(例 2 和例 3)。当诺谟图中推荐了两种时,上方的一种需植入在扩张范围偏小(红色较少或无红色)的平坦一侧,下方的需植在陡峭侧(例 1)。

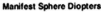

Minus Cylinder Diopters										
-8 90°/150μm 160°/250μm	90°/150μm 160°/250μm	90°/150μm 160°/300μm	90°/150μm 160°/300μm	90°/200μm 160°/300μm	90°/200μm 160°/300μm	90°/200μm 160°/300μm	90°/200μm 160°/300μm	90°/200μm 160°/300μm	90°/200μm 160°/300μm	90°/250μm 160°/350μm
-7 90°/150μm 160°/250μm	90°/150μm 160°/250μm	90°/150μm 160°/250μm	90°/150μm 160°/250μm	90°/200μm 160°/300μm	90°/200μm 160°/300μm	90°/200μm 160°/300μm	90°/200μm 160°/300μm	90°/200μm 160°/300μm	90°/200μm 160°/300μm	90°/250μm 160°/350μm
-6 160°/250μm	160°/250μm	120°/150μm 160°/250μm	120°/150μm 160°/250μm	120°/150μm 160°/300μm	120°/150μm 160°/300μm	120°/200μm 160°/300μm	120°/200μm 160°/300μm	120°/200μm 160°/300μm	120°/200μm 160°/300μm	120°/250μm 160°/350μm
-5 160°/200μm	160°/200μm	160°/200μm	160°/250μm 160°/300μm	120°/150μm 160°/300μm	120°/150μm 160°/300μm	120°/200μm 160°/300μm	120°/200μm 160°/300μm	120°/200μm 160°/300μm	120°/200μm 160°/300μm	120°/250μm 160°/350μm
-4 160°/200μm	160°/200μm	160°/250μm	160°/150μm 160°/250μm	160°/150μm 160°/300μm	160°/150μm 160°/300μm	160°/200μm 160°/300μm	160°/200μm 160°/300μm	160°/200μm 160°/300μm	160°/200μm 160°/300μm	160°/250μm 160°/350μm
-3 160°/150μm	160°/150μm	160°/200μm	160°/250μm	160°/150μm 160°/250μm	160°/150μm 160°/300μm	160°/150μm 160°/300μm	160°/150μm 160°/300μm	160°/200μm 160°/300μm	160°/200μm 160°/300μm	160°/250μm 160°/350μm
-2 210°/150μm	210°/150μm	210°/150μm	210°/200μm	210°/200μm	210°/250μm	210°/250μm	210°/300μm	210°/300μm	210°/350μm
-1 210°/150μm	210°/150μm	210°/150μm	210°/150μm	210°/200μm	210°/200μm	210°/250μm	210°/250μm	210°/300μm	210°/300μm	210°/350μm
Manifest Sphere Diopters >≈0	-1	-2	-3	-4	-5	-6	-7	-8	-9	-10

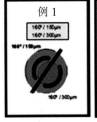

例 1
160°/150μm
160°/300μm
160°/150μm
160°/300μm

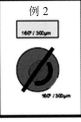

例 2
160°/300μm
160°/300μm

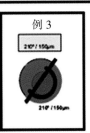

例 3
210°/150μm
210°/150μm

安全角膜厚度下限参考表

预期基质环厚度	150 μm	200 μm	250 μm	300 μm	350 μm
最小角膜厚度	250 μm	335 μm	420 μm	500 μm	580 μm

Disclaimer: This nomogram should be considered and used as a general guidline only. It should be customized by the surgeon. The surgeon is solely responsible for selecting the implant specifications for each patient and for the results obtained. By using this nomogram the surgeon accepts these terms and conditions.

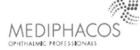

如需帮助,请致信 Keraring@mediphacos.com。

图 8-17　诺谟图 B,角膜扩张程度为 2 型

诺谟图 C
扩张 3 型

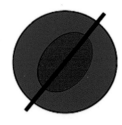

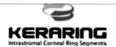

　　获得清晰视力的屈光度数(球镜与负柱镜度数)。如果最佳矫正视力大于 0.5,考虑验光的散光度数。如果最佳矫正视力低于 0.5,则采用角膜地形图上所获得的角膜散光值而不用验光结果,在诺谟图表中找到与球镜度、柱镜度相对应的方框。诺谟图中每个 Keraring 基质环以 XXX°/YYYµm 的形式描述,XXX 代表弧长,YYY 代表基质环的厚度。

Minus Cylinder Diopters	>=0	-1	-2	-3	-4	-5	-6	-7	-8	-9	-10
-8	90°/250µm	90°/250µm	120°/300µm	120°/300µm	160°/300µm	160°/300µm	160°/300µm	160°/300µm	160°/300µm	160°/300µm	160°/300µm
	90°/250µm	90°/250µm	120°/300µm	120°/300µm	160°/300µm	160°/300µm	160°/300µm	160°/300µm	160°/300µm	160°/300µm	160°/300µm
-7	90°/250µm	90°/250µm	120°/250µm	120°/250µm	160°/300µm	160°/300µm	160°/300µm	160°/300µm	160°/300µm	160°/300µm	160°/300µm
	90°/250µm	90°/250µm	120°/250µm	120°/250µm	160°/300µm	160°/300µm	160°/300µm	160°/300µm	160°/300µm	160°/300µm	160°/300µm
-6	90°/200µm	90°/200µm	120°/250µm	120°/250µm	160°/300µm	160°/300µm	160°/300µm	160°/300µm	160°/300µm	160°/300µm	160°/300µm
	90°/200µm	90°/200µm	120°/250µm	120°/250µm	160°/250µm	160°/300µm	160°/300µm	160°/300µm	160°/300µm	160°/300µm	160°/300µm
-5	90°/200µm	90°/200µm	120°/250µm	120°/250µm	160°/250µm	160°/250µm	160°/300µm	160°/300µm	160°/300µm	160°/300µm	160°/300µm
	90°/200µm	90°/200µm	120°/200µm	120°/200µm	160°/250µm	160°/250µm	160°/300µm	160°/300µm	160°/300µm	160°/300µm	160°/300µm
-4	120°/200µm	120°/200µm	160°/200µm	120°/200µm	160°/250µm	160°/250µm	160°/300µm	160°/300µm	160°/300µm	160°/300µm	160°/300µm
	120°/200µm	120°/200µm	160°/200µm	160°/200µm	160°/250µm	160°/250µm	160°/300µm	160°/300µm	160°/300µm	160°/300µm	160°/300µm
-3	120°/150µm	120°/150µm	160°/200µm	160°/200µm	160°/200µm	160°/200µm	160°/250µm	160°/250µm	160°/300µm	160°/300µm	160°/300µm
	120°/150µm	120°/150µm	160°/150µm	160°/150µm	160°/200µm	160°/200µm	160°/250µm	160°/250µm	160°/300µm	160°/300µm	160°/300µm
-2	120°/150µm	120°/150µm	160°/150µm	160°/150µm	160°/200µm	160°/200µm	160°/250µm	160°/250µm	160°/300µm	160°/300µm	160°/300µm
	120°/150µm	120°/150µm	160°/150µm	160°/150µm	160°/200µm	160°/200µm	160°/250µm	160°/250µm	160°/300µm	160°/300µm	160°/300µm
-1	120°/150µm	120°/150µm	160°/150µm	160°/150µm	160°/200µm	160°/200µm	160°/250µm	160°/250µm	160°/300µm	160°/300µm	160°/300µm
	120°/150µm	120°/150µm	160°/150µm	160°/150µm	160°/200µm	160°/200µm	160°/250µm	160°/250µm	160°/300µm	160°/300µm	160°/300µm

Manifest Sphere Diopters

安全角膜厚度下限参考表					
预期基质环厚度	150 µm	200 µm	250 µm	300 µm	350 µm
最小角膜厚度	250 µm	335 µm	420 µm	500 µm	580 µm

Disclaimer: This nomogram should be considered and used as a general guideline only. It should be customized by the surgeon. The surgeon is solely responsible for selecting the implant specifications for each patient and for the results obtained. By using this nomogram the surgeon accepts these terms and conditions.

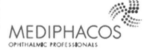

如需帮助,请致信 Keraring@mediphacos.com。

图 8-18　诺谟图 C,角膜扩张程度为 3 型

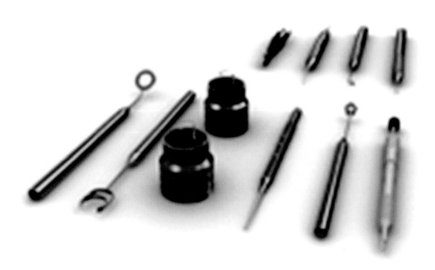

图 8-19　Keraring 基质环植入器械

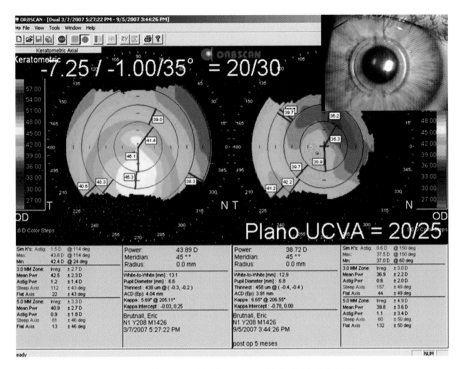

图 8-20　弧长 160°及厚度 300μm 的基质环对称植入：

• 诺谟图 C,角膜扩张 3 型；

• 术前最佳矫正视力：–7.25/–1.00×35°=20/30；

• 术后视力：裸眼视力 20/25。

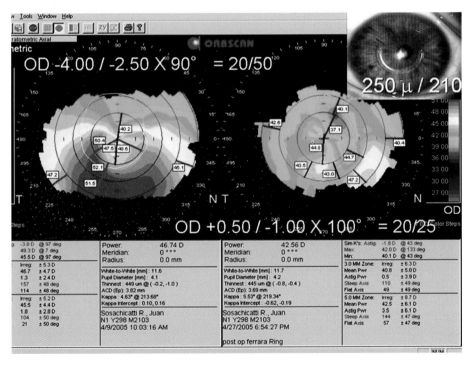

图 8-21　弧长 210°及厚度 250μm 的下方基质环单侧植入：

• 诺谟图 A,角膜扩张 1 型；

• 术前最佳矫正视力：–4.00/–2.50×90°=20/50；

• 术后最佳矫正视力：+0.50/–1.00×100°=20/25。

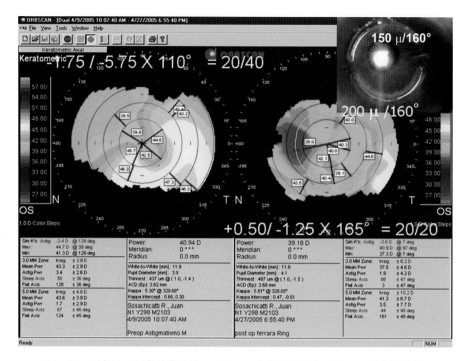

图 8-22　弧长 160°、非对称性植入 150 μm 上方基质环和 200 μm 下方基质环：

- 诺谟图 B、角膜扩张 2 型；
- 术前最佳矫正视力：-1.75/-5.75×110°=20/40；
- 术后最佳矫正视力：+0.50/-1.25×165°=20/20。

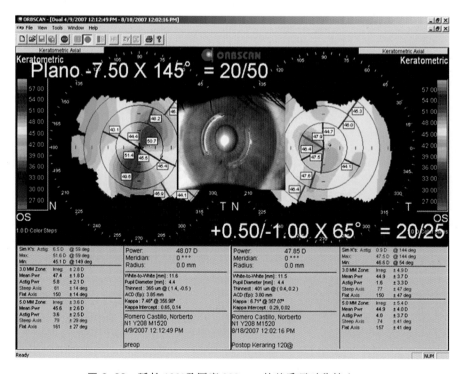

图 8-23　弧长 120°及厚度 200 μm 的基质环对称植入：

- 诺谟图 C，角膜扩张 3 型，此时注意最小的角膜扁平效应；
- 术前最佳矫正视力：-0.00/-7.50×145°=20/50；
- 术后验光：+0.50/-1.00×65°。

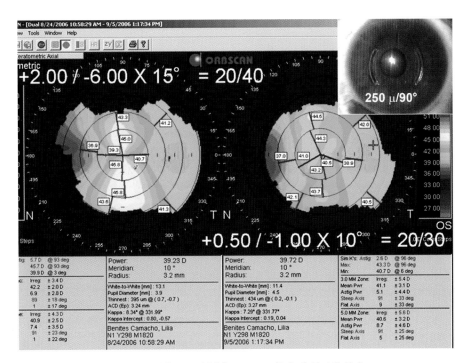

图 8-24　弧长 90° 及厚度 200 μm 的基质环对称植入：
- 诺谟图 C、角膜扩张 3 型；
- 术前最佳矫正视力：+2.00/-6.00×15°=20/40；
- 术后最佳矫正视力：+0.50/-1.00×10°=20/30。

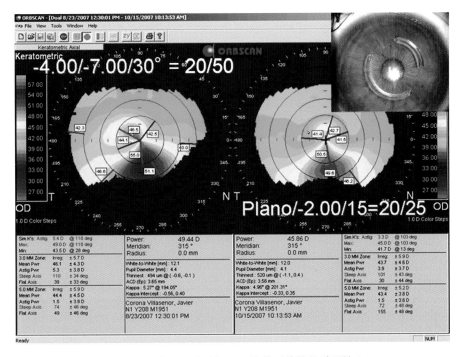

图 8-25　弧长 90° 及弧长 160° 的非对称性基质环植入：
- 诺谟图 B，角膜扩张 2 型；
- 术前最佳矫正视力：-4.00/-7.00×30°=20/50；
- 术后最佳矫正视力：-0.00/-2.00×15°=20/25。

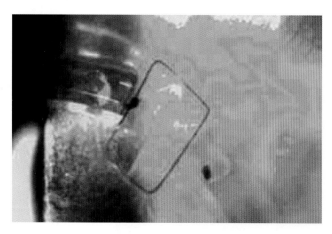

图 8-26 U 形缝合技术是阻止基质环移位的有效手段

（黄锦海 译 王勤美 校）

参考文献

1. Flemming JF, Reynolds AE, Kilmer L, et al. The intrastromal corneal ring: two cases in rabbits. J Refract Surg. 1987;3:227-32.

2. Colin J, Cochener B, Savary G, Malet F. Correcting keratoconus with intracorneal rings. J Cataract Refract Surg. 2000;26:1117-22.

3. Rabinowitz YS, Li X, Ignacio TS, Maguen E. Intacs Inserts using the femtosecond laser compared to the mechanical spreader in the treatment of keratoconus. J Refract Surg. 2006;22:764-71.

4. Kanellopoulos AJ, Pe LH, Perry HD, Donnenfeld ED. Modified intracorneal ring segment implantations (Intacs) for the management of moderate to advanced keratoconus: efficacy and complications. Cornea. 2006;25:29-33.

5. Coskunseven E. Modification of the parameters in intralase to improve effect in keratoconus patients with Intacs. Paper presented at the XXIV Meeting of the European Society of Cataract and Refractive Surgeons. London; September 11, 2006.

6. Colin J, Cochener B, Savary G, et al. INTACS insert for treating keratoconus: one-year results. Ophthalmology. 2001;108:1409-14.

7. Siganos CS, Kymionis GD, Kartakis N, et al. Management of keratoconus with Intacs. Am J Ophthalmol. 2003;135:64-70.

8. Coskunseven E. Results of IntraLase Intacs in 300 Keratoconus Eyes. Paper presented at the 11th Winter Refractive Surgery Meeting of the European Society of Cataract and Refractive Surgery. Athens, Greece; February 3, 2007.

9. Gark Ashok. Mastering Corneal Collagen Cross Linking Techinques: Guliani 56-63 , Lovisolo 98-109; 2009 Jaypee

10. Efekan Kuskunseven. Cataract and Refractive Surgery Today Europe, 32-34, October 2007

11. Levinger S, Pokrov R. Keratoconus managed with intacs: one-year results. Arch Ophthalmol. 2005;123:1308-14.

12. Colin J. European clinical evalution: use of intacs for the treatment of keratoconus. J Cataract Refract Surg. 2006;32:747-55.

C Banu Cosar (土耳其)

第 9 章　飞秒激光技术用于 LASIK 制瓣

本章要点

- 飞秒激光系统制作角膜瓣
- 飞秒激光制作角膜瓣相关并发症
- Femtec飞秒激光系统

引言

目前,已有 4 种用于 LASIK 术的飞秒激光系统通过美国食品药品监管局(FDA)认证,分别是 IntraLase 系统(Abbott Medical Optics 公司)、VisuMax 系统(Carl Zeiss Meditec AG 公司)、Femtec 系统 (Technolas Perfect Vision 公司)和 Femto LDV 系统(Ziemer Ophthalmic Systems AG 公司)[1]。

这 4 种激光系统均采用超短脉冲,并基于光爆破原理产生切割角膜组织的效应。但还需要注意到,这 4 种激光系统在技术细节和临床使用经验上存在明显差异[1]。

本章主要讨论飞秒激光辅助 LASIK 术,总结 Femtec 激光系统的技术特性并提供一段录像来介绍笔者操作 Femtec 的个人技巧。

飞秒激光系统制作角膜瓣

眼科用飞秒激光是一种持续时间仅几飞秒(10^{-15} s)的超短脉冲的光爆破激光。光爆破源于激光引发的光学击穿,当高度聚焦的瞬时激光脉冲产生高强度电场时,会生成自由电子和离子的混合物从而形成等离子态。这种光产生的高温等离子体以超音速扩散并使周围物质等离子化。随等离子体扩散速率减慢,初期的超音速扩散后以振动波的形式传至周围组织,快速扩散的等离子体温度迅速下降,气化的组织在激光束聚焦区域形成空穴气泡。这些空穴气泡内的主要成分是二氧化碳、氮气和水,它们能弥散出组织。因为作用时间非常短暂,切削过程中无热损伤产生[2]。

飞秒激光脉冲可以光栅样或螺旋样图案进行板层基质切削(图 9-1),然后由激光脉冲自后向前完成角膜瓣边的切削[3]。

飞秒激光制作角膜瓣的优势

1. 减少“纽扣孔”、上皮损伤、短瓣、游离瓣、角膜瓣厚度不均匀(blade marks)、不规则切削等并发症的发生率。

2. 选择更多,可对角膜瓣直径、厚度、周边切削角度、角膜瓣蒂部的位置和蒂的宽度进行调整。

3. 无微型角膜刀制瓣过程中刀片推进所产生的术中风险。

4. 提高角膜瓣制作的安全性和角膜瓣厚度的预测性。

5. 可制作更薄的角膜瓣[4,5]。

飞秒激光制瓣的局限性

1. 经济负担增加。

2. 仪器体积庞大。

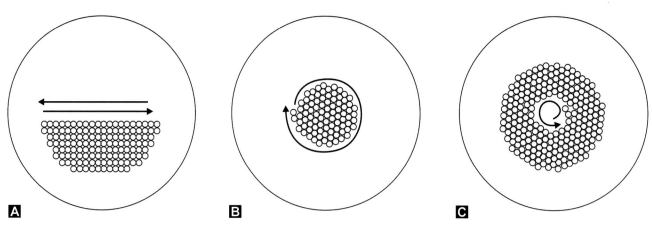

图 9-1　飞秒激光激光点扫描模式示意图。(A)光栅式扫描;(B)离心性螺旋扫描;(C)向心性螺旋扫描

3. 缺乏轻便灶[3]。

飞秒激光角膜瓣相关并发症

1. 腔隙气泡干扰术者操作,同时干扰准分子激光仪定位瞳孔中心和跟踪眼球位置。可采用细导管轻压角膜中央以排除这些气泡(图 9-2)。现在通过光栅式或离心性螺旋扫描方式可显著减少不透明气泡层的出现,通过外围的排水道可抽空角膜中央的气泡,使用更少的激光能量及更快的扫描速率[3]。

2. 短暂性光敏感综合征(transient light sensitivity syndrome, TLSS):TLSS 常见于 LASIK 术后数天到数周。患者虽然视力良好,但对光敏感性增加,在临床检查中也

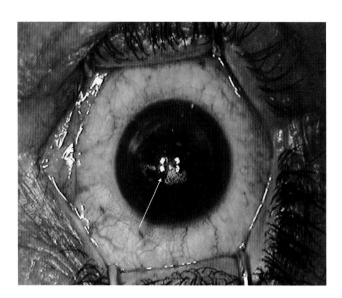

图 9-2　飞秒激光制瓣后不透明气泡层

无阳性发现,局部滴用糖皮质激素数周后症状可缓解。其机制尚不明确,目前认为是角膜细胞对近红外激光能量的生化反应或邻近角膜组织对气泡的炎性反应[6]。

3. 弥漫性层间角膜炎(diffuse lamellar keratitis, DLK):DLK 在早期飞秒激光术后相对较常见。随着速度更快的飞秒激光系统的出现,DLK 发生率逐渐降低。但因为切削周边切口时所需激光能量更大,周边角膜区域的 DLK 仍然偶有发生。有别于传统微型角膜刀相关的 DLK,飞秒激光手术后 DLK 的发生原因被认为是由于眼表的炎性介质加重了角膜细微组织的损伤[7]。

4. 虹视眩光:这一光学副作用由角膜切削界面的后表面处光线散射造成,约有 19%的飞秒 LASIK 术后患者会发生,但大部分患者的视力不受影响。随着激光光学聚焦技术的改进,该并发症的发生率已明显降低[8]。

5. 负压丢失:相比机械性角膜刀而言,飞秒激光术中负压丢失造成的不良后果相对较轻。术者可以重新插入负压环,并重新制瓣。如果负压丢失发生在周边切口制作过程中,可以重新制作一个更小的切口。因为有角膜曲率压平系统,所以早期发生的负压丢失几乎不会对角膜的形状变化带来影响[3]。

FEMTEC系统

操作 Femtec 系统时,激光作用于术眼需要使用一种名叫"患者接触面"的凹面型一次性接触镜。当升高手术操作床/患者到适当位置后,该接触镜被插入并锁定在负压吸引环中。指示灯会提示该接触镜位置是否正确。Femtec 激光系统的技术特性已列在表 9-1 中[1]。Femtec系统辅助的 LASIK 术安全、有效,屈光矫正效果成功(Cosar CB,未发表数据)。

表 9-1　Femtec 技术特征

波长（nm）	1040
脉宽（fs）	>500
激光点大小（μm）	>1
重复频率（kHz）	40、80
脉冲能量（μJ）	>1

（周行涛 译 王雁 校）

参考文献

1. Lubatschowski H. Overview of commercially available femtosecond lasers in refractive surgery. J Refract Surg. 2008;24:102-7.

2. Cosar CB, Sener AB. The FEMTEC laser in LASIK flap creation. CRS Today. 2004;2:27-9.

3. Soong HK, Malta JB. Femtosecond lasers in ophthalmology. Am J Ophthalmol. 2009;147(2):189-97.

4. Kezirian GM, Stonecipher KG. Comparison of the IntraLase femtosecond laser and mechanical microkeratomes for laser in situ keratomileusis. J Cataract Refract Surg. 2004;30(4):804-11.

5. Durrie S, Kezirian GM. Femtosecond laser versus mechanical microkeratome flaps in wavefront-guided laser in situ keratomileusis: prospective contralateral eye study. J Cataract Refract Surg. 2005;31(1):120-6.

6. Stonecipher KG, Dishler JG, Ignacio TS, Binder PS. Transient light sensitivity after femtosecond laser flap creation: Clinical findings and management. J Cataract Refract Surg. 2006;32(1):91-4.

7. Gil-Cazorla R, Teus MA, de Benito-Llopis L, et al. Incidence of diffuse lamellar keratitis after laser in situ keratomileusis associated with the IntraLase 15 kHz femtosecond laser and Moria M2 microkeratome. J Cataract Refract Surg. 2008;34(1):28-31.

8. Krueger RR, Thornton IL, Xu M, et al. Rainbow glare as an optical side effect of IntraLASIK. Ophthalmology. 2008;115(7):1187-95.

第 **10** 章　改良的老视矫正术：可预测的老视 LASIK 手术

Frederic Hehn（法国）

本章要点

- 目的
- 方法
- 材料

- 结果
- 讨论

引言

老视 LASIK 手术一般利用单眼视(monovision)原理来矫正老视。部分患者能够满意，但也有部分患者由于术后的单眼视状态而不满。单眼视手术实际上是一个折中性的手术方案，即患者的主视眼用于远视力需求而非主视眼用于近视力需求。因此，患者双眼光学系统不能实现自然的视觉状态：出现对比敏感度下降、易视疲劳、融合功能差及双眼视功能降低等。单眼视手术效果至少有年龄限制，因为可耐受的最大屈光参差度数为 1.5~2.0D，因此对于 55 岁以上患者就无法实现此单眼视的状态。单眼视是一种仅考虑低阶像差(low order aberrations of Zernike polynomas，LOA)的屈光矫正方法。此屈光矫正方法是基于对二阶水平和垂直彗差(C3、C5)多项式的调整来矫正散光，基于对二阶球差 C4 多项式(等效球镜)，也被称为一级离焦的调整来矫正球镜。

另外的屈光矫正手段有多光区法(multizones treatments)，即先切削角膜最中央区域用于近视力，此区向外的第二区用于中间距离视力，再到第三区用于远视力。或者也有完全相反的手术设计方案，即将视远区设计在角膜中央，向外为中间距离视力区，以及最外周的视近区。多光区法也有较大的折中，因为手术质量和视觉效果取决于患者瞳孔大小以及环境光线条件等。

几百年来，眼科专家们(Helmholtz, Decartes-Fresnel 折射定律 $n_1\sin\theta_1 = n_2\sin\theta_2$)已经认识到，由于存在明显的点扩散现象，正球差(spherical aberrations，SA)不利于夜间远视力，会造成夜间视物时出现明显的光晕和眩光。这也就是在近视患者的手术中出现光学区(optical zones，OZ)和过渡区(transition zones，TZ)扩大的原因。近来已出现利用负球差以获得中间距离视力的新方法。当角膜呈椭球形时会造成负球差，Q 值也为负值。首先是 Theo Seiler 在 2007 年完成了改良的单眼视手术技术，其次是 Dan Reinstein[2] 在 2009 年完成了融合视觉(blended vision)手术技术，此两种技术中——Theo Seiler 手术中的一眼(非主视眼)[3]，Dan Reinstein 手术中的双眼——均通过使角膜形态变得更椭球形而产生足够量的负球差，从而增加焦深。焦深增加能够提高双眼视觉质量，从而提高患者的舒适度。两种技术中都用到了微单眼视原理(micro-monovision)。球差在 Zernike 多项式中为 C12，属于高阶像差(high order aberrations，HOA)，也被称为二级离焦。我们提倡改良的老视矫正手术，此种新技术并非利用单眼视原理或主视眼原理。

目的

目的有两个。首先是证明仅利用负球差原理不仅能够获得好的中间距离视力，而且能够同时获得好的中间距离视力和近视力。有效利用负球差是一种接近自然的方式，因为它类似于调节状态下眼晶状体的生理过程。其次是证明利用负球差可以估算角膜真实的最终 Q 值，并且将其与高度个体化的眼部参数对应，与动态变化的瞳孔大小、前房深度、生物力学等相一致。实际上，真正的挑战是如何得到可预测的最终角膜非球面 Q 值(QF)，因为若 Q 值负值过大，例如–1.80，可能意味着导入过多的高阶像差可能造成患者视远和视近的视觉质量均下降；反之，若 Q 值负值偏小，例如–0.40，可能焦深不够，患者不戴眼镜就无法获得好的近视力。

方法

首先我们观察了调节过程中的变化(图 10-1 和图 10-2)。根据 2004 年 Cheng[1] 和 Co 的研究结果，我们可以说，在调节过程中，晶状体前表面的形状变得更加扁长，此时其 Q 值<0。研究者们采用 Hartmann-schack 波前像差仪研究了一些年轻验光师学生的调节状态。他们强调唯有高阶像差中的 C12，或者说 Z(4;0)，也就是球差(spherical aberration, SA)发生了显著性变化。调节总是会引起 SA 的降低，二者之间具有很强的相关性(R=1)，每 1D 的调节就会产生–0.043 μm(均方根，RMS)的 SA，而 3D 的调节会产生–0.130 μm 的 SA。由此我们猜测，更扁长的角膜形态是否会完全抵消老视状态？

我们决定用同样的方法治疗双眼老视，故称作"同等视"(图 10-3)。我们选择对双眼远距视力同样矫治的方法，并且通过调整非球面 Q 值，来满足患者对近视力以及中间距离视力的要求。我们称该技术为"改良的老视手术"(图 10-4 和图 10-5)。

材料

我们从 2004 年开始使用 Allegretto 400 Hz Eye Q 仪器(德国，WaveLight 公司)。这个操作平台可以有几种个性化切削治疗模式(Customized Ablation Treatment，CAT)，如角膜地形图引导的个性化切削治疗模式 T- CAT，波前像差引导的个性化切削治疗模式 A-CAT。Q 值调整的个性化切削治疗模式 F-CAT(F=Q 值)允许术者调整目标 Q 值以增加角膜的负 Q 值。F-CAT 尤其多被用于近视患者

改良的老视手术

调节会使晶体的前表面由扁长形(Q<0)变得更加扁长(Q<<0)，由此造成 SA<0，使视近时焦深增加。

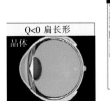
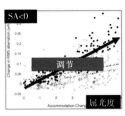
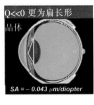

CHENG H, BARNETT JK A population study on changes in wave aberrations with accommodation. College of Optometry, University of Houston, Houston, TX 77204-2020, USA J Vis. 2004 Apr 16; 4(4) 272-80

图 10-1　调节过程中的 SA 变化

改良的老视手术

Q 值引导的个体化切削治疗(F-CAT)与晶状体调节过程类似，会产生 SA<0。角膜 SA<0 能够代替调节的不足。

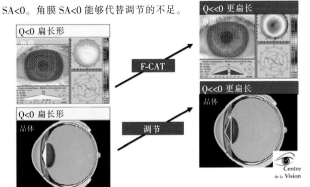

图 10-2　更扁长的角膜类似于晶体

改良的老视手术

100%矫正视力

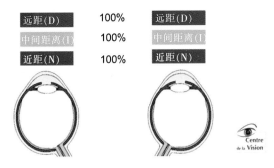

图 10-3　双眼同等视法在任何距离均达 100%矫正视力

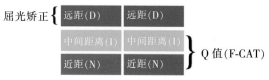

改良的老视手术

球面切削矫正远视力

　　非球面切削矫正近视力

图 10-4　远距屈光矫正,而 Q 值调整用于矫正近视力

改良的老视手术

Q 值优化的个性化切削中双向漂移

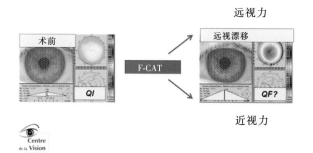

图 10-5　F-CAT 可以造成双向漂移

以限制角膜的扁圆形状,从而限制正 SA,提高近视矫治术后视觉质量,尤其是夜间驾车时的视觉质量。在 F-CAT 治疗中,我们可以在+1.00 到−1.00 之间选择一个负非球面指数,故而在用 F-CAT 时可得的 ΔQ 的最大值为−2.00。

　　将目标 Q 值调整为负值时,F-CAT 就会产生双向漂移:一个屈光性的漂移和一个非球面漂移。对于远视漂移,患者的远近视力均无法预测;而对于非球面漂移,最终的真实非球面 Q 值不可控,所以对由此产生的焦深的量也无法预测,从而对近视力和中间距离视力也无法预测。

　　远视漂移(图 10-5):例如,将术前屈光度为 0 者的目标 Q 值设计为 QT=−1.00D,则其会产生大约+2.00D 的远视漂移。Luiz Assis 2008 年的临床计算图表给出的目标球镜值(target sphere,TS)补偿了产生的远视漂移。笔者认为,TS 值取决于近视及远视患者的等效球镜值(spherical equivalent, SE),TS$_{(Assis)}$=f(SE)。但若角膜的 K 值高于 45D 或者低于 41D,则此计算图表将不再能够充分预测目标球镜值。在 2008 年,我们也列出了自己的计算图表 F-CAT_N,此列表在考虑了 SE 和 K 值两方面因素的基础上给出当 QT 固定为−1.00D 时的 TS,TS $_{(Hehn)}$=f (SE,K,Q-1)。我们采用了一种叫做"C4 CONSTANT"的方法以建立该计算图表。为此,我们采用 F-CAT 软件治疗窗口中的"Zernike-Rms"选项以研究 Zernike 多项式。当我们调整 Q 值时,注意到 C4 随之发生了变化,此时我们寻找一个 TS 值消除这种改变。对于−8.00D 到+4.00D 之间的任一屈光度值,以及从 36D 到 50D 之间的任一 K 值,我们都找到了对应的 TS 值,我们得到一个图表,从而得到最终的计算公式:TS=f(x,k,Q-1),其中 x=SE;k= (K1+K2)/2。利用此计算图表 F-CAT_N,术后我们能够获得正视眼,但那时我们仍不能预测 QF 值。

　　非球面漂移(图 10-5):接着我们继续研究,分析考虑术前和术后的角膜形态。我们得到术前"自然"角膜的初始中央角膜曲率(initial central keratometry,KCI)、初始周边角膜曲率(initial peripheral keratometry,KPI)、初始 Q 值(initial Q value,QI),术后"最终"角膜的最终中央角膜曲率(KCF)、最终周边角膜曲率(KPF),以及最终 Q 值(QF)。KPI=f(QI;KCI),KCF=f(KCI;SE),KPF=f(KPI;TS),由此我们可以计算出 QF。由此,QF 值则是可预测的,我们将这种新的治疗方法称为 F-CAT_NP。"N"指的是可预测正视眼的计算图表,而"P"指的是可预测的 QF 值(图 10-6)。

　　改良老视矫正术软件:我们创建了一个来计算所有数据的软件,并通过该软件得到对术眼等效球镜值在−8.00D 到+4.00D 之间的可预测远近视力的完美的 F-CAT_NP 治疗方案。

结果

　　结果是令人鼓舞的,因为其预测率比传统的老视

改良的老视手术

可预测的 F-CAT_NP

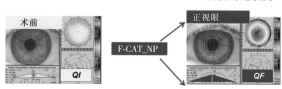

图 10-6　F-CAT_NP 可用于正视眼和近视力要求者

LASIK 手术中得到的预测率要高。我们展示了 30 位患者的 60 只术眼结果以及术后 3 个月的随访结果(图 10-7 和图 10-8)。患者在视远时，双眼能够同时看得很好。因为此种方法不存在单眼视现象，每只眼均能达到 20/20(小数计数法为 1.0)的视力，且双眼同时视物时视力能够优于 20/20。此法的远视力矫正没有折中损失(图 10-9)。大多数患者在术后第一天即能自行开车去工作。90% 的患者在术后几分钟后就可以不戴眼镜阅读。从图 10-11 的离焦曲线也可看出，此法术后的焦深优于任何一种多焦眼内人工晶体(多光区型或者衍射型)。尤其值得提出的是，此法的中间距离视力没有间断，每眼都能够达到 J2 或者 J1。近视力也没有折中损失(图 10-10)。所以，此法也可用于治疗先期已经植入单焦眼内人工晶状体的患者。故而可能在"改良的老视手术"之前或者之后非常容易地进行白内障手术，并且维持较好的远近视力。夜间视

觉质量也很好，因为术眼角膜的 PSF 很小，而且此法不会造成对比敏感度的丧失(图 10-12)。患者曾经这样如此评价此手术："我能够很自然地视物，就好像我只有 20 岁一样。"

近视、正视、远视患者的结果(图 10-7 和图 10-8)。

远近视力、单双眼视力比较(图 10-9 和图 10-10)。

离焦曲线及对比敏感度(图 10-11 至图 10-13)。

讨论

此种手术方案是如何实现的呢？F-CAT_NP 并没有调整屈光度，而是平光的。F-CAT_NP 并不改变中央角膜的屈光力，并不对任何部位的角膜产生近视方向的改变，并不存在中心岛。F-CAT_NP 仅仅减少角膜中-周边区域

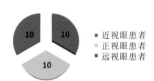

图 10-7　患者 30 人，3 个月的随访结果

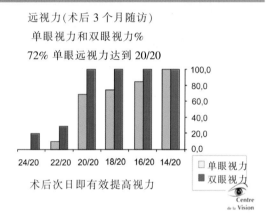

图 10-9　未折中损失部分的远视力

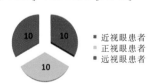

图 10-8　近视眼 10 人，正视眼 10 人，远视眼 10 人

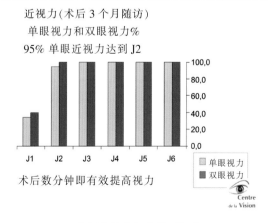

图 10-10　未折中损失部分的近视力

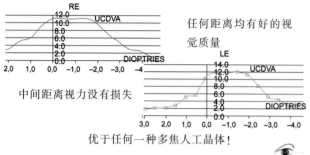

图 10-11　离焦曲线优于任何一种多焦人工晶体

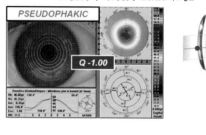
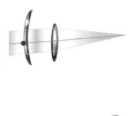

图 10-13　F-CAT_NP 和单焦人工晶体眼

图 10-12　F-CAT_NP 可得到好的 PSF 和 MTF 值

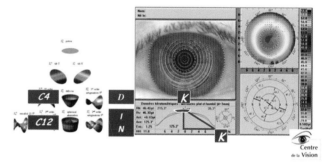

图 10-14　2 级和 4 级 Zernike 多项式

的屈光力，也就是角膜中心向外 6.5 mm 直径宽的区域。在 6.5 mm 的光区中，所减少的角膜屈光力值等于 TS 值。例如，如果 TS=-2.00D，而术前周边 KPI 读数为 42.0D，则新的周边 KPF 值将变为 40.0D。

为什么不会出现视力的折中损失？（图 10-14）每只眼的视力均能够达到 20/20，是因为远视力取决于中央角膜 KCF 的最终曲率，平均最终 K 值 KCF 决定术后是否为正视眼。远视力是基于一级离焦，Zernike 多项式的 C4 系数，Zernike 二级多项式的 Z(2;0)。好的远视力视觉质量是由于其切削位于 6.5 mm 大光区，而每只眼的近视力均可达到 J1 是因为近视力取决于 QF 值（最终 Q 值）。Q 值由从角膜中央至周边的多个 K 值决定，大体位于视轴周围的 30° 范围，或者 8.00 mm 的光区范围，我们研究考虑 30° 位置的 Q 值。Q 值<0，角膜变得更为椭圆形，由此产生 SA，从而增加了焦深。SA 是二级离焦，Zernike 多项式的 C12 系数，即 Zernike 四级多项式的 Z(4;0)。好的近视力视觉质量是由于其切削位于 6.5 mm 大光区。采用改良的老视手术技术，对于相同的 KCF 值我们能够得到不同的 QF 值，负 Q 值和 SA 则似乎是附加的光学性质。C4 系数和 C12 系数不属于同一级 Zernike 多项式，它们之间不会互相拮抗而是协同发挥作用，所以每只术眼才能够不折中地兼顾到 20/20 的远视力和 J1 的近视力。

对于近视患者：众所周知，在这种情况下，激光将角膜由扁长形切削成扁圆形，产生一定量的正球差。远视力矫正治疗后，非球面 Q 值将是正值。此时，角膜地形图测量所得的 Q 值与软件计算所得的预计 QF 值将出现不一致。尽管如此，对于近视眼，F-CAT_NP 会在中央角膜处产生一个负的 Q 值，以及足够量的 SA 值以获得好的近视力。整体上来说，角膜变得更加扁圆，但中央角膜处则变为扁长形。角膜地形图并不能测量中央角膜非球面 Q

值及发现 Q 值>0。当然，在远视力近视矫正后不可能将扁圆形的角膜（例如+1.00D）变得更扁长形（例如−1.00D），因为这样会消耗过多的角膜组织。此种情况下，软件在 F-CAT_NP 治疗之前会将近视治疗之后的 Q 值认为是 0。

远视患者：众所周知，在这种情况下，激光将角膜由扁长形切削成更加扁长形，产生一定量的 SA。远视力矫正治疗之后，非球面 Q 值变得更负。因此，有时矫正远视力就能够达到足够量的理想 Q 值，无需再增加 F-CAT 的治疗。远视矫正治疗后，软件自动计算出 Q 值并给出建议是否需要再进行 F-CAT 治疗。此时角膜地形图测量所得 Q 值与软件计算所得的预计 QF 值一致。

隐性远视患者：在使用和未使用睫状肌麻痹剂时，验光结果是否有所差别，软件也考虑到了此种情况。这种现象在 40~55 岁之间的患者中非常普遍，即有一定量的残余调节存在。这是个大问题，一方面如果我们给了睫状肌麻痹验光，患者有可能变为近视，而远视力不佳；另一方面，如果我们不使用睫状肌麻痹剂而直接进行主觉验光，可能近视力就不足。所以，我们选择不使用睫状肌麻痹剂验光，但增加负 Q 值以增加焦深。不要担心向患者说明，其需要再进行增效手术以矫正激光术后显现出来的残余远视度数的可能。

正视眼患者：这是一个大的双重挑战。第一个挑战是远视力，因为此类患者不能够接受术后丝毫的视力损失。在此项研究中，我们将等效球镜在−1.00D~+1.50D 之间的患者认定为正视眼患者。首先，我们必须尽可能收集最准确的术眼数据。术者必须研究其术前的最佳矫正视力以及最佳裸眼视力，有时如果患者能够看到 22/20，或者 24/20，那么就应当继续予以屈光矫正。如果我们希望患者满意，那就务必使其术后裸眼远视力（UCDVA）等同于甚至优于术前的最佳矫正远视力（BCDVA）。这也是为什么软件考虑到了这点，并将目标球镜值设计固定在+0.25D，而并非仅仅是平光状态。

人工晶体眼患者：对于植入了单焦人工晶状体的患者，如果患眼的动态瞳孔直径大小能够达到理想的 2.0、4.0 和 6.0 mm，我们就能够使术眼角膜变得更扁长形，从而使 Q 值达到−1.00。此时，老视 LASIK 手术就能够使术眼得到足够的焦深以实现较好的近视力和中间距离视力（图 10−13）。

瞳孔大小的重要性：我们利用角膜地形图 TOPOLYZER、OCULYZER（德国，WaveLight）上的瞳孔直径计来研究动态瞳孔大小。此仪器测量在不同照明度的闪光下的瞳孔反应：明视下、间视下及暗视下的最小、平均，以及最大瞳孔直径。近视力的视觉质量取决于最小及平均瞳孔直径，而远视力的视觉质量取决于平均及最大瞳孔直径。如果最大瞳孔直径非常大，大于 6.5 mm，术者必须告知患者夜间视物有出现光晕和眩光的可能。如果平均瞳孔直径总是很小，小于 3 mm，术者必须告知患者非球面 Q 值可能并不能产生足够的焦深以获得满意的近视力。如果最小瞳孔直径过大，大于 3 mm，可能近视力的视觉质量就会下降。近反射：瞳孔缩小、调节、集合反应。与正球差相反，负球差与近反射相协调，尤其是集合反应和瞳孔缩小。

生物力学考虑：我们使用 ORA 眼反应分析仪来选择我们的患者，并协助我们判断其是否存在圆锥角膜的发病风险。反映角膜弹性的 CRF 值和反映黏性的 CH 值有可能解释为何某些角膜对激光治疗无反应，仍然很平（0.3%），因而不可能获得满意的近视力；而为何另外一些角膜会变得过于扁长形，由于出现大量的高阶像差而造成近视和远视力降低（0.5%）。

结论

改良的老视矫正术可能成为老视 LASIK 手术的一个新标准，因为利用此种手术，患者能够在不存在折中视力损失的情况下获得单眼 20/20 的远视力以及 J1 的近视力，而不采用单眼视法以及主视眼法，但仍需进一步的研究以验证此初步结果。

（张丰菊 译 刘泉 校）

参考文献

1. Cheng H. A population study on changes in wave aberrations with accommodation. J Vis. 2004;4(4):272-80.
2. Reinstein D. LASIK for hyperopic astigmatism and presbyopia using micro-monovision with MEL80 platform. J Refract Surg. 2009;25(1):37-58.
3. Seiler T. Q-factor customized ablation profile for the correction of myopic astigmatism. J Cataract Refract Surg. Vol 32, 2006.

第11章　LensAR 飞秒激光系统：飞秒激光辅助的白内障屈光手术和老视逆转术

Carlo Francesco Lovisolo, Eugenio Lipari(意大利)

本章要点

- LensAR飞秒激光系统

引言

60 年代中期,Nd:YAG 激光的光裂解技术首次应用于切割眼内膜性组织和分离虹膜粘连、治疗后发性白内障和虹膜周切治疗闭角型青光眼[1-3],等离子体激光的应用使得白内障摘除术中的一些步骤与传统的手术操作相比更加安全、有效。显而易见的是,机械操作导致组织内局部聚焦区受激光束(等离子体形式或光学击穿)影响后蒸发产生具有一定温度和压力的冲击波及空泡膨胀,从而对邻近组织带来副作用及并发症,其损害程度取决于脉冲能量。稳定等离子体的产生可减弱脉冲能量,而这可能只有通过改变脉冲持续时间来实现,将其从十亿分之一秒(10^{-9} s)调整到兆分之一秒(10^{-12} s)[4],再到飞秒(10^{-15} s)的范围。低能量产生的冲击波,其微振幅和快速衰减的特点强有力地减少空泡和单位时间内组织蒸发量(如切削效率),并将周围损伤稳定在最小程度。激光更适合作为内眼手术的解剖刀对组织进行精确切割,而不只是裂解组织。

尽管大量的高质量 Meta 分析研究表明[5],飞秒激光的可预测性只具有潜在的优势,然而过去 10 年中,飞秒激光在世界各地的角膜手术方面均占据了核心地位。角膜屈光手术中应用飞秒激光明显优于机械角膜板层刀,飞秒激光能够制作更薄、更均匀、平坦的 LASIK 角膜瓣,使得基质床表面更加贴附、光滑,从而减少术后医源性像差的产生。此外,"all laser laser"基质内消融可整体地重塑角膜表面以矫正屈光不正,并有望利用微创手段矫正老视。精确的个性化形状的隧道和切口制作可以更好地契合角膜基质环,以解决如圆锥角膜等角膜扩张[6-8]、透明边缘性角膜变性及供、受体角膜前后板层移植或穿透性角膜移植(设计成曲折状、高帽状、蘑菇状等)的问题,有助于角膜移植手术医生减少缝线时的张力,降低缝合导致的像差[9-14]。

一些公司宣称,譬如 LenSx (Aliso Viejo, Ca, USA, 现在的 Alcon Laboratories, Fort Worth, Texas, USA, 唯一一家其临床指导通过 FDA 认证的公司), Catalys Precision (OptiMedica, Santa Clara, Ca, USA), LensAR (LensAR, Winter Park, Fla, USA) 和 Victus CustomLens (Technolas Perfect Vision TPV München, Germany),近期会将他们的技术引入欧洲的白内障手术领域,并期望在短期内主导市场。

尽管安装成本及手术费用高,但价值定位、投资回报率以及很多潜在的利益都推动手术设备的发展。随着全球人口老龄化及对高水平视觉质量要求的增加(全球患者强烈要求摘掉眼镜甚至要求比他们曾经看得更清楚),白内障摘除术这种最依赖手动操作的手术不可避免地成为完全屈光性导向的手术操作。如同 LASIK 手术一样,术后的安全性、稳定性、可预测性也应引入到将来的"不透明或透明晶状体置换"手术中。实际上,据笔者了解,绝大多数患者都能察觉到这种针对患者的个体化手术的优点，包括操作轻松（无刀）、参数设定容易、计算机控制精准、实时 3D 可视图形等。将来，自动激光机器人取代手术医生为患者做手术也有可能成为现实，并将降低医源性并发症发生的风险，如角膜灼伤、内皮细胞丢失、虹膜损伤、后囊膜破裂半玻璃体脱出等。因此，手术的安全性及有效性得到了更好的保证，我们不但希望患者在术后几小时内裸眼视力即可达到 20/20 及 J1；同时也期待更加高效，因为与人类的技能相比，飞秒激光更精确，重复性、一致性更好[15-24]。以前令经验丰富的眼科医生经常头痛不已的术中并发症，如囊袋阻滞综合征伴术前后囊膜破裂、晶状体后脱位等[25]，对未来的自动化手术系统不构成威胁。至少在理论上，飞秒激光辅助白内障手术有更好的保障，体现在：

● 精确地设定连续环形撕囊的直径和位置及连续环形撕囊（continuous curvilinear capsulotomy, CCC）（图 11-1）作为人工晶状体（非球面、环曲面或多焦人工晶状体植入）的中心定位是手术成功的必要条件[26,27]。尽管一个好的手术医生可以很轻松地制作一个完美的圆形、居中的

环形撕囊口，但实际上平均水平的手术医生经常会制作偏中心、不对称的椭圆形撕囊口（患者可能无意中的移动），并且只有在植入的人工晶状体看上去偏心、倾斜或患者抱怨视觉质量差时才意识到撕囊口不完美。毫无疑问，撕囊口直径在预期的 0.1 mm 范围内与直径在预期的 0.5 mm 范围内相比，得到的一致性和可重复性有较大差异。文献也支持将飞秒激光应用于白内障手术中，并报道了与超声乳化白内障摘出术相关的一些并发症，如角膜水肿造成角膜透明性下降，影响术后第一天的视力。受损的血-房水屏障可能导致炎症反应，包括前房细胞、房水闪辉，如炎症长期不消退将造成角膜内皮细胞密度的降低。产生这些并发症的原因被归结为手术器械间的相互作用、前房的灌注液流量以及超声乳化过程中产生的自由基。

● 完美结构、定位、个性化定制的角膜切口——主切口、次切口、方形、T 形或弓形切口——可确保切口能自闭并更好地控制和处理散光（图 11-2）。

● 简易的劈核和软化阶段加快了核的吸出（理想情况下，只用抽吸），明显简化操作程序和整个过程中的超

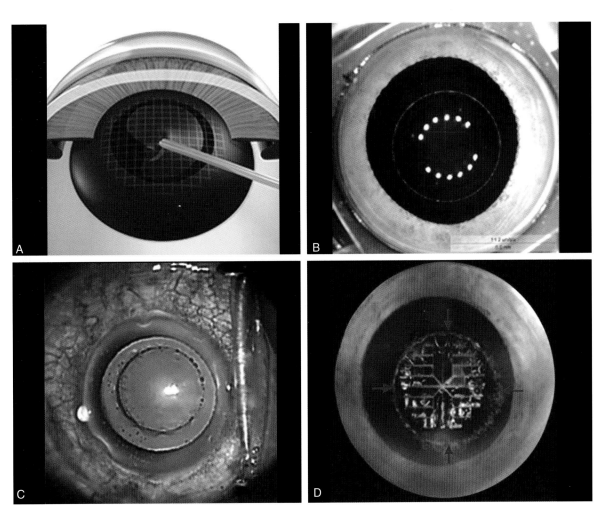

图 11-1　飞秒激光辅助的前房 CCC。(A)素描本；(B)活体眼红外线标记；(C)手术显微镜；(D)离体眼，应用计算机劈核

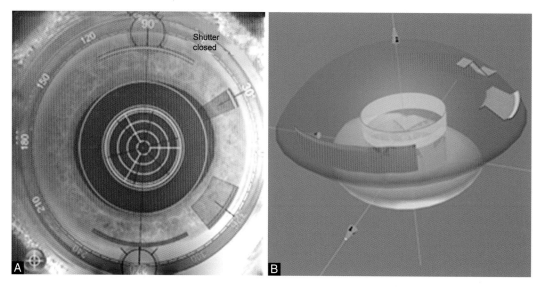

图 11-2　飞秒激光辅助的角膜缘松解切口(LRI),主切口和侧切口

声能量、温度及对增压的需求,从而使悬韧带不会承受过大的压力(如在假性剥脱综合征和晶状体震颤的患者中悬韧带压力过大尤其危险),并降低了术后感染和炎症的风险(图 11-3)。

●学习曲线短而轻松。

患者躺在轮床上首先要接受飞秒激光切口制作、撕囊和碎核,约 30~60 s 完成,然后被推入手术室,预备、铺巾,完成剩下的操作(传统的超声乳化白内障摘出术的劈核、自动灌注、抽吸皮质、抛光囊膜和植入人工晶状体)。在转入外科手术室之前,外科医生应先运行两个或更多的激光程序。一些激光设备可以放置在手术显微镜和超声乳化机的旁边,激光的预处理与手术操作在同一个内眼手术环境中进行,从而限制了不必要的影响,如瞳孔变小和眼压升高。只有荒谬、典型的美式想法,才会建议在远距的屈光手术设备上进行飞秒操作——该环境虽然干净但并非无菌——随后再将患者送入内眼手术中心。

从竞争的角度上看,各式飞秒系统平台在提供自动化的角膜切削及光爆破方面技术相当,而其中的差距就

在于定位的精确性及激光光束的集中度,这是根据不同平台对于眼部三维结构(前房深度、角膜厚度及晶状体)的可视化程度决定的。确定足够的安全范围来防止损伤晶状体后囊是至关重要的。LenSx 和 TPV 使用的高对比度光学相干断层成像技术,可以在术中进行实时定位(图 11-4)[28]。OptiMedica 公司推出的液态光学界面技术,可确保术中无需压平角膜及对角膜进行负压吸引。这一技术不仅能使患者在术中感到更舒适,而且避免了因为挤压而造成的眼前段图像变形。LensAR 系统则能获得高分辨率的晶状体后囊三维生物测量图,其原理是它结合了 Scheimpflug 成像技术及共焦结构照明技术。另一方面,TPV 系统强调其激光设备不仅能协助白内障手术,而且能制作 LASIK 手术的角膜瓣,而在本章节中着重描述的 LensAR 技术的特别之处在于其能切削晶状体(晶状体切除术)[29-32],从而软化晶状体核,并矫正老视。

LensAR系统

LensAR 系统(图 11-5)能制作出完美的角膜主切口、侧面辅助切口和散光切口(选择经上皮切口或前弹力层下切口,可以更好地控制疗效和预后),而且其撕囊效果非常理想[36],撕囊的误差与预设值(指南建议为 0.42 mm)平均仅相差 0.16 mm。LensAR 系统还能进行预劈核操作,它能将晶状体核分割成许多小的晶状体核碎片。完成这些操作后,从囊袋中乳化和吸出晶状体碎片就更为简单。目前已公开发表的临床研究结果提示,与传统超声乳化白内障手术相比,本系统将减少 2/3 的术中超声能量(在有的软核白内障病例中,甚至不需要使用超声乳化技术,而在 +4 级的棕核白内障病例中,使用本系统

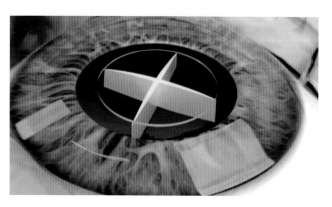

图 11-3　飞秒激光辅助撕囊和环形劈核

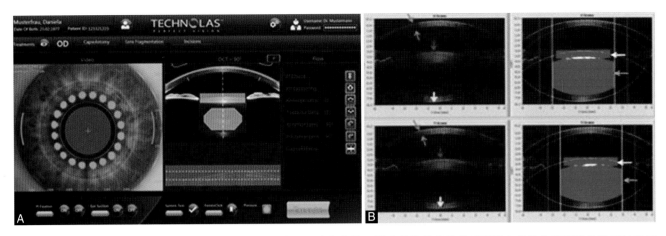

图 11-4　术中 OCT 确定了前房的关联维度，同时界定了一个勿接触区域以保护晶状体的后囊膜在核软化及碎核阶段不被破坏（Source：TPV and LenSx Websites.）

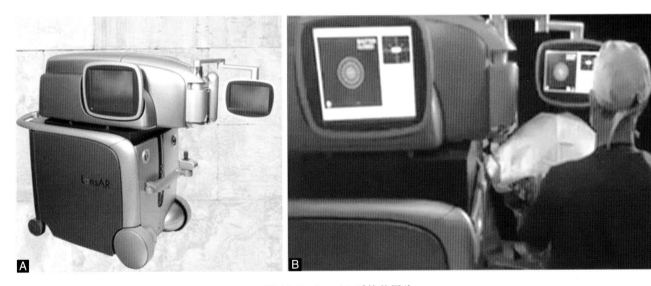

图 11-5　LensAR 系统的图片

也能大约减少总能量的 1/3)[37]。

从竞争角度分析，与市面上现有的其他飞秒系统相比，LensAR 系统有如下优势：

● 本系统提供了独特的治疗老视的方式。LensAR 系统的设计初衷就是用来矫正老视，早期的临床数据显示其确实有能修复晶状体自然屈曲力的可能[29,30]。根据传统的 Helmholtz 调节理论，除了眼内睫状肌解剖学上的改变，晶状体核及皮质的逐渐硬化伴随的弹力下降被认为是随着年龄的增长视力逐渐难以聚焦在近物上的主要原因。本系统的最大优势在于无需打开眼球。根据不同的计算公式制作的飞秒激光超高速脉冲如同滑行的飞机一般在晶状体皮质内制造许多微小切口，这一过程称为晶状体切开术(图 11-6)。该过程增加了晶状体的前后径，并同时减少了其赤道部的水平直径。这些几何学改变增加了晶状体的屈曲力，真正意义上重塑了其动态调节能力(第二大主要优势)。在动物实验(实验动物分别为猪和

兔)中，晶状体的切口通过肉眼观察并没有随着时间消退，而且晶状体也没有出现混浊(发生白内障)，但通过 Scheimpflug 相机成像技术及从组织学上观察可以见到切口轻度消退[31-35]。现在 LensAR 系统在白内障领域的市场已经成为其公司的首要目标，为了节省资源，此系统用于逆转老视的研究速度已经放缓(目前还仍处于临床可行性评估阶段)。然而，若全世界的患者迫切需要这项技术，预计这项技术也能快速地启用。

● 本系统拥有特有的基于红外线原理的高对比、低噪音高质量成像系统，并结合了 Scheimpflug 相机可视化技术、共焦结构照明(CSI™)技术及扫描超级发光二极管技术。其不只是对不同解剖结构的图像进行"拼凑"，而是聚焦于前段角膜至晶状体后囊这整段解剖结构。根据光线追踪，系统内置软件将自动检测眼睛的关键性界面，并用这些图片资料构建出三维模型。晶状体囊膜的开口已经被认为是决定有效晶状体确切位置(Effective Lens Po-

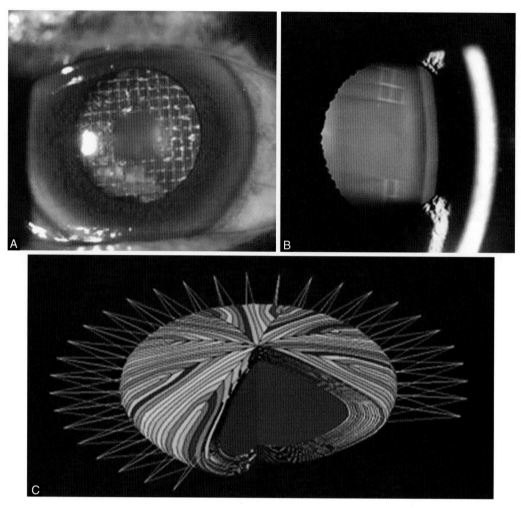

图 11-6　LensAR 系统进行的飞秒激光晶状体微切口术(晶状体切开术)用于矫正老视。(A)术后第 1 天的眼前段照片;(B)术后第 7 天的眼前段照片;(C)晶状体皮质改变示意图

sition, ELP)的主要因素之一,进而能使患者的屈光结果更精确。通过精密的倾斜评估和代偿计算,LensAR 系统能精确地确定晶状体方向。描绘了眼球结构之后,选择合适的囊膜切开模式和晶状体碎核模式,系统将自动置于目标区域,该区域内晶状体囊膜将被清除而不至于引起整个囊膜的破裂(图 11-7)。多层 OCT 薄片不只是简单的组合,而是以某种方式结合的。其三维高分辨率生物测量能快速一次性捕获后囊膜,且对人工产品和变形不敏感[36,37],因此可以在皮质前制作晶状体核周板来保证在最安全可视范围内定位解剖结构,这也将为后囊膜提供一层额外的保护,该核周板在晶状体核移除后可被轻易吸出。

　　●本系统通过有条不紊的对接系统,庞大但是不笨重的机器,使得其可以在非无菌手术室或标准消毒手术室里使用,缩短其与超声设备和手术显微镜的距离,并且由于配备锁轮可以移动。而同类型的其他手术系统都要求有专用的手术室,患者在完成了激光手术步骤后必须

转移到另一个房间进行晶状体碎片吸除、自动灌洗及皮质吸除、后囊抛光及人工晶状体植入等后续操作。LensAR 系统采用人体工程学设计,通过大量的临床反馈、改进,使系统更加灵活方便。系统拥有多个视频终端,允许术者、器械护士及巡回护士多人同时观看手术过程并操作机器程序。本系统允许患者采取多种头位(正位或者侧位皆可)使激光可从眼球前方或者从颞侧进入眼内(图 11-8)。在手术中,激光操作完成后激光头可缩回,从而让出空间方便术者对患眼进行进一步处理。

　　●安全治疗 3 级和 4 级核。本系统提供了多种碎核模式:spheres 模式,能够产生足够小的晶状体核碎片,使其不用超声能量就可以顺利吸出,此模式更适于较软的白内障晶状体核,而对于较硬的核效果不佳,硬核曲面影响了超声头的抓固力,延长了整个手术过程。其他模式比如 pies 模式、cubes 模式及 French fries 模式更适用于较硬的晶状体核(图 11-9)。同时,对于伴有前囊纤维化的膨胀性白色白内障的晶状体核也同样安全适用,

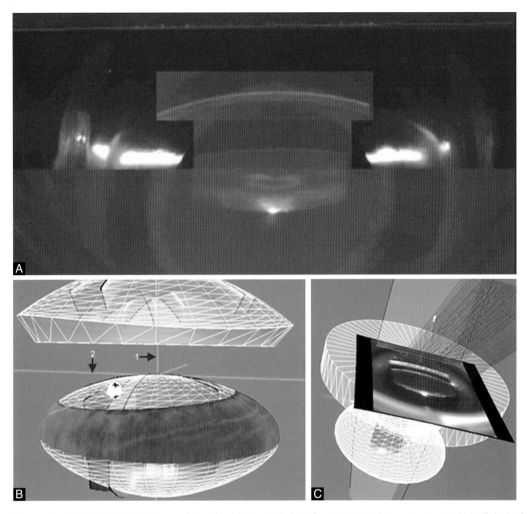

图 11-7　(A)LensAR 系统 3D-CSI 软件自动识别晶状体关键层的输出图像;(B,C)通过 Scheimpflug 照相机获得眼球不同部位的横截面来重建眼球 3D 模型

并且不需要台盼蓝染色,而以前这种类型的白内障撕囊即使对经验丰富的手术医生也是一个挑战。但是,由于此类白内障晶状体中的白色可以反射激光能量,所以激光只能穿透晶状体前囊表面,从而无法特别有效地协助碎核。

　　总的来说,在飞秒激光应用于屈光手术 10 年后的今天,我们必须承认,即使其有着众多优势,飞秒激光仍然没能完全替代机械刀片,至少在 LASIK 手术(无疑已经达到了一个相当高的安全性及准确性)中,飞秒激光能否减少并发症并提高预后仍存在争议。但是可以确定的是,飞秒激光也同时带来了一些特殊的缺点和新的并发症,

比如延长了手术时间,增加了后勤保障的负担(增加了术中工作人员数量,需要为笨重的机器提供专门的手术室等),其中最重要的还是费用问题(包括采购设备的高成本以及高昂的单次手术费用等),这将极大地影响这项技术的发展前景。同样,笔者认为,在飞秒激光辅助的白内障手术方面也存在同样的问题。在目前广告化市场的推动力下,不难推测出飞秒激光的投入与盈利模式必将进一步调整使其更加合理,达到这一步仍需要更多的时间(甚至可能是另一个 10 年)和大量的研究,使飞秒激光辅助白内障手术成为现实而不只存在于想象或者学术会议中。

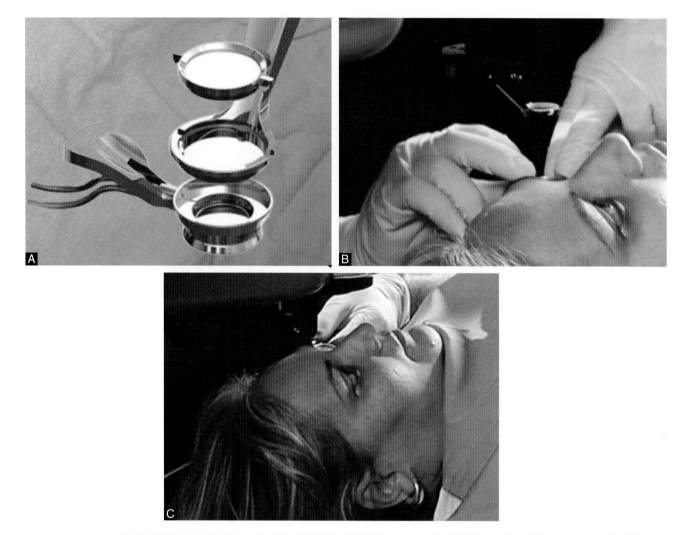

图 11-8　LensAR 系统中和眼球接触的部件由吸引环、连接臂和玻璃盖板组成。(A)吸引环和玻璃盖板是一次性耗材,连接臂可消毒后循环使用;(B)患者眼球和激光头接合;(C)激光头最终安置位置

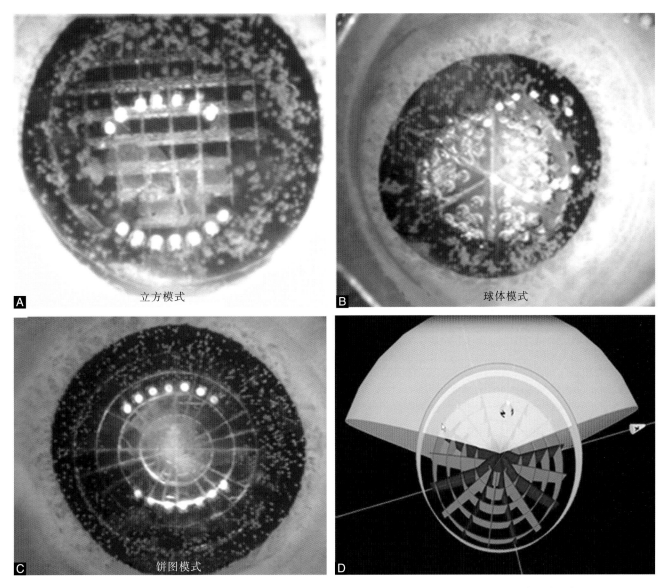

图 11-9　(A~C)使用 LensAR 系统多种模式在尸体眼球上预碎核和软化核的过程；(D)联合撕囊示意图

（刘泉 译 李莹 校）

参考文献

1. Geusic JE, Marcos HM, Van Uitert LG. Laser oscillations in Nd-doped yttrium aluminum, yttrium gallium and gadolinium garnets. Applied Physics Letters. 1964;4(10):182-4.

2. Fankhauser F, Roussel P, Steffen J, et al. Clinical studies on the efficiency of high-power laser radiation upon some structures of the anterior segment of the eye. Int Ophthalmol. 1982;5:15-32.

3. Aron-Rosa D, Aron J, Griesemann J, et al. Use of the neodym YAG laser to open the posterior capsule after lens implant surgery: A preliminary report Am Intraocul Implant Soc 1980;6:352-4.

4. Vogel A, Capon MA, Asiyo-Vogel MN, et al. Intraocular photodisruption with picosecond and nanosecond laser pulses: Tissue effects in cornea, lens, and retina Invest Ophthalmol and Vis Sci. 1994;35(7):3032-44.

5. Chen S, Feng Y, Stojanovic A, et al. IntraLase femtosecond laser vs mechanical microkeratomes in LASIK for myopia: A systematic review and meta-analysis. J Refract Surg. 2012;28(1):15-2.

6. Prazeres TM, Souza AC, Pereira NC, et al. Intrastromal corneal ring segment implantation by femtosecond laser for the correction of residual astigmatism after penetrating keratoplasty. Cornea. 2011;30(12):1293-7.

7. Coskunseven E, Kymionis GD, Tsiklis NS, et al. Complications of intrastromal corneal ring segment implantation using a femtosecond laser for channel creation: a survey of 850 eyes with keratoconus. Acta Ophthalmol. 2011;89(1):54-7.

8. Shabayek MH, Alió JL. Intrastromal corneal ring segment implantation by femtosecond laser for keratoconus correction.

Ophthalmology. 2007;114(9):1643-52.

9. Fung SS, Iovieno A, Shanmuganathan VA, et al.Femtosecond laser-assisted lock-and-key shaped penetrating keratoplasty. Br J Ophthalmol. 2012;96(1):136-7.

10. Thompson MJ. Femtosecond Laser-Assisted Half-Top-Hat Keratoplasty. Cornea. 2011;9.

11. Rousseau A, Bensalem A, Garnier, V, et al. Interface quality of endothelial keratoplasty buttons obtained with optimised femtosecond laser settings. Br J Ophthalmol. 2012;96(1):122-7.

12. Chamberlain W, Omid N, Lin A, et al. Comparison of corneal surface higher-order aberrations after endothelial keratoplasty, femtosecond laser-assisted keratoplasty, and conventional penetrating keratoplasty. Cornea. 2012;31(1):6-13.

13. Birnbaum F, Maier P, Reinhard T. Perspectives of femtosecond laser-assisted keratoplasty Ophthalmologe. 2011;108(9):807-16.

14. Cheng YY, van den Berg TJ, Schouten JS, et al. Quality of vision after femtosecond laser-assisted descemet stripping endothelial keratoplasty and penetrating keratoplasty: a randomized, multicenter clinical trial. Am J Ophthalmol. 2011;152(4):556-66.

15. Moshirfar M, Churgin DS, Hsu M. Femtosecond laser-assisted cataract surgery: a current review. Middle East Afr J Ophthalmol. 2011;18(4):285-91.

16. Uy HS, Edwards K, Curtis N. Femtosecond phacoemulsification: the business and the medicine. Curr Opin Ophthalmol. 2012;23(1):33-9.

17. Miháltz K, Knorz MC, Alió JL, et al.Internal aberrations and optical quality after femtosecond laser anterior capsulotomy in cataract surgery. J Refract Surg. 2011;27(10):711-6.

18. Masket S, Sarayba M, Ignacio T, et al. Femtosecond laser-assisted cataract incisions: architectural stability and reproducibility. J Cataract Refract Surg. 2010;36(6):1048-9.

19. Ecsedy M, Miháltz K, Kovács I, et al. Effect of femtosecond laser cataract surgery on the macula. J Refract Surg. 2011;27(10):717-22.

20. Kránitz K, Takacs A, Miháltz K, et al. Femtosecond laser capsulotomy and manual continuous curvilinear capsulorhexis parameters and their effects on intraocular lens centration. J Refract Surg. 2011;27(8):558-63.

21. Friedman NJ, Palanker DV, Schuele G, et al. Femtosecond laser capsulotomy. J Cataract Refract Surg. 2011;37(7):1189-98.

22. Mamalis N. Femtosecond laser: the future of cataract surgery? J Cataract Refract Surg. 2011;37(7):1177-8.

23. Nagy ZZ, Kránitz K, Takacs AI, et al. Comparison of intraocular lens decentration parameters after femtosecond and manual capsulotomies. J Refract Surg. 2011;27(8):564-9.

24. He L, Sheehy K, Culbertson W. Femtosecond laser-assisted cataract surgery. Curr Opin Ophthalmol. 2011;22(1):43-52.

25. Roberts TV, Sutton G, Lawless MA, et al. Capsular block syndrome associated with femtosecond laser-assisted cataract surgery. J Cataract Refract Surg. 2011;37(11):2068-70.

26. Gimbel HV, Neuhann T. Development, advantages, and methods of the continuous circular capsulorhexis technique. J Cataract Refract Surg. 1990;16(1):31-7.

27. Becker KA, Holzer MP, Reuland AJ, et al. Accuracy of lens power calculation and centration of an aspheric intraocular lens.Ophthalmologe. 2006;103(10):873-6.

28. Palanker DV, Blumenkranz MS, Andersen D, et al. Femtosecond laser-assisted cataract surgery with integrated optical coherence tomography. Sci Transl Med. 2010;2(58):58-85.

29. Lubatschowski H, Schumacher S, Fromm M, et al. Femtosecond lentotomy: generating gliding planes inside the crystalline lens to regain accommodation ability. J Biophotonics 2010;3(5-6):265-8.

30. Ackermann R, Kunert KS, Kammel R, et al. Femtosecond laser treatment of the crystalline lens: a 1 year study of possible cataractogenesis in minipigs. Graefes Arch Clin Exp Ophthalmol. 2011;249(10):1567-73.

31. Lubatschowski H, Schumacher S, Wegener A, et al. Lentotomy: presbyopia reversal by generating gliding planes inside the crystalline lens Klin Monbl Augenheilkd 2009;226(12):984-90.

32. Schumacher S, Fromm M, Oberheide U, et al. In vivo application and imaging of intralenticular femtosecond laser pulses for the restoration of accommodation J Refract Surg 2008;24(9):991-5.

33. Gerten G, Ripken T, Breitenfeld P, et al. *In vitro* and *in vivo* investigations on the treatment of presbyopia using femtosecond lasers Ophthalmologe. 2007;104(1):40-6.

34. Reggiani Mello GH, Krueger RR. Femtosecond laser photodisruption of the crystalline lens for restoring accommodation Int Ophthalmol Clin. 2011;51(2):87-95.

35. Chatoux O, Touboul D, Buestel C, et al. Crystalline lens photodisruption using femtosecond laser: experimental study J Fr Ophtalmol. 2010;33(7):472-80.

36. Tackman RN, Kuri JV, Nichamin LD, et al. Anterior capsulotomy with an ultrashort-pulse laser. J Cataract Refract Surg. 2011;37(5):819-24.

37. Straub L. Femtosecond lasers for cataract surgery. When will Laser Cataract Surgery be a routine procedure? Cataract and Refract Surg Today Europe, 2011.

第 **12** 章　飞秒激光辅助的白内障手术：各项技术间的差别

Jorge L Alió, Roberto Fernandez Buenaga (西班牙)

本章要点

● 各项技术间的差别

飞秒激光辅助的白内障手术在现代眼科手术中的应用逐渐增加，本章旨在介绍飞秒激光在白内障手术应用方面的最新进展。

飞秒激光在白内障手术方面的相关应用，是现代眼科手术的主要进展之一，飞秒激光波长为 1030 nm，这种近红外线的波长使其能够贯穿透明甚至不透明角膜（除严重角膜血管化及钙化情况外）。经眼前段三维成像的引导，飞秒激光可以精确地聚焦于眼内指定层面，从而进行角膜切开、晶状体前囊撕囊、劈核，最终消融混浊晶状体。飞秒激光的辅助优化了白内障手术，缩短了手术时间，减少了术者清除皮质和植入人工晶状体的工作量（白内障手术中最不可控因素）[1]。

从技术的角度来讲，飞秒激光要应用于白内障手术，就要穿过前房，这使得激光衰减。同时，激光焦点直径应该比角膜屈光手术中的大，这就要求增加激光能量，以产生足够的组织穿透力。激光能量应足以使晶状体溶解或破裂，亦须在安全范围内，这归因于激光对组织的热效应。

眼内的激光光爆破需要光学相干断层成像技术或实时眼前节成像技术如 Scheimpflug 的引导，这些技术能够精确地显示晶状体后囊之前的眼内组织结构。由于虹膜后结构无法借助光学技术成像，故飞秒激光无法穿透虹膜，对虹膜后组织进行切割。

早期飞秒激光辅助的白内障手术的重点在哪里呢？如今主流的白内障手术需要在角膜上做一个小切口，手动撕囊，之后超声乳化消融晶状体碎片。这样的白内障手术虽然安全有效，但极大依赖术者的手术技巧和经验。

飞秒激光辅助的白内障手术的重要优势之一，是能够制作一个精确的角膜切口，即微创白内障手术(Microincisional cataract surgery, MICS)。MICS 由 Jorge Alió 教授提出并于 2003 年申请专利，旨在通过微小角膜切口进行白内障手术，而不影响角膜屈光度[2]。

飞秒激光能够精确控制角膜切口的长短、宽窄、形状，从而极大改善了角膜切口。传统白内障术中环形撕囊是人工晶状体植入的保障。撕囊的大小、形状、中心定位，不仅影响到人工晶状体在眼内的稳定性、光学效果以及术后调节功能的存留，对术后早期后发性白内障的发病率亦有影响。环形撕囊术是白内障手术中极为重要的一个环节，但近年在技术上无显著进展，仍然完全依靠手术技巧和经验。

此外，超声乳化白内障摘除术中产生的冲击波、气穴现象和自由基，会损伤角膜内皮。而飞秒激光不仅可以精确制作角膜切口和撕开晶状体前囊，而且最大化地减少了眼内超声波的使用，使白内障摘除术的可控性得到优化，从而获得更好的手术效果[3]。

现今多家公司正致力于飞秒激光的发展研究，具体到白内障手术，就是致力于提高手术的安全性和精确性，并通过控制脉冲的长度和所传递能量流的阈值，避免超声乳化中输入眼内的能量可能导致的一系列副作用。另外，与钻石刀制作的切口相比较，飞秒能制定精确的角膜缘松解切口来矫正角膜散光，显著提高术后视觉效果。综上所述，飞秒激光及眼前节成像技术在白内障摘除术中的应用,极大地推动了白内障手术的发展。

目前,飞秒技术百花齐放,多家公司都在飞秒技术上颇有建树,这些技术各有特点,特别是在眼前节成像方面有所不同,以便迎合不同手术的需求。

现在市场上有四家公司生产的飞秒激光仪器可用于白内障手术,分别是:LenSx-(ALCON)、LenSar、Catalys (OPTIMEDICA)和 Victus (FEMTEC Technolase Perfect Vision, Bausch & Lomb)。

LenSx飞秒白内障系统 (ALCON, Aliso Viejo-California,USA)

此平台使用整合了带有实时分析眼内结构功能的光学相干断层成像技术的飞秒白内障激光(图 12-1)。

术眼通过负压吸引环与激光光学系统相连,OCT 系统捕捉眼前节二维图像,经三维重建后显示在屏幕上(图 12-2)。软件精确确定角膜切口的位置、长短、宽度和深度(图 12-3)。此外,软件还计算出撕囊的位置和晶状体内激光作用的总量。踩下脚踏后,计算好的程序将自动完成。

整个程序可以通过监视器实时显示,总过程不超过一分钟(图 12-4)。使用该项技术最多的是匈牙利布达佩斯大学以 Zoltan Nagy 博士为首的团队,该团队及 Jorge Alió 教授于 2010 年 7 月首次应用该技术。

从图 12-4 中的结果可以看出,飞秒激光白内障手术中精确的角膜切口长度小于 2 mm,而会对角膜像差和散光产生影响的切口长度是 2.75 mm,故飞秒激光白内障手术的角膜切口对术后角膜相差和散光的改变影响极小。

该团队也实践了飞秒激光撕囊,见证了飞秒激光撕囊相对于手工撕囊的优越性。

LenSx 可消融 1、2 级白内障,可分割 2+及 3 级白内障,减低超声乳化能量使用,但硬度超过 3 级的白内障尚

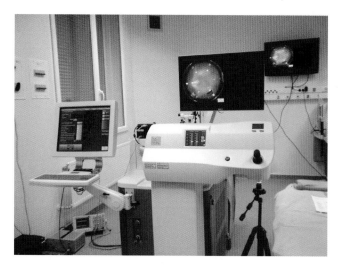

图 12-1　LenSx 激光系统

不能使用 LenSx 处理。

LenSx 技术一旦获得欧洲合格认证,很可能于 2011 年中期在欧洲面世。

LenSar 飞秒白内障系统 (Winter Park-Florida,USA)

LenSar 飞秒白内障系统(图 12-5)整合了三维共聚焦成像系统(使用 CSI 技术),来显示眼前节图像。光相干断层成像技术(optical coherence technology, OCT)显示晶状体平面和目标平面,尽管这两个平面共轴,但并不平行,LenSar 的共聚焦三维成像系统与之相比,能够更好地显示眼前段立体形状,更有益于提高飞秒激光对焦的精准性。激光系统通过负压吸引环与角膜相连,与其它平台相同,眼前节图像在监视器上显示,有利于调节角膜切口、撕囊和碎核各过程。该平台提供多种碎核模式,包括四方形切削,这有别于其它平台。此外,此平台可将 4~5 级的

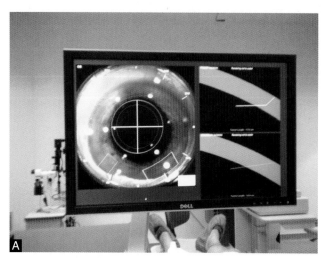

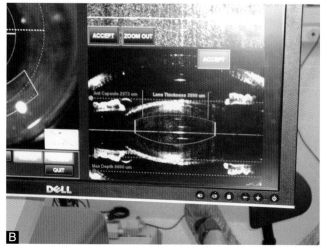

图 12-2　(A,B)LenSx 激光监视器图像

参照公司提供的数据,可以比其他技术更加精准地碎核。该平台于 2010 年 5 月首次应用,并计划于 2010 年在欧洲建造实验性平台。

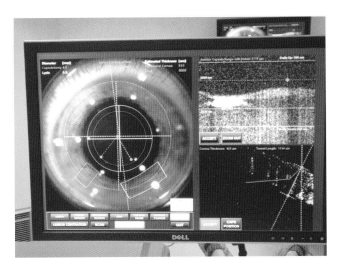

图 12-3　角膜切口描记图

硬核白内障切碎成小正方体。

CSI 技术(三维共聚焦照明)使用调整的拉格图像,

Optimedica 技术(Catalys飞秒白内障系统)(Optimedica Corporation-Santa Clara, California, USA)

Optimedica 技术将光相干断层扫描 (optical coherence tomography, OCT) 图像整合在飞秒激光仪器中用以显示眼前段的解剖结构,衍生出可以开展白内障手术的飞秒激光平台,称为 Catalyst 飞秒白内障系统。既往临床研究表明,Catalyst 飞秒白内障系统与之前提到的几个飞秒白内障系统一样,可以按照设定的直径、位置、形状做出精确的手术切口和撕囊口,并且令人满意地完成碎核步骤(图 12-6)。与其他的激光系统相同,Catalyst 系统也能提供多种模式的碎核。

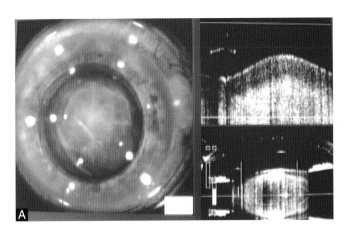

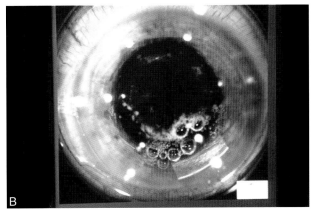

图 12-4　(A,B)劈核的最后一步

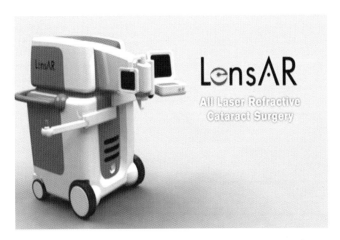

图 12-5　LensAR 激光系统

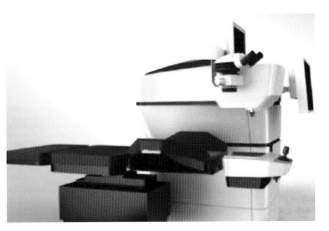

图 12-6　Catalyst 飞秒白内障系统(Optimedica)

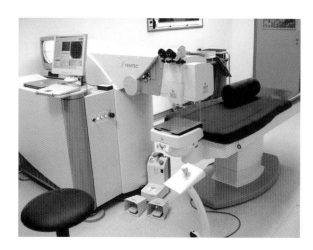

图 12-7 FEMTEC 激光系统

Victus Technolas（520 F，Customlens）FEMTEC技术（Munich-Germany）（图12-7）

Customlens 技术最初在临床应用于白内障的治疗是在欧洲的海德堡大学，并将在近年内向其他国家推广，它是目前唯一既可做角膜屈光手术又可做白内障手术的飞秒激光仪器。

各种飞秒仪器的异同

用于白内障手术的飞秒激光技术与角膜屈光手术需要参考的参数不同，所使用的飞秒激光的穿透力也比角膜屈光手术的更强（白内障手术：7500 μm，角膜屈光手术：1200 μm）。目前的四家公司包括 LenSx、LenSar、Optimedica 和 FEMTEC 的飞秒激光在撕囊、软化核和碎核方面的光爆破作用的有效性是类似的。

四种技术都使用了眼前段诊断系统来精确地显示眼前段的情况。LenSar 技术使用的是一种需要输入数据来完整重建晶状体后囊的光学系统，类似 OCT 技术，从理论上来说对其临床应用是一种限制，尽管在目前的临床实践中也证实了它的精确性。

尽管在人体工效学设计、仪器大小以及造价方面均有不同，目前尚无关于这四种技术的对比研究，不能评论它们孰优孰劣。2011 年将开展关于不同飞秒系统用于白内障手术的研究，并在不远的将来制定临床指南。但无论如何，飞秒激光不能消融 2 或 2+级以上的硬核，尚不能替代超声乳化技术在硬核白内障手术中的应用。

令医生和医院感兴趣的一个问题是飞秒激光应用于白内障手术后的费用问题，每只手术眼可能会增加大约600 美元的费用（购置仪器大概需要 500 000 美元加150~300 美元的一次性耗材、附加税、贷款以及隐形费用）。如

何分配这一笔现在看来比较大的额外费用将会是对白内障医生的一大挑战。

ALCON-LenSx技术临床体验

对于已经熟练掌握角膜屈光手术特别是使用飞秒激光做 LASIK 的眼科医生来说，学习飞秒激光辅助的白内障手术会比较容易。与 LASIK 手术类似，飞秒激光白内障手术最关键的步骤也是中心定位和对接，即手术的第一个步骤，能否准确地做中央对接决定了手术整体的安全性和精确性。一旦眼睛的位置在操作屏幕上确定，定位完成（图 12-8），接下来的负压吸引只用轻轻按一个按钮就可以了。飞秒激光白内障的负压吸引比角膜屈光手术的要低，主要是由于做白内障手术的患者一般年龄都偏大，眼内压大的波动在年龄大的患者中风险更大。

下一步就是向仪器中输入手术参数，首先需要设置手术切口，有标准微同轴和微切口（mieroincisional technique, MICS）两种模式。笔者更加喜欢使用 MICS 模式：用两个 1mm 的微切口完成晶状体吸出进程，在角膜的陡峭轴位做 1.8、2.2 或者 2.5 mm（取决于植入的人工晶状体的大小）的第三个切口用于人工晶状体的植入。

角膜切口的位置、长度、宽度设定好以后，下一步就是设定撕囊过程。撕囊口的大小可参考人工晶状体的直径以便成功地将人工晶状体植入囊袋内。但瞳孔的大小有可能对撕囊口的设定造成阻碍，所以瞳孔散大后直径小于6 mm 的患者不推荐行飞秒激光白内障手术（图 12-9）。

再下一步是设置碎核的模式，一共有三个选择。核软化模式（图 12-10）可用来处理那些不是非常硬的晶状体核，其过程是飞秒激光在晶状体核上光爆破形成许多柱状体（类似硬币型）以便容易地取出被软化的晶状体核。碎核模式（图 12-11）或混合模式（图 12-12）则用来处理硬核，碎核模式是在晶状体核上做 4 个或更多的水平切割（像刻槽一样），混合模式是软化模式和碎核模式相结合的模式，

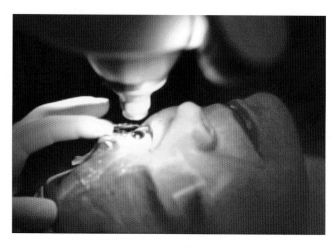

图 12-8 对接步骤

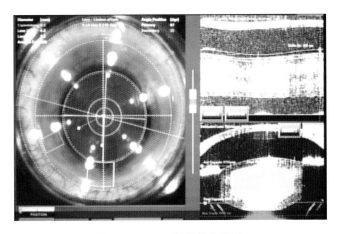

图 12-9　OCT 辅助设定撕囊

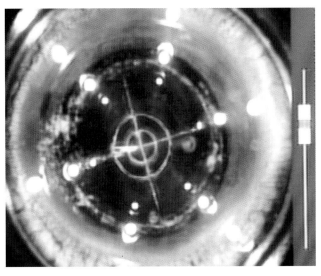

图 12-12　光爆破的混合模式

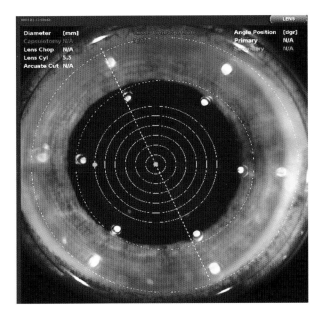

图 12-10　光爆破的软化模式

软化模式是在核中央爆破，碎核模式是在周边做水平切割。使用碎核模式或混合模式可降低超声能量的使用。

处理核的模式选择好以后，就需要依据晶状体后囊的 OCT 图像设置两个重要的参数：飞秒激光的光爆破直径和深度。在激光扫描区域和晶状体后囊的顶点之间需要保持一个安全距离，到目前为止，我们尚没有一例飞秒激光导致后囊破裂的报道。

最后一步是设置切口的形状，我们推荐三平面"隧道切口"，第一个平面短而浅，垂直于角膜上皮面，第二个平面斜向下深度约 1600 μm，第三个平面垂直于角膜内皮面进入前房（图 12-13）。三个切口平面的角度和深度都可以自行设置。

最后，核对 OCT 上所有手术参数后踩脚踏板开始飞秒激光扫描。激光扫描时间仅为 90 s，激光顺序为撕囊，光爆破碎核，制作角膜切口。

此过程在普通角膜屈光手术的无菌条件下操作即

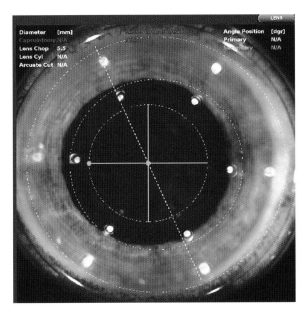

图 12-11　光爆破的碎核模式

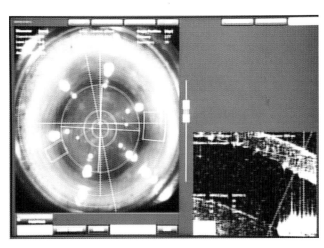

图 12-13　角膜切口设计

可。因为在飞秒激光的治疗过程中眼球不被打开，所以无发生眼内炎的风险。

飞秒激光治疗后白内障超声乳化吸除

在 LenSx 治疗完成后，接下来就是在无菌条件下进行白内障超声乳化术。爱尔康公司建议从飞秒激光治疗到白内障超声乳化术的进行不能超过 30 min。根据我们的经验，操作时间还可以稍稍延长一些。

使用 Sinskey 钩或者 Alió 飞秒激光白内障分离器（Epsilon，EEUU）打开切口。需注意的是，用激光设计的切口与手动切口很相似，因此，这样的切口很容易打开且切口平面也较易找到（图 12-14）。

下一步是黏弹剂的注射。我们强烈建议行此操作时应在晶状体前囊膜瓣下经眼内插管注入黏弹剂。但需注意避免将套管插入到角膜创口下，因为这容易导致黏弹剂流经囊膜瓣下而导致后囊膜的撕裂。

然后，用晶状体囊刀或者 MICS 撕囊镊（MICS Forceps Alió，Katena，USA）分离晶状体前囊膜瓣，分离过程中要特别注意将所有潜在的囊桥分开（图 12-15）。产生这些囊桥的主要原因是眼球弧度引起打在前囊的激光在各区域的效果不同。

前囊膜瓣移除后，下一步就是水分离。现今是否需要水分离还存在一定的争论。在许多情况下，晶状体囊袋中的晶状体核在激光爆破过程中产生的气泡常使水分离显得没必要。但是，水分离后可以确保白内障核是游离的。晶状体囊袋通常会因为激光爆破中产生的水泡而膨胀。因此，在水分离之前必须将注入前囊内的黏弹剂清除干净，否则将有可能导致囊袋阻滞或者后囊膜破裂。

之后的皮质清除则相对容易，因为晶状体核已经被飞

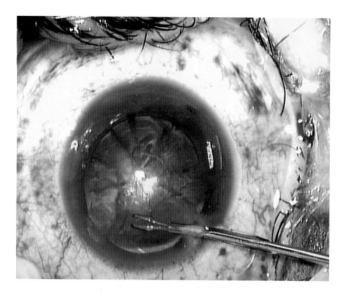

图 12-15 用撕囊镊移除前囊

秒激光击碎。因此，在 Burst 模式下使用 2%~4% 的超声能量以及 40~67 kPa（300~500 mmHg）的真空负压抽吸即可。

当晶状体核去除后，皮质通常看起来很清澈透明。此时常对术者造成一定的混乱，似乎没有皮质残留。但是，如果沿着撕囊边界对皮质进行 360° 抽吸，可将囊袋内的皮质抽吸干净。由此，撕囊边界必须清晰可见。所以，我们不建议撕囊口径超过 5.7 mm，约 5.4 mm 就合适了。

经过常规的人工晶状体植入后，清除眼内黏弹剂并关闭切口。我们发现，飞秒切口即使没有水化也非常容易自行密闭。这是因为飞秒激光完美的切口架构以及在飞秒激光的帮助下减少了人为的操作，使得在人为操作过程中造成切口变形的概率下降。

在 Vissum Alicante 我们取得了初步成效：通过飞秒白内障系统，简化了晶状体核的清除，切口的闭合以及前囊造口几近完美。所需的有效超声乳化时间（effectivve phaco time，EPT）和总超声乳化能量也因此技术而相应减少。

至今我们还没有发现任何由于飞秒激光引起的并发症。我们看来，手术技术将在未来得到重要的改变，在不断的技术创新及应用下，手术才能进入一个又一个新纪元。

早期的临床证据

飞秒激光白内障手术确实可优化白内障手术。手术部分更系统化，如角膜切口的形态以及尺寸都可在术前设定。撕囊也是在撕囊口规格大小及外形尺寸都设定好的情况下进行。与传统超声乳化前碎核相比较，在核软化阶段则使用了较低超声乳化动力和有效超声乳化时间移除晶状体核。一些有经验的术者也采用这种手术模式，但目前为止还是比较少用，因为这种手术模式增加了手术的难度和风险。然而，使用飞秒激光白内障手术这种低动

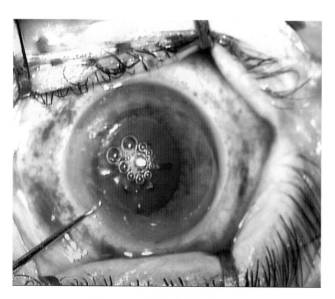

图 12-14 用分离铲打开切口

力短时间的手术模式将不再成为白内障医生的困扰[10]。虽然至今报道使用飞秒激光白内障手术的文章极少，但这些文章已被认作为初步的临床证据，并且它确实展现了此手术的上述优点。遗憾的是目前仍然缺乏一个完全设计的临床对比研究，比较传统白内障超声乳化技术和飞秒白内障手术的异同。

初步证据表明，在角膜切口规格大小和外形尺寸制作上是成功的。撕囊造口的大小和形状设定制作也得到了进一步的改善[2,8,11]，有利于人工晶状体的有效植入。这样的处理方式比传统白内障手术获得更完美的屈光效果[8]。对角膜切口的优化控制可以更好的减少术后散光和高阶像差的产生[2]。通过更好的保存角膜屈光能力以及完好的人工晶状体植入位，术眼的总高阶像差也得到进一步改善[2]。初步证据表明，飞秒激光白内障手术的出现是白内障手术的里程碑。

此外，飞秒激光白内障手术可能是白内障手术进入全自动化的第一步。在医学的其他手术领域（如神经外科、泌尿外科、肿瘤、消化道手术等）手术自动化已经出现，这种趋势也已迫近眼科界。

影响飞秒激光白内障手术发展的唯一障碍则是高昂的手术费用[11]。在如今白内障手术的大环境下，以最小的费用达到完美的手术效果已成为全球趋势。然而，在这样的大背景下，显著有效的小改进引起猛增的手术费用是否值得，依然存在争议。与此同时，在某些情况下，飞秒激光白内障手术将成倍增加白内障超声乳化吸除术及人工晶状体植入术的总费用。即使在经济相对发达国家这也是个问题。我们寄希望于一个新的白内障手术商业模式的出现，能在此项技术的推广之前全面且经济实用的承担此项费用。

（刘泉 译 张志刚 校）

参考文献

1. Uy HS, Edwards K, Curtis N. Femtosecond phacoemulsification: the business and the medicine. Curr Opin Ophthalmol 2012;23:33-9.

2. Miháltz K, Knorz MC, Alió JL, Takács AI, Kránitz K, Kovács I, Nagy ZZ. Internal aberrations and optical quality after femtosecond laser anterior capsulotomy in cataract surgery. J Refract Surg 2011;27:711-6.

3. Roberts TV, Sutton G, Lawless MA, Jindal-Bali S, Hodge C. Capsular block syndrome associated with femtosecond laser-assisted cataract surgery. J Cataract Refract Surg. 2011;37:2068-70.

4. Ecsedy M, Miháltz K, Kovács I, Takács A, Filkorn T, Nagy ZZ. Effect of femtosecond laser cataract surgery on the macula. J Refract Surg. 2011;27:717-22.

5. Kránitz K, Takacs A, Miháltz K, Kovács I, Knorz MC, Nagy ZZ. Femtosecond laser capsulotomy and manual continuous curvilinear capsulorrhexis parameters and their effects on intraocular lens centration. J Refract Surg. 2011;27:558-63.

6. Friedman NJ, Palanker DV, Schuele G, Andersen D, Marcellino G, Seibel BS, Batlle J, Feliz R, Talamo JH, Blumenkranz MS, Culbertson WW. Femtosecond laser capsulotomy. J Cataract Refract Surg. 2011 Jul;37(7):1189-98. Erratum in: J Cataract Refract Surg. 2011;37:1742.

7. Mamalis N. Femtosecond laser: the future of cataract surgery? J Cataract Refract Surg. 2011;37:1177-8.

8. Nagy ZZ, Kránitz K, Takacs AI, Miháltz K, Kovács I, Knorz MC. Comparison of intraocular lens decentration parameters after femtosecond and manual capsulotomies. J Refract Surg. 2011;27:564-9.

9. He L, Sheehy K, Culbertson W. Femtosecond laser-assisted cataract surgery. Curr Opin Ophthalmol. 2011;22:43-52.

10. Naranjo-Tackman R. How a femtosecond laser increases safety and precision in cataract surgery? Curr Opin Ophthalmol. 2011;22:53-7.

11. Kullman G, Pineda R 2nd. Alternative applications of the femtosecond laser in ophthalmology. Semin Ophthalmol. 2010;25:256-64.

12. Palanker DV, Blumenkranz MS, Andersen D, Wiltberger M, Marcellino G, Gooding P, Angeley D, Schuele G, Woodley B, Simoneau M, Friedman NJ, Seibel B, Batlle J, Feliz R, Talamo J, Culbertson W. Femtosecond laser-assisted cataract surgery with integrated optical coherence tomography. Sci Transl Med. 2010;17;2:58ra85.

13. Nagy Z, Takacs A, Filkorn T, Sarayba M. Initial clinical evaluation of an intraocular femtosecond laser in cataract surgery. J Refract Surg. 2009;25:1053-60.

14. Kullman G, Pineda R 2nd. Alternative applications of the femtosecond laser in ophthalmology. Semin Ophthalmol. 2010;25:256-64.

15. 15. Alió J, Rodríguez-Prats JL, Galal A, Ramzy M. Outcomes of microincision cataract surgery versus coaxial phacoemulsification. Ophthalmology. 2005;112:1997-2003

第13章 达芬奇飞秒激光用于穿透性角膜移植术后板层角膜切削术

Bojan Pajic, Slobodanka Latinovic, Farhad Hafezi, Brigitte Pajic-Eggspuehler, Michael Mrochen, Joerg Muller, Franz Frankhauser (瑞士)

本章要点

- 物理及技术方法
- 能量最小化——切割精度最大化
- 技术实现与临床效果
- 患者和方法
- 结果
- 讨论

目的

本研究的目的在于阐述达芬奇飞秒激光(Ziemer 眼科系统股份公司,玻尔特,瑞士)的基本物理特性,并演示此设备能够在角膜移植术后具有瘢痕组织的角膜上进行切割并制作角膜瓣。

引言

由于目前已有多种不同类型的飞秒(fs)激光系统投入使用,因此致力于屈光及角膜手术的医师希望能够以"全激光"的方法来完成所有种类的角膜手术。其中对于曾经行穿透性角膜移植术(perforating keratoplasty, PKP)的患者而言,要对其角膜瘢痕组织进行切割仍旧是一项挑战。

鉴于当下屈光及角膜手术全激光治疗的趋势,现有各种不同的飞秒激光系统可供角膜手术医师使用。目前所有的飞秒激光系统均使用短脉冲激光来产生光爆破效应,从而对角膜组织进行切割。然而,不同的设备在技术细节及临床效果方面还是存在显著性差异的。

物理及技术方法

激光——组织相互作用

应用于角膜手术(如 LASIK 术中角膜微透镜的制备)中的所有飞秒激光系统与组织相互作用的过程均是以能量的非线性吸收及组织的连续破坏为基础,进而产生空泡及残余气泡。与线性吸收相反,非线性吸收意味着组织对于中等强度的红外激光辐射呈透明状态,因而不会发生吸收。只有在激光达到非常高的强度时一些光子才会在瞬间被组织吸收,这可以通过对激光脉冲进行时间(超短)和空间(强会聚)上的压缩来实现。光爆破效应区域的大小取决于光束会聚的程度,但其在实际中绝不会是 z 轴空间中的单个点。然而,非线性相互作用却有利于使用者对组织进行三维操作。这一吸收过程不再局限于组织表层[1-4]。

虽然光爆破效应与脉冲的强度(W/cm^2)呈比例,但是其副作用,如热效应、压力、冲击波或较大的残余气泡,与脉冲能量(J)亦呈比例。因此,最理想的状态是在将脉冲强度保持于光爆破效应阈值水平之上的前提下,尽可能地减小脉冲能量(图 13-1)。为了在减小脉冲能量的同时

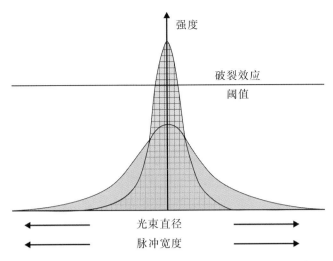

图 13-1　具有相同脉冲能量的两种激光脉冲。红色标记的激光脉冲在时间阈(超短)和空间(高 NA 值的强聚焦)被压缩。因此其强度增大至超过光致破裂效应的阈值

优化脉冲强度,我们可以采用两项原则:在时间阈(缩短脉冲)和空间阈(加强聚焦)上对其进行压缩。

能量最小化——切割精度最大化

缩短脉冲持续时间是一项基础的物理学挑战,它与激光介质的光谱带宽相关。典型飞秒激光系统的脉冲持续时间约为 200~800 fs(1 fs=10^{-15} s)。在这一范围内,光学破坏的能量阈值几乎随脉冲持续时间的增加而呈线性增加(图 13-2)。与脉冲宽度约为 600~800 fs 的其他激光系统相比,Ziemer 达芬奇飞秒激光脉冲持续时间较短(约 250 fs),因此其脉冲能量阈值也较低。

减小能量的另一个方法是缩小激光斑焦点的体积。高斯激光束的焦点体积取决于其轴向延伸,即所谓的瑞利区间:

$$Z=\frac{\pi w_0^2}{\lambda}$$

以及光束腰:

$$W_0=\frac{f\lambda}{\pi w_L}$$

其中 f 是会聚透镜的焦距,λ 为激光波长,而 W_L 是会聚透镜处光束的半径。换句话说,焦点体积与光学会聚系统数值孔径(NA)的四次方成反比:

$$NA=\frac{w_L}{f}$$

即 NA 值越大,焦点就越小,且最终引发光爆破效应所需的脉冲能量也越小(图 13-3)。根据定义,我们有两种方法来提高 NA 值。其一是增加光学会聚系统处的光束直径,这需要大型且昂贵的光学元件。其二是减小聚焦透镜的焦距,也就是缩短激光系统的工作距离(图 13-4)。最后,激光的重复频率(激光频率)对于脉冲能量阈值有着重要的影响。激光频率越高,所需的脉冲能量越小(图 13-5)。因此我们可以明显发现,与其他工作频率在几十或几百 kHz 的激光设备相比,Ziemer 达芬奇飞秒激光的工作频率大于 5 MHz,且 NA 值较大,故其性能也更为优越,且焦宽能够提高 5 倍以上。

技术实现与临床效果

根据相互作用和光束传递的过程,飞秒激光手术可被分为两组:一组特征在于高脉冲能量伴低脉冲频率,另一组特征在于低脉冲能量伴高脉冲频率。在"高脉冲能

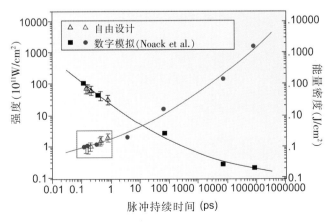

图 13-2　水中产生光爆破效应的阈值。黑色曲线显示强度阈,红色曲线代表单个激光脉冲的能量密度。在 100 fs 到 1 ps(红色方框)的范围内,能量阈值的函数几乎与脉冲持续时间呈线性关系(Calculated data points are from Noack[3].)

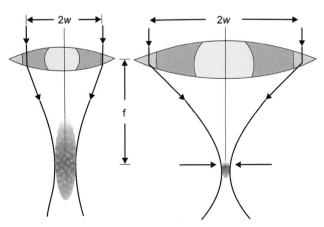

图 13-3　高斯激光束的焦点体积与聚焦透镜的数值孔径($NA=W_L/f$)呈负相关。NA 值越大,焦点体积就越小

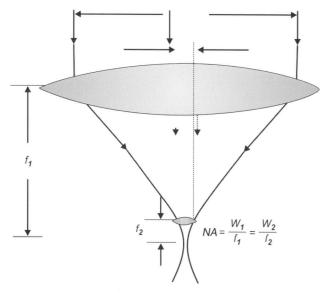

图 13-4　鉴于焦距和透镜直径间的恒定关系，我们可以通过工作距离较长的大透镜，或是工作距离较短的小透镜来获得特定的激光束焦点直径

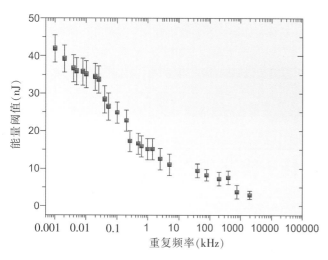

图 13-5　水中的阈值能量随着激光频率增加而降低。对于兆赫兹的激光频率而言，其阈值几乎为千赫兹激光频率的 1/2

量—低脉冲频率"组中，放大后的激光系统被用来向角膜传递 1~5 μJ 的脉冲能量。典型的重复频率约为几千赫兹。"低脉冲能量—高脉冲频率"组则与此相反，而 Ziemer 达芬奇飞秒激光是目前该组中仅有的一种投入商业应用的设备，其采用较短的 200 飞秒脉冲，具有较大 NA 值的光学系统，以及超高的脉冲重复频率（大于 5 MHz）。在这样的设计中，所需的脉冲能量范围略小于 100 nJ（纳焦），其仅向眼部传递几纳焦的脉冲能量，并采用兆赫兹数量级的重复频率，这明显属于"低脉冲能量—高脉冲频率"组的范围。基于不同的激光参数，这两组类型激光在切割过程中的物理性质方面也不尽相同。在"高脉冲能量激光

组"，切割过程由机械力所引导，该机械力由膨胀的气泡产生并将组织破坏。该切割过程非常有效，因为被破坏组织的半径大于激光斑本身。因此，扫描激光脉冲的斑点间距可大于斑点直径（图 13-6A）。另一方面，由于聚焦的精度较低且残余的气泡较大，可能会出现角膜瓣质量差、OBL（opaque bubble layer, 不透明气泡层）、TLSS（transient light sensitivity syndrome, 短暂性光敏感综合征）以及前房气泡等情况。此外，为了正确使用准分子眼部跟踪系统，还需要额外增加等待时间。若采用低脉冲能量，切割组织的破坏过程会受到激光脉冲焦点大小的限制。事实上，实际的光子相互作用体积甚至要比焦点体积更小，这是由于非线性相互作用需要一个特定的阈值来促使光爆破效应的发生。因此，对于同一区域而言，我们需要更多的脉冲来进行切割。为了将总的操作时间控制在相同水平，较高的脉冲重复频率就十分必要（图 13-6B）。由于采用了纯飞秒激光振荡器，与放大系统相比，它可在保持高稳定性且不受环境影响的同时传递较高频率的脉冲。临床显示即便存在角膜瘢痕，它也能达到完美的切割效果。

患者和方法

研究共纳入 9 只眼，其在 1~3 月前均已行穿透性角膜移植术，此次将采用 Ziemer 达芬奇飞秒激光行板层角膜切削术（制瓣后行准分子激光切削）（图 13-7）。术前患者的特点包括大于 4 D 的散光，中央 5 mm 区域内大于 4 D 的角膜不规则性以及明显的高阶像差（higher order aberration, HOA）。所有患者的术前最佳视力均小于 0.125。手术采用 9.5 mm 的吸引环，瓣厚设置为 110 μm，所有板层 LASIK 切割的激光参数均采用制造商标准的推荐值。治疗前及治疗后 6 周我们对患者进行标准的眼科检查，包括视力检查、角膜地形图、波前像差仪检查。SPSS 程序被用来完成统计数据的分析。

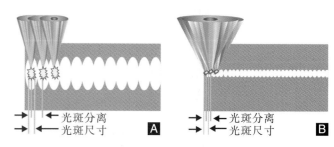

图 13-6　（A）对于聚焦角度较小但脉冲能量较高（激光频率较低）的激光而言，其切割过程由气泡膨胀所产生的机械力来引导；（B）兆赫兹频率的激光可根据切割需求提供尽可能多的脉冲，但脉冲能量较低且数值孔径较大。在这种情况下，切口的大小仅由焦点尺寸决定

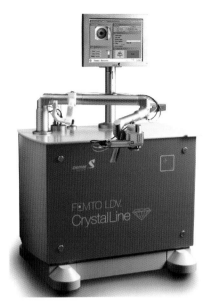

图 13-7　Crystal Line 达芬奇飞秒激光系统

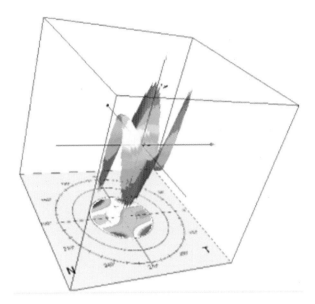

图 13-8　角膜切削术前的三维高阶像差;幅度:13.28 μm

结果

在进行板层角膜切开术并复位角膜瓣后,我们观察到角膜不规则指数显著降低,其在中央 5 mm 区域内平均为(-0.33±0.42)D(表 13-1)。同时角膜散光也下降至(-3.01±2.14)D(P=0.19),而轴位变化为(14.28±2.12)°。此外 HOA 值也显著降低。这使得患者视力得到了显著改善,提高 3 至 7 行不等(平均 5±1.4)。HOA 分析发现其振幅从术前的 13.28 μm(图 13-8)骤降至术后的 1.82 μm(图 13-9)。同时,术后(图 13-11)的点扩散函数(point-spread function, PSF)也较术前(图 13-10)显著降低。

讨论

本研究探讨了 PKP 术后采用 Ziemer 达芬奇飞秒激光行板层角膜切削术的手术效果。使用这种飞秒激光技术有助于减少或消除许多与制瓣相关的轻微甚至严重的并发症[7-11]。通常情况下,用飞秒激光切割时介质必须是透明的。然而,这项研究已经证明,Ziemer 达芬奇

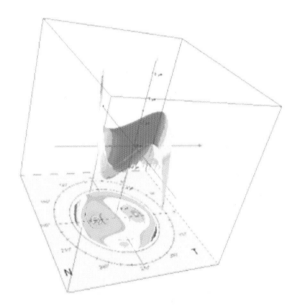

图 13-9　角膜切削术后的三维高阶像差;幅度:1.82 μm

飞秒激光由于其独特的特点,即便对于曾行 PKP 手术留下瘢痕的角膜,也能够进行完美的板层切削并产生光滑的基质床。经验显示,这种角膜瓣的活动性堪比微型角膜刀制作的瓣膜,无组织间桥的干扰,且角膜瓣厚度的准确性增加。由于穿透性角膜移植术后形成了瘢痕,角膜组织中的张力会破坏角膜中央的光学特性,从而损害视力。在角膜前 1/3 行板层角膜切削术可相对松解组织,同时减少角膜的不规则性和像差,从而改善视力和视觉舒适度。这种治疗可为用标准的屈光手术方法进行后续屈光度微调打下基础;即通过对基质床行准分子激光切削的 LASIK 手术以及重新掀开飞秒激光所制的角膜瓣。

表 13-1　角膜地形图参数

	兆瓦	标准偏差
△角膜不规则性指数	-0.33	0.42
△角膜散光	-3.01	2.14
△散光轴位变化	14.28	2.12

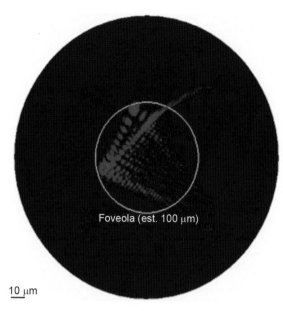

10 μm

图 13-10　角膜切削术前的高阶像差点扩散函数

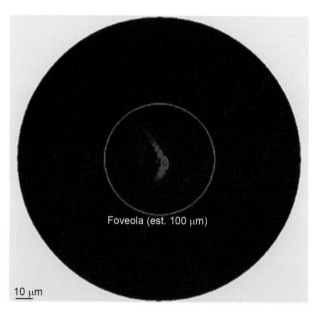

10 μm

图 13-11　角膜切削术后的高阶像差点扩散函数

（李莹 译 张丰菊 校）

参考文献

1. Heisterkamp A, Ripken T, Mamom T, Drommer W, Welling H, Ertmer W, Lubatschowski H. Nonlinear side effects of fs-pulses inside corneal tissue during photodisruption, Appl Phys. 2002;B,74,1-7.
2. Lubatschowski H, Maatz G, Heisterkamp, Hetzel U, Drommer W, Welling H, Ertmer W. Application of ultrashort laser pulses for intrastromal refractive surgery; Graefe's Arch Clin Exp Ophthal. 2000;238:33-9.
3. Noack J, Vogel A. Laser-Induced Plasma Formation in Water at Nanosecond to Femtosecond Time Scales: Calculation of Thresholds, Absorption Coefficients, and Energy Density; IEEE J. Quantum Electron. 1999;35(8):1156.
4. Vogel A. Noack J. Mechanism of femtosecond laser nanosurgery of cells and tissue Appl Phys. 2005;B,81(8):1015.
5. Ripken T. Anwendung von MHz-fs-lasern in der Ophthalmologie und Erarbeitung eines Therapiekonzeptes für die laserassistierte Behandlung der Alterssichtigkeit, Dissertation, Gottfried Wilhelm Leibniz Universität Hannover, 2007.
6. Nordan LT, Slade SG, Baker RN, et al. Femtosecond laser flap creation for laser in situ keratomileusis: six-month follow-up of initial US clinical series. J Refract Surg. 2003;19:8-14.
7. Ratkay-Traub I, Ferincz IE, Juhasz T, et al. First clinical results with the femtosecond neodynium-glass laser in refractive surgery. J Refract Surg. 2003;19:94-103.
8. Binder PS. Flap dimensions created with the IntraLase FS laser. J Cataract Refract Surg. 2004;30(1): 26-32.
9. Iran DB, Sarayba MA. Bor Z, et al. Randomized prospective clinical study comparing induced aberrations to IntraLase and Hansatome flap creation in fellow eyes: potential impact on wavefront-guided laser in situ keratomileusis. J Cataract Refract Surg. 2005;31:97-105.
10. Kezirian GM, Stonecipher KG. Comparison of the IntraLase femtosecond laser and mechanical keratomes for laser in situ keratomileusis. J Cataract Refract Surg. 2004;30:804-11.
11. Anderson NJ, Edelhauser HF, Sharara N. et al. Histologic and ultrastructural findings in human corneas after successful laser in situ keratomileusis. Arch Ophthalmol. 2002;120:288-93.

第14章　非压平式飞秒激光角膜手术过程

Bojan Pajic，Farhad Hafezi，Brigitte Pajic-Eggspuehler，Michael Mrochen，
Joerg Muller，Dusan Pajic，Franz Fankhauser（瑞士）

本章要点

- 飞秒激光手术系统
- 非压平式手术
- 切割质量和飞秒参数
- 基质透镜切除术

引言

激光通常运用脉冲式的能量"光学破坏"组织。通常脉冲持续时间越长，需要的脉冲能量越高。激光脉冲能制造一种等离子体并且产生超音速的冲击波，从而产生比原本聚焦处激光束的体积更大的空泡。在空泡边缘，组织被裂解并产生较高的机械应力。在生物的组织细胞中存在巨大的机械变形。在对结构完整性起着重要作用的细胞基质中，多余的变形和损伤会诱发生物体内的创伤修复机制。冲击波将导致空泡周围的细胞内损伤。产生空泡的能量最终也转化成热能并被周围组织吸收。脉冲的持续时间和能量决定了热效应的大小（除此以外，特别是短波长中还观察到了光化学现象）。

鉴于以上原因，在过去认为长脉冲时间和高脉冲能量的激光（纳秒和皮秒激光）会导致不可接受的组织反应。而随着飞秒的诞生，这种情况发生了显著改变，因为飞秒需要的每脉冲能量远远低于皮秒激光。参考文献1中有关于纳秒与飞秒的介绍[1]。但是飞秒激光仍存在一些并发症，如短暂性光敏感综合征（transient light sensitivity syndrome，TLSS）、弥漫性层间角膜炎（diffuse lamellar keratitis，DLK）、角膜内不透明气泡层（opaque bubble layer，OBL）和眩光等。OBL是否为短期副作用以及其是否间接导致了TLS或DLK仍存在争议。无论是细胞间质中产生的还是被挤压进去的，像自由基等副产物的分解，都可能会导致长期并发症。

通过下述对细胞手术的研究，可以估测未来的手术方式会有多大的提升[2]。用80 MHz频率和nJ（纳焦）数量级能量的飞秒NIR激光脉冲在细胞内进行准确切割（也叫做纳级手术或细胞手术）。在这个过程中未观察到热学副作用。图14-1为活体细胞内一条染色体的解剖结构，可以看出细胞仍保持存活。这个过程可以称为光解作用。它属于光化学作用，而非机械效应所致的光爆破。红外线中的该过程被描述为多光子裂解。在兔眼上制作角膜瓣正是应用了相同方法[3]。高重复率飞秒激光导致的组织作用目前仍在研究中。有研究结果表明[4]，具有相同能量和脉冲数目的脉冲序列，重复频率越高导致的组织效应越小（图14-2）。

一般认为，激光被吸收能量的大小决定了与组织的作用强度。下面的图描述了激光手术装置发射激光的能量分布情况，其应用了命名系统[5]并包括线性吸收和自由电子产生等名词。切割过程中，激光聚焦的位置不断变换，所以与组织作用的被吸收能量呈非线性吸收。

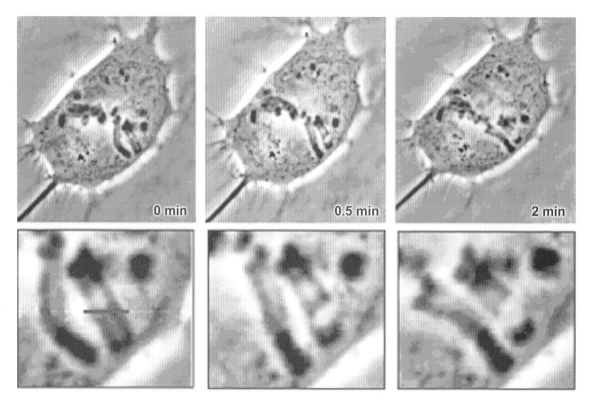

图14-1　活体细胞内一条染色体的解剖结构

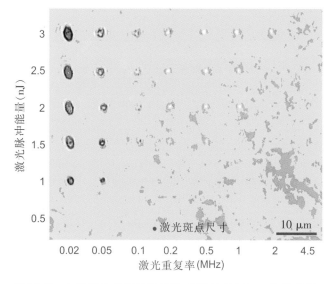

图14-2　在恒定激光脉冲数10^6和恒定波长800 nm的条件下，新鲜猪角膜在不同的重复频率下进行基质内手术的光学显微镜成像。每一列显示不同的重复频率(0.02~4.5 MHz)，每一行显示不同的激光脉冲能量(0.5~3 nJ)。激光方向为常规指向页面

飞秒激光手术系统

操作设备是基于再生振荡器放大系统 Pharos(光学

转化)。这种激光系统工作波长为 1030 nm，提供持续 300 fs 的脉冲，重复频率从 10~350 kHz 不等。对于角膜手术而言，Pharos 激光系统的输出光通过 f-θ-远心透镜被传递到一个 xyz 扫描仪(Scanlab)。此光学系统的数值孔径为 0.086，聚焦形成 4 μm 宽的激光束。

在下一章节中笔者将详细讨论在不压平眼球的情况下进行角膜手术。它使用液体层接触来代替压平，但是该液体层在不同的眼睛有不同的厚度，即无法像市场上其他飞秒手术设备一样在参考表面的帮助下进行激光聚焦定位。因此，笔者使用一种定位系统来确定眼球的顶点，并将其作为后续操作的参考点。眼球顶点的定位是通过一种共焦设备完成的，这种设备同时保证手术光束也能沿同样的光学路线进入。

定位系统包含与光纤耦合的单模式激光二极管，其波长为 980 nm(接近手术激光的基础波长)，其持续的输出能量为 150 mW。它能聚焦在眼球上并沿光学装置从角膜上反射回来，然后被与单模光纤相连的光电二极管探测到。当光电二极管的信号最大时表明激光聚焦在眼球的顶点上。这种共焦系统的分辨率只取决于聚焦光学器件上的数值孔径和系统误差。受限于 f-θ-透镜相对较低的数值孔径，这项装置的纵向分辨率为 5 μm。

激光聚焦的 z-扫描是通过整合到 xyz-扫描仪的可变望远镜实现的。应用扫描仪的两个镜面(分别为 x、y 参数)和 z-扫描，激光聚焦扫描一个由电脑程序计算的 3D

坐标集。切割瓣、透镜、角膜瓣蒂和瓣缘等角膜的 3D 参数均基于个体的眼球性质。这些性质,尤其是角膜曲率、散光和顶点-瞳孔中心距离,能通过 Scout 角膜散光测量的角膜地形情况获取。角膜瓣是通过角膜曲率和能位于任何部位的角膜瓣蒂进行预估算的。透镜参数是通过 Munneryll 公式[6]计算出的屈光矫正需求来确定的。根据所需深度从眼球顶点开始进行环形切割,通过改变角膜 z 方位的深度从而扩大直径。在软件的控制下,环上点间的距离和环间的距离可以任意选择。整个过程中,CCD 照相机将对眼球进行监测,该照相机能通过激光束产生的 2 μm 薄膜获取眼球的图像。

非压平式手术

目前大多的飞秒屈光手术装置多少都会将眼球压平,从而获取有利于飞秒激光进入角膜的眼球平面[7]。在弯曲的角膜表面上直接切割会诱发严重的彗差,从而降低切割质量。在弱压平的病例中,会在眼球上应用一种与角膜等曲率的适应片。而在强压平的病例中,用玻片向下压眼球会产生疼痛。我们手术的创新性在于将一种屈光系数与角膜(一般 n=1.376)相近的液体(生理盐水)(n=1.338)应用在眼球顶部的负压环内。该液体屈光系数匹配好,因此能使飞秒激光脉冲进入角膜的波前畸变最小化。液体的厚度从几百微米到一毫米不等。通过这种方式,非压平式角膜手术得以实现。图 14-3 为抽吸环的简图。

去掉上皮层的猪眼在接触这种液体后会产生严重的角膜水肿。测厚仪测出厚度增加可达 100 μm。因此,只有在角膜厚度保持不变的情况下才能开始进行该操作。眼

球的放置定位和飞秒激光操作的时间(少于 1 min)决定了整个手术操作的时间,已被证实在这个过程中角膜厚度变化不超过 2~3 μm。另一个可能的影响因素是折射率的变化,如动物试验中所示,角膜水肿造成猪角膜厚度增加,从而导致折射率的改变。但是,人眼不存在该问题,因为手术过程中眼球不会退化,上皮层不会被去除。猪眼角膜厚度从 600~1000 μm 不等(多取决于年龄),折射率从 1.405~1.373 不等。若假设折射率恒定不变,这种异质性会在 3D 参数的计算中产生最高达 10 μm 的误差,从而影响目标切割深度。而人的角膜异质性则相对较小,厚度从 550~600 μm 不等,产生的误差只有 1~2 μm。

另一个重要的因素是角膜的非线性。最近的研究表明猪的角膜曲率变化呈非线性,为 $2.10^{-19} \frac{m^2}{W}$ 与水比相对较高。这意味着只有自聚焦时才能计算出准确的焦点。当然这指的是在液体层的自聚焦。因为生理盐水的非线性相对较小(类似水),所以只会造成激光波前很小的非线性改变,而且变化大小取决于液体层的厚度(定位系统能准确测量该厚度)。换而言之,液体层的作用类似于在眼球顶部的 Kerr 透镜,并被纳入 3D 参数的计算中。综合考虑以上所有因素,本系统能准确地计算焦点,从而保证合适的制瓣厚度。

切割质量和飞秒参数

有一个错误的概念认为 Gaussian 光束定义的聚焦体积和加工材料产生的体积相等。事实上在像飞秒激光这样非线性的吸收过程中,这种等量关系不再存在。特别是在使用短脉冲和高聚焦能量的情况下,也就是说与使用共焦系统的椭圆体积相比,使用 Ziemers LDV 时光子的干涉体积几乎为球形(图 14-4)。

脉冲能量产生的空泡和机械力则更具有显著性。以水中空泡的试验为例,空泡的左边为低会聚力系统,右边为高会聚力系统,将其左右进行对比。高会聚透镜所需的

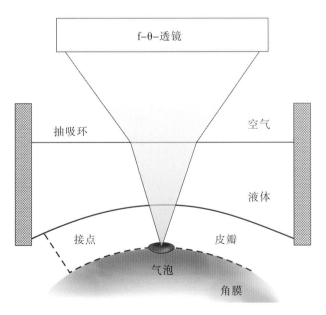

图14-3　非压平式手术几何图

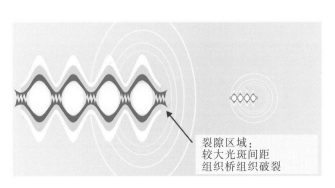

图14-4　光子干涉区对照图

脉冲能降低了约 12 倍。尽管由于试验是在水中进行，只能起到部分说明的作用，但是该试验仍证实了会聚力对作用区域形状和大小的影响。

脉冲能(1350 nJ，激光从左侧入路)制作大空泡目前仍在使用(图 14-5A)。也可用脉冲能(106 nJ)制作小空泡(图 14-5B)。在组织空化过程中，气泡应该更小，否则将不可能用共焦激光系统切割 110 μm 的角膜瓣。使气泡膨胀并将水排开的能量最终得被周围组织吸收，这将不可避免地导致压力和损伤，并使气体进入内部层状孔隙(OBL)。综上所述，气泡越小，压力和基质内的气体残余也越小。

由于基质内的薄层为水平走向，大空泡膨胀造成的机械力更容易导致组织在水平方向发生分离。这种情况下，切割可部分通过薄层间的裂隙(图 14-4)。该现象仅存在于高脉冲能的情况下，而且由此导致的机械力对剩余角膜组织的影响不可忽视。而垂直切割不会发生薄层分离。因此，低 NA 飞秒激光系统使用的脉冲能比水平方向高 50%。

与之相反，由于低脉冲能和低气压，Ziemers LDV 不会通过机械力分离组织。LDV 的作用主要基于光解。因此，垂直切割的脉冲能不必提高。空间重叠脉冲结合高重复频率使得在相反方向上产生了微排气槽，其会降低产生的气压。应该注意的是，使用特殊的调节装置甚至可将产生的气泡减少到零。

在作用区域较小的情况下，为达到可与共焦激光系统比拟的切割速度，则需要提高重复频率。为了研究高重复频率可能产生的影响，需要进行组织切片。下面的组织切片可见角膜内的切割区域(箭头所示)。由于 Crystal Line LDV 产生的气体很少，切割区域只能模糊的识别出来。切割区域旁的基质未见任何热学的副作用。

基质透镜切除术

在眼科领域，人们总希望用一台设备完成屈光手术所有的步骤(制瓣和切除透镜体)。这台设备能通过改变曲率半径进行无屈光性(角膜瓣)和有屈光性(透镜体)的切割。掀开角膜瓣后，去除基质内组织，接着复位角膜瓣。通过该过程，角膜曲率发生变化，实现了永久性的屈光矫正。对于伤口愈合，不掀开角膜瓣而只通过角膜上的侧通道移除基质透镜可能更具优势。并且该系统在 z 平面具有灵活性，使其能在基质内塑造任意表面，因此能矫正高度屈光不正。

图 14-6 展示了角膜瓣和基质透镜体的切除。左图可见深 150 μm 的角膜瓣，其下透镜体的中心厚度为 100 μm，两者的直径为 10 mm。相应的屈光矫正为-5 D。右图可见很薄的透镜体(类似透镜的基质内组织)，其中心厚度为 35 μm，提供-1 D 的屈光矫正。从右图可见，更薄的透镜体可实现更小的屈光矫正。后者即是通过角膜侧切口取出 35 μm 厚的透镜体的例子。

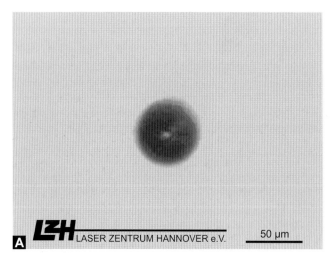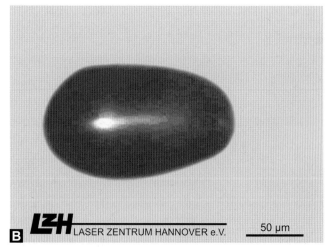

图14-5 　(A)低NA飞秒激光系统的1350 nJ脉冲能；(B)高NA飞秒激光系统的106 nJ脉冲能

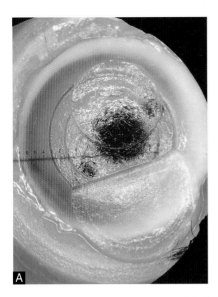 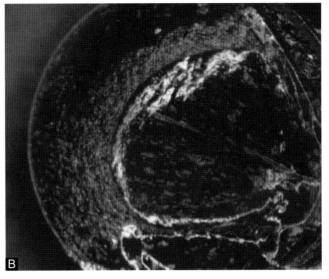

图14-6　(A)透镜体的移除；(B)通过角膜侧切口取出35 μm厚的透镜体

(李莹 译 张丰菊 校)

参考文献

1. Vogel A, Noack J, Nahen K, Theisen K, Birngruber R, Hammer DX, Noojin GD, Rockwell BA. Laser-induced breakdown in the eye at pulse durations from 80 ns to 100 fs. Proc. SPIE. 1998;34:3255.

2. König K. Multiphoton microscopy in life sciences. Journal of Microscopy, Vol. 200, Pt 2, November 2000, pp. 83-104/ J Microscopy. 2000;200(2):83-104.

3. Wang BG, Lohmann CP, Riemann I, Schubert H, Halbhuber KJ, König K. Multiphoton-mediated corneal flap generation using the 80 MHz nanojoule femtosecond near-infrared laser. J Refract Surg. 2008;24(8):833-9.

4. Kuetemeyer K, Baumgart J, Lubatschowski H, Heisterkamp A. Repetition rate dependency of low-density plasma effects during femtosecond-laser-based surgery of biological tissue. Applied Physics B: Lasers and Optics. 2009;97(3):695-9.

5. Vogel A, Noack J, Nahen K, Theisen D, Busch S, Parlitz U, Hammer DX, Noojin GD, Rockwell BA, Birngruber R. Energy balance of optical breakdown in water at nanosecond to femtosecond time scales. Applied Physics B: Lasers and Optics. 1999;68(2):271-80.

6. Chang AW, Tsang AC, Contreras JE, Huynh PD, Calvano CJ, Crnic-Rein TC, Thall EH. Corneal tissue ablation depth and the Munnerlyn formula, Journal of Cataract & Refractive Surgery. 2003;29(6):1204-10.

7. Faktorovich E. Femtodynamics: A Guide to Laser Settings and Procedure Techniques to Optimize Outcomes with Femtosecond Lasers, Slack Incorporated 1st edn. (2009)

8. "Auf ein Auge aufsetzbare Vorrichtung", Graener H,Lange J, Seifert G, Fankhauser F, Hollerbach T, Magnago T, Anmeldung Nr. 07115544.4-2305.

9. Kim YL, Walsh Jr JT, Goldstick TK, Glucksberg MR, "Variation of corneal refractive index with hydration", Phys Med Biol. 2004;49:859-68.

10. Miclea M, Skrzypczak U, Faust S, Fankhauser F, Graener H, Seifert G. Nonlinear refractive index of porcine cornea studied by z-scan and self-focusing during femtosecond laser processing, Optics Express. 2010;18(4):3700-7.

第 15 章　干性年龄相关性黄斑变性

Franz Fankhauser, Maria Ott, Bojan Pajic（瑞士）

本章要点

- 对象
- 方法
- 结果
- 讨论

关键词：光子相关光谱；准弹性光散射光谱；动态光散射光谱；非渗出性(干性)年龄相关性黄斑变性。

摘要

目的

光子相关光谱测量(又名准弹性光散射光谱测量或动态光散射光谱测量)为检测正常以及黄斑病理性改变后视网膜的分子以及超微结构的变化提供了方法。这种检查因而可作为非渗出性年龄相关性黄斑变性的诊断方法,通过受试者特征曲线进行分析。

方法

应用自相关函数对 73 例正常眼以及 26 例早期非渗出性年龄相关性黄斑变性眼的视网膜黄斑区以及周边区进行了分析,对其超微结构及大分子的粒径以及扩散系数进行了记录。

结果

患眼与正常眼在大分子以及超微结构上有显著差异。

结论

光子相关光谱测量能够分析非渗出性年龄相关性黄斑变性的大分子以及超微结构的异常。目前已证实患眼视网膜黄斑区的大分子存在异常动力学表现。

引言

光子相关光谱(Photon-correlation spectroscopy,PCS)已出现 30 余年。它是测量悬浮物随机热运动、重量、形状和扩散系数的标准方法,如测量凝胶或复合液体系统中大分子。在眼科领域,PCS 已被应用于生理以及病理状态下角膜、房水以及玻璃体的检测[8-13]。目前已证实这种方法可以用来测量粒径 1~1000 nm 的颗粒。PCS 非常适用于眼科,首先因为它能无创地将显微水平、高分子水平和超分子水平的生化过程可视化。病理过程也可在活体组织内直接被实时观察。我们认为大多数病理过程在疾病表现出临床症状之前往往已经呈现出分子水平的改变。如果能在此阶段进行治疗,那么较之晚期干预应该能获得更好的治疗效果。

对象

应用光子相关光谱测量了 84 例正常人的 73 只眼以及 26 例非渗出性年龄相关性黄斑变性(nonexudative senile macular degeneration，NESMD)患者的 26 只眼(表 15-1)。正常者平均年龄为 60.5 岁,患者平均年龄为 65.5 岁。所有受试者均签署了知情同意书,并且实验通过了当地德国 Dresden 大学伦理委员会的批准。实验遵循《赫尔辛基宣言》。所有正常者及患者在接受测量后都接受了白内障手术治疗。

正常者平均视力为 0.8(最低为 0.5),患者为 0.7(最低为 0.4)。所有受试眼都由专科医师进行三面镜检查,排除 NESMD 之外的其他眼科疾病。入选标准包括软性或硬性玻璃膜疣[14-15]。

方法

诊断性激光由氦-氖激光器发射，波长为 632.8 nm,功率为 1.5~15μW,远低于美国国家安全标准中心(ANSI)制定的激光使用安全标准(20 min 累计的功率上限为 55 μW)。应用地匹福林滴眼液(Diopine 10)散瞳及 0.4% 诺维新滴眼液(Novesine)表面麻醉,应用空心光束会聚系统会聚至黄斑 (当会聚点位于视网膜或黄斑之前或之后时,可见 2 个会聚点)[16](图 15-1)。当会聚点聚焦在黄斑位置,显微镜可观察到 1 个会聚点。椭圆形的会聚光束宽 2.5 μm,长 84 μm(在空气中体积为 640 μm³)。

在操作过程中,患者能看到 3 个辅助注视点,分别是 C1(中心区)、C2(颞侧 6°)以及 C3(颞侧 12°)(图 15-2)。单次光强相关函数测量平均需要 10 s,一次测量周期平

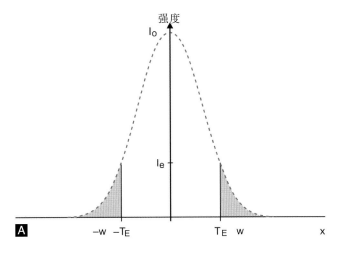

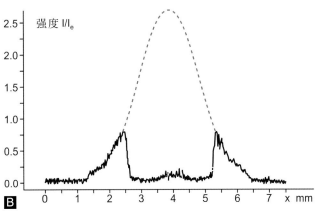

图 15-1 (A)激光强度分布原始呈高斯分布,最大强度为 I_0。I_e 为用到的最大强度,T_i 和 w 分别为空心光束的内、外半径; (B)空心光束在平面垂直传播的形态

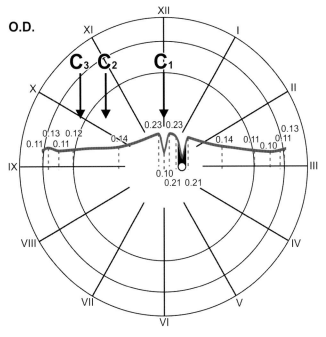

图 15-2 人类视网膜的光学检查。C1、C2 以及 C3 为检查部位,数值为视网膜厚度值

表 15-1 正常人及患者基本情况

	正常人	非渗出性年龄相关性黄斑变性
眼睛数目	73	26
年龄(岁)	60.5	65.5
视力	0.8	0.7
最差视力	0.5	0.4
最佳视力	1.1	0.8
中心注视	+	+
其他疾病	−	−
荧光血管造影下的新生血管	−	−

均需要 5 次测量。在测量过程中，观察者可通过显示器进行监测，如果观察到异常的曲线，该次曲线测量数据将被清除，进行重新测量。这些异常较易被发现。另外，电脑程序也通过探测光学及电子系统的噪声来辅助监测测量结果[1]。

雪崩二极管（EG&G，SPCM-AQ-WX1-FZ，Vaudreil，加拿大）经电子矫正器（AL-5000，5.0，ALV，德国）校正，用以测量诊断性散射光线的强度。它包含由稳定高伏供电的单光子计数二极管。二极管应用 632.8 nm 波长的光波，量子功率为光电倍增管的 4 倍，可有效采集人眼发散的微弱光信号[18]。电子的截止时间为 30 ns，而一次测量的校正时间为 1 ms，因而不影响测量。因此，τ 大于 1 s 的延迟足够衰减常数的计算。

测量频率低于光感受器范围（如：20~100 Hz）。校正的截止时间在 0.99~1.01 之间。在 20 Hz 情况下，背景相对应于计数率 1.7%；而 100 Hz 情况下，相对应于计数率 0.4%。电子信号经多个程序校正[19]。这种校正保证了在长延迟时间情况下的测量准确。测量时，2 个控制系统同时激活，1 个直接进行计算，另外 1 个进行延迟率计算。2 个计算值的平均数据被采纳为测量结果。由于测量曲线在测量过程中即可显示，因此，通过观察测量曲线形态可决定此数据是否可被采纳，或是需要删除，重新进行测量。好的测量曲线应具有的形态包括早期稳定的无明显噪声干扰的平台期、陡降的衰减期以及随之而来在 y = 1 时的最终平台期。

结果

首先，选中光强自相关函数，由式 15-7 转化为电场强度自相关函数。图 15-2 显示了测试的 C1、C2、C3 三个位置，图 15-3 显示了一位 50 岁正常被测者在视网膜中心（黄斑）和周边的电场强度自相关函数曲线。该函数曲线提示出现了指数级的衰减。Δg 是自相关函数在经历 1 ms 弛豫时间后差异。图 15-4 显示了 NESMD 患者和正常被测者视网膜中心区及周边区的自相关函数。

其后，根据 $\eta=1.16$ 推算出颗粒液体动力学半径及其扩散系数（式 15-2）（表 15-2）（图 15-5），计算出视网膜中央与周边的颗粒分布频率的差异（图 15-6）。Δg 在 1 ms 弛豫时刻进行判断，图 15-6 中横坐标的间距为 0.1。由于较易取得一处检测位置的 2 个测量值，因此 2 次测量平均值被用于计算最终数据。负差值意味着中心视网膜自相关函数曲线的差异小于周边。结果发现 46% 的正常被测者的 Δg 值高于 NESMD 眼。45% 的 NESMD 眼 Δg 值小于 - 0.1。为了便于区别正常情况与异常情况，诊断需要设定临界值，如当差异大于临界值，认为被测眼属于正常

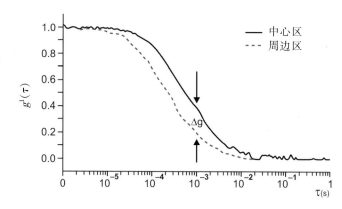

图 15-3　50 岁正常被观察者视网膜中心及周边的电场自相关函数 $g^{(1)}(\tau)$。Δg 为时间衰减 1 ms 矫正曲线造成的差别

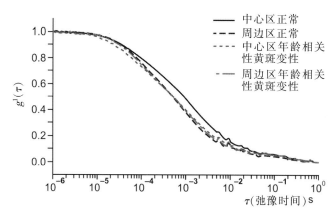

图 15-4　电场自相关函数在黄斑变性 C1 与正常黄斑 C2 以及正常周边视网膜 C3 的对比

表 15-2　粒径以及扩散常数

半径 (nm)	扩散常数 (m²/s)
8	2.5×10^{-11}
10	2.0×10^{-11}
13	1.5×10^{-11}
83	2.4×10^{-12}
183	1.1×10^{-12}
690	2.8×10^{-12}
896	2.2×10^{-12}

范围，无患病。相反，诊断成立，可判断存在患病情况。由表 15-3 所示，临界值设定为 0.05，由此得到的诊断敏感性为 78%，而特异性为 72%。

这些数据由 ROC 曲线（receiver operating curve）（图 15-7）所显示[20]。众所周知，曲线越接近于 0.1，诊断的准确性越大。同样的，有越多的错误诊断经历，诊断的正确性会得到提升。图 15-7 提示 ROC 曲线在 0.00 之后有一次测量显著偏离了相对曲线。目前一个位置仅测量 2 次，故

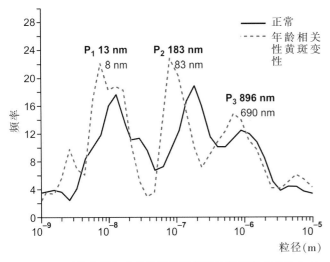

图 15-5　正常黄斑与患病黄斑粒径以及扩散系数改变的分布

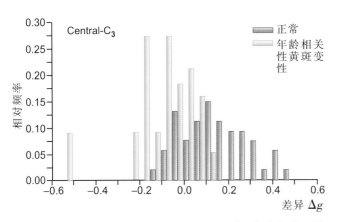

图 15-6　正常眼与患眼中心区与周边视网膜电场自相关函数差异的相对频率分布(间隔宽度为 0.1)

表 15-3　以 $\tau = 1\ ms$ 设定 $\Delta g > 0.05$ 为正常，$\Delta g < 0.05$ 为异常进行的检测汇总

视网膜情况	诊断		总数
	有	无	
AMD	0.78	0.22	1.0
非 AMD	0.28	0.72	1.0

一般认为如果测量更多次数取平均值来计算，可更好的符合相对曲线。同样，ROC 曲线下方面积即为诊断特异性及敏感性的平均情况。

讨论

光子相关光谱测量是非侵入性光学检查手段，可用于胶体和眼组织中小颗粒及分子的测量。它能发现正常

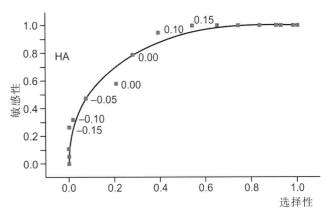

图 15-7　NESMD 诊断 ROC 曲线，通过黄斑及周边视网膜在 $\tau = 1$ 情况下测量获得数值进行临界值设定后显示的诊断情况。数值以小方块显示，黑线为符合曲线

眼与 NESMD 患眼的眼内大分子与组织结构的差异。光子相关光谱测量可通过计算大分子和小颗粒的运动，得出自相关函数，由此得到它们的的粒径、扩散系数、黏滞系数。在多分散体系如生物组织中，光子相关光谱可测量各种分子的特性。自相关函数最终需要通过 Laplace 函数(式 15-6)转化对不同的分子区别观察，然而这又引出了可能引起结果偏倚的数学问题，因为这些结果可能被噪声干扰。这也是微小颗粒的测量往往被噪声干扰的原因[19]。尽管有诸多限制，用这种方法测量粒径还是可能的[4-13]。

本临床研究对 73 例正常眼及 20 例 NESMD 患眼进行了测量。测量(例如：自相关函数)选取黄斑区以及 2 处视网膜黄斑外周边区进行。然后计算颞侧散射光强涨落的时间相关性，并根据其得出分子粒径。为此，其电场也需从测量漫散射光的强度中推导出。

尽管个体间存在差异，但视网膜粒径仍可进行测量和比较。正常眼的视网膜黄斑区以及周边区得到自相关函数存在差异，而 NESMD 患眼的差异却消失。因此可以得到如下结论：黄斑区与周边区自相关函数的差异来自中心凹视锥细胞对光散射的选择性特点。因为黑色素可增强散射光信号，色素上皮的退行性改变和缺失可能也会产生同样的异常光散射情况。

异常的光散射可由色素上皮、光感受器以及其他视网膜微颗粒共同引起。我们已经发现视网膜存在 15 nm、80 nm 以及 900 nm 大分子的分布。当黄斑疾病可由一次黄斑区以及一次周边区测量得出诊断时，相关函数将不再被需要转化。

总结

视网膜周边区与黄斑区光散射情况的差异可被量化，经 ROC 曲线分析得到临界值进行疾病的诊断，其敏

感性为78%，而特异性为72%。我们通过研究已经观察到正常人与患者从自相关函数得到的不同数值存在一定的重叠性，这可能是由于这种疾病的主要生物学指标诊断有解剖学标准。例如，多数情况，其诊断标准为"硬性或软性玻璃膜疣"[14-15]。脉络膜玻璃膜疣是 NESMD 诊断的重要指标，但存在脉络膜玻璃膜疣的患者视觉函数可能正常，或者不存在脉络膜玻璃膜疣的所谓"正常眼"却存在病理改变。临床应用时应重视其诊断方法的敏感性为0.85。这一情况在诸多临床疾病诊断中亦普遍存在。

提高黄斑区光子相关光谱测量的准确性，有多种方法是可行的，这包括了测量系统的改进以及数据的收集和分析。数据收集准确性的提高可通过多点视网膜采集以及多次检测取平均数值实现，因为在视网膜不同区域平均值差别甚微。自相关函数的准确性的提高依赖于更相匹配的滤光镜。我们认为相关函数与测量时间存在相关性。也许其他参数，如测量区域等也与准确性有关。最重要的是，粒径的分布测量需被进一步优化。此外，专用滤镜的使用、视网膜光散射模型的建立、眼动引起的自动数据探测也需引起重视。局部屈光状态以及黏性情况有可能会对颗粒的测量有干预。以上方法可进一步改进粒径的测量。

同时，加深理解分布函数可有效提高诊断敏感性以及特异性。这可帮助我们更好理解视网膜中心区及周边区的光散射机制，提升临床诊断力。测量系统也可进一步改进，增加对视网膜特定区域的测量。需要注意的是，现实中有很多经颗粒散射后的光波波长大于测量激光的波长，这样的情况也可以被测量，但测量得到的粒径小于真实粒径。当波长大于氦氖激光（632.8 nm）的激光光源用于系统，那么对于这种颗粒的测量准确性将有效提升。结合眼部光谱吸收特点，波长 900~110 nm 之间的激光被认为最合适作为光源。另一个可能改进的方面是提高激光的最大暴露时间或能量（BGI 2003），这样可以增加信噪比。在用波长 632.8 nm、能量 30 μW 的激光测量白内障患者能量不足而测量困难时，这样的方法即可发挥作用。另外，受眼部运动导致的信号干扰以及测量的不准确性也可通过同时测量视网膜中心区及周边区而降低。

（李莹 译 刘泉 校）

附录

光子相关光谱理论

材料中的散射粒子因散射作用会改变入射光的传播方向[21],散射光的角度分布与散射体的尺寸和位置有关。对散射光进行分析可以得到散射体中的分子或微观结构的相关信息。这些信息都包含在散射光强随时间的变化过程中,可以通过光强信号的自相关函数 $g^2(\tau)$ 进行解读。

$$g^2(\tau)=1+\frac{\langle l(t)l(t+\tau)\rangle}{(\langle I\rangle\tau)^2} \qquad (式15-1)$$

散射光强的变化主要源自散射粒子的相对运动。此外,非球形粒子的转动或散射体体积的变化也会引起散射光强的变化。

非束缚粒子的随机运动可以用布朗运动的数学模型来描述,并通过平动扩散系数 D 进行表征。

在 Stokes-Einstein 公式中,扩散系数 D 与粒子的流体动力学半径 R_h 成反比:

$$D=\frac{K_BT}{6\pi\eta R_h} \qquad (式15-2)$$

其中,η 是悬浮液的黏性,T 是温度,K_B 是玻尔兹曼常数。

体积较小而扩散系数较大的粒子会展现更快的分子运动,该运动与散射光强的变化有直接关联。

为表征相关函数的衰减,需要定义弛豫率参数 Γ(或衰减常数 τ_c):

$$\Gamma=\frac{1}{\tau_c}=q^2D \qquad (式15-3)$$

其中,散射矢量 q 表征散射光强的空间分布:

$$q=\frac{4\pi n}{\lambda}\sin\left(\frac{\theta}{2}\right) \qquad (式15-4)$$

其中 θ 为散射角。

在单分散性溶液中,弛豫率 Γ 与自相关函数 $g^{(2)}(\tau)$ 有关:

$$g^{(2)}(\tau)=I_0\left[1+\exp(-2\Gamma\tau)\right] \qquad (式15-5)$$

在多分散溶液中,$G(\Gamma)$ 的关键影响因素 $g^{(2)}(\tau)$ 变得不确定,需要通过电场的自相关函数 $g^{(1)}(\tau)$ 来求解 $g^{(2)}(\tau)$。

假定不受寄生的静态杂散光作用的影响,且没有粒子之间的相互作用,电场的自相关函数 $g^{(1)}(\tau)$ 与被测光强的自相关函数 $g^{(2)}(\tau)$ 之间满足 Siegert 关系式:

$$g^{(2)}(\tau)=1+\left|g^{(1)}(\tau)\right|^2 \qquad (式15-6)$$

特定的粒子尺寸分布会形成对应的自相关函数 $g^{(2)}(\tau)$,该函数是由包含衰减常数在内的一系列的指数函数叠加而成,可以用多项式进行拟合[22]。

$$g^{(1)}(\tau)=\int_0^\infty G(\Gamma)\exp(-\Gamma\tau)\mathrm{d}\Gamma \qquad (式15-7)$$

其中,$G(\Gamma)$ 需要用程序 CONTIN 进行分析[23]。

外差法

首先要区分光强的相关函数 $g^{(2)}(\tau)$ 和电场的相关函数 $g^{(1)}(\tau)$。光强是可以被探测的物理量,而电场则无法测量,因此,这两个函数需要通过式 15-8 进行关联,具体来说有两种关联方式。第一种被称为零差方法,该方法通过测量散射光强来计算相关函数。另一种被称为外差方法,它是将用于诊断的 He-Ne 激光分为两路相干光,一路入射样品,形成的背向散射光与另一路没有发生散射的激光叠加,并被探测器接收。

在非理想条件下,外差信号会与诊断(零差)光束的信号叠加,形成部分外差作用,从而给自相关函数带来伪信息。在人眼活体测量中,这种作用同样存在,故需要引入一定量的寄生杂散光干涉来消除这种副作用。角膜接触镜就可以产生这种寄生杂散光,当然也可以由增殖性糖尿病性玻璃体视网膜病变的胶原纤维来产生。需要注意的是,在弱外差作用下,相关函数的幅值只会出现微弱衰减,因而很难察觉出相关函数的改变量。例如,在 45% 的局部振荡下,相关函数的幅值只衰减 15%,但是散射粒子的流体动力学半径的计算误差将达到 40%。

在零差方法实验中,Siegert 关系式为:

$$g^{(2)}(\tau)=1+\beta\left|g^{(1)}(\tau)\right|^2 \qquad (式15-8)$$

其中,校正因子 $0<\beta<1$,在单模光线中 $\beta=1$。当寄生杂散光(例如非相干的背景光)进入测量系统时,或者当探测器出现静默现象或饱和现象时,β 就会减小。这种情况在人眼中同样存在(更大或更小程度上)。这些全局性的噪声信号可以通过 Flammer 和 Ricka 程序与方法进行探

测。在外差作用下,式 15-8 将会失效,需要引入新的外差参数:

$$h=I_l/I_s \qquad (式\ 15-9)$$

其中,I_l 是零差(诊断)信号,I_s 是外差(寄生)杂散光信号,式 15-8 则改写为:

$$g^{(2)}(\tau)=1+\frac{h}{(1+h)^2}\mathrm{Re}\left[g^{(1)}(\tau)\right]+\frac{h}{(1+h)^2}\mathrm{Re}\left|g^{(1)}(\tau)\right|^2$$

$$(式\ 15-10)$$

其中参数 h 的计算方法为:

$$h=\frac{1}{g^{(2)}(O)-1}-1 \qquad (式\ 15-11)$$

这样就可以通过 $g^{(2)}(\tau)$ 计算出 $g^{(1)}(\tau)$,并进行后续数据分析。

仪器

受瞳孔尺寸的限制,实验所使用的光学系统主要包含激发光路(入射到人眼)和散射光路(由人眼出射)。有关该系统的详细信息可以查阅相关文献[18],这里只对其中的重要器件进行介绍。

辐射源

光源采用 He-Ne 激光(美国加利福尼亚州,Uniphase 1103P),功率 20 mW,中心波长 638.2 nm。在激光到达视网膜之前,能量的吸收损失约为 20%。根据普朗克定律,光子能量随波长的增大而减小。本实验采用的激光波长在可见光的长波区域,光子能量相对较低,对视网膜新陈代谢的干扰及光感受器的毒性作用很小。用单模光纤(TEM 模>95%)来传递激光能量,通过耦合器将激光耦合到光学系统。与多模光纤相比,单模光纤具有抑制高阶传播模式、损耗较低、出射激光能量呈高斯分布等优点。

光学简图

由单模光纤出射的激光光强的高斯分布为:

$$I(x)=I_0 e^{-2(x-x_0)/w^2} \qquad (式\ 15-12)$$

其中,w 是光强降到中心峰值 13.5% 时的光束宽度。实验仪器包括一台 Haag-Streit 裂隙灯显微镜(900 BQ)和各种光学零部件(图 15-1A、图 15-8 和图 15-9)。对入射激光采取中心遮拦(图 15-8),激发光路和诊断光路采用同一套光学系统,并且激发光路、诊断光路和观察光路实现共焦面。图 15-8 给出了在对视网膜进行测量过程中的光线路径,红色是入射的激发光,蓝色是出射光即被散射的诊

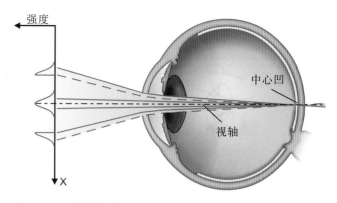

图 15-8　光学结构图。中心遮拦光束(红色)在视网膜聚焦,杂散光(蓝色)被探测器接收

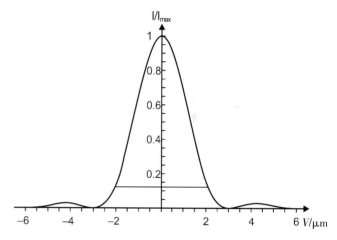

图 15-9　焦平面上的聚焦光斑截面强度分布

断光路。计算中采用平均散射角 6°,该角度对应于水中为 4.5°,在视网膜(n=1.35)中为 4.1°,散射角 θ=180°$-\alpha_s$。在上述条件下,若采用恒定的散射矢量,能够满足 100 nm 直径的乳胶球在相干时间 τ_c=(0.31±0.15) ms 内的计算需要。如果对所有可能的散射矢量进行计算,只需要 0.1% 的校正。因此,本实验可以在恒定的角度 θ_s 下对光散射进行精确测量和分析。

在焦点处和在散射区中的强度分布

需要关注的是中心遮拦光束自身及其焦点处的强度分布(图 15-9),以及该光束的焦深和产生的散射区域。焦点附近处的光强分布需要根据惠更斯-菲涅尔原理,利用 MATHEMATICA 4.0 软件进行数值计算。当入射的激发光聚焦在视网膜上时,15 mm 的数值孔径能够满足 6 mm 的瞳孔直径要求。图 15-9 给出了在焦点处沿光轴截面的光强分布。此外,在激发区域和散射区域中可以用等高线描绘出 50% 峰值强度的空间作用范围。

散射光束

激发光束的聚焦体积 V 是由其电场激发形成的,可以通过对激发光束和散射光束的重积分进行计算:

$$V = \int dr I_e(r) I_s(r) \qquad (式 15-13)$$

在空气中,该聚焦体积约为 640 μm^3,其 50% 峰值能量区域类似一个长 84 μm、宽 2.5 μm 的椭球体。在视网膜中(n=1.35),该聚焦体的相应尺寸将变为长 154 μm、宽 3.4 μm,可以覆盖至少 2 个视细胞,其 154 μm 的聚焦长度还能够同时覆盖视细胞层和色素上皮。

激光功率的局限性

为避免高激光功率对视网膜造成热损伤或者光化学损伤,需要用滤光片对入射激光的激发能量进行衰减。视网膜的损伤与激光持续照射时间和功率有关。美国国家标准学会(ANSI-Z-1361,1993)标准中规定:为避免损伤,入射人眼的最大激光功率为 55 μW(在角膜处测量),持续时间应小于 20 min。实验中,每次对人眼进行测量前都要使用硅基探测器对激光功率进行测定,并根据最大激光功率来调整信号接收器的计数率。在对晶状体透明的患者进行测量时通常只需要 20 μW 的激光功率,当遇到晶状体较为混浊的患者时,可能需要 30 μW 以上的激光功率才能探测到信号。

探测器和相关器

利用由稳定高压驱动的单光子计数器(SPAD)对杂散光强进行测量。在 632.8 nm 波长下,该单光子计数器的量子效率是光电倍增管的 4 倍,非常适合用于探测来自视网膜的微弱杂散光。由于单次测量所需的自相关时间在 1 ms 量级,远大于探测器的静默时间 1 μs,所以该探测器可以用于衰变常数的测量。测量时使用光子探测器的低频工作区域,比如 20~100 kHz,探测器静默时间的校正值在 0.99~1.01 之间。在 20 kHz 工作频率下,本底辐射约占探测器计数率的 1.7%,100 kHz 工作频率时则占 0.4%。测量得到的数字信号经相关器处理后,进行对称归一化,以便在更长的延迟时间内提高统计的准确性。实验中启用两路监控信道,一个信道用于直接计数率,另一个信道用于延迟的计数率。两路信道数据平均值的乘积用作归一化处理。测量过程中可以在屏幕上实时显示自相关函数曲线并进行评估,必要时还可以再现测量结果。高质量的自相关函数曲线的特征是:在起始阶段曲线状态平稳,不受噪声干扰,中间下降沿陡峭,最终曲线将在 y=1 处保持稳定。

眼球运动

眼球存在三类非自主运动:漂移、微扫视和微震动。漂移运动最缓慢,幅度约为 2.5′,速度为每秒 2′~8′。微扫视的幅度为 3′~50′,最大线性速度与运动幅度有关。微震动属于眼球的一种纠偏运动,幅度小于 12′,速度为每秒 10′,频率约为 30 Hz。

球形粒子的扩散常数间接与它的流体动力学半径成正比。因此,为评估眼球的非自主运动对测量造成的影响,要将运动的视网膜视为静态粒子的集合,以便于计算它的扩散常数和流体动力学半径。在此基础上,上文提到的眼球漂移运动就可以与速度在 1×10^{-11}~5×10^{-11} m/s 之间的静态粒子的表观运动相比较。与直径 100 nm 的粒子相比,静态粒子表观运动的扩散常数要高出 1~2 个数量级。根据 Stokes-Einstein 关系式,眼球漂移运动所产生的表观扩散常数对应静态粒子的流体动力学半径在 5~20 nm 之间,微扫视和微震动所产生的表观扩散常数分别对应 5 nm 和 20 nm 的静态粒子流体动力学半径。因此,可以忽略眼球的非自主运动所产生的干扰。但是,眼球有意识的缓慢运动会对实验测量产生严重干扰,必须尽可能抑制,例如使用 Goldmann 接触镜可以有效抑制眼球运动,或者选用负压吸入型的接触镜可以将眼球运动完全抑制。

(厉以宇 译 刘泉 校)

参考文献

1. Fankhauser F II. Dynamic light scattering in ophthalmology. Results of in vitro and in vivo experiments. Technol Health Care. 2006;14(6):521-35.
2. Berne B, Pecora R. Dynamic Light Scattering. New York: Plenum Press; 1985.
3. Brown. Dynamic Dynamic Light Scattering. Oxford: Clarendon Press; 1993.
4. Chu B. Laser Light Scattering. New York, Academic Press; 1974.
5. Chu B. Laser Light Scattering. Basic Principles and Practice, Boston: Academic Press; 1991.
6. Chu B. Selected papers on quasi-elastic elastic light scattering by macromolecular, supramolecular and fluid systems. Bellingham: The International Society for Optical Engineering; 1990.
7. Schmitz KS. Dynamic Light Scattering by Macromolecules. San Diego: Academic Press; 1990.

8. Bursell SE, Serur JF, Haughton H, Nipper JN, Sinclair JR, Spears JR, Paulin S. Cholesterol levels assessed with photon correlation spectroscopy. Proc SPIE. 1986;712:175-82.

9. Cummins HZ, Pike ER. Photon Correlation and Light Beating Spectroscopy. New York: Plenum Press; 1974.

10. Farrell RA, Bargeron CB, Green WR, McCally. Collaborative biomedical research on corneal structure. Johns Hopkins APL Techn Digest 4. 1983;65-79.

11. Hart RW, Farrell RA. Light Scattering in the cornea. J Opt Soc Am. 1969;59:766-74.

12. Jedzhiniak JA, Nicoli DF, Baram H, Benedek GB. Quantitative verification of the existence of high molecular weight protein aggregates in the intact normal human lens by light-scattering spectroscopy. Invest Ophthalmol Vis Sci. 1978;17:51-7.

13. Latina M, Chylack P, Fragerhom P, Nishio I, Tanaka T, Palmquist BM. Dynamic light scattering in the intact rabbit lens. Invest Ophthalmol Vis Sci. 1987;28:175-83.

14. Green WR, McDonnel PH, Yeo JH. Pathologic features of senile macular degeneration. Ophthalmology. 1985;92:615-27.

15. Green WR, Enger C. Age-related macular degeneration. Histological studies. The 1992 Lorenz Zimmermann Lecture. Ophthalmology. 1993;100:15-39.

16. Rovati L, Fankhauser II, Ricka J. Design and performance of a new ophthalmic instrument for dynamic light-scattering measurements in the human eye. Rev Sci Instr. 1996;67:2615-20.

17. Flammer I, Ricka J. Dynamic light scattering with single mode receivers: partial heterodyning regime. Appl Opt. 1997;36:7508-17.

18. Daulet H, Deschamp P, Dians B, McGregor A et al. Photon counting techniques with silicon avalanche photodiodes. Appl Opt. 1983;32:3894-900.

19. Schätzel K. Noise in photon correlation data. I. autocorrelation functions. Quantum Opt. 1990;2:287-305.

20. Zou XH, Obuchowski NA, McClish DK. Statistical Methods in Diagnostic Medicine. New York: Wiley. 2002.pp.15-56.

21. Cummins HZ, Knable, Yeh Y. Observation of diffusion broadening of Rayleigh scattered light. Phys Rev Lett. 1964;12:150-3.

22. Koppel DE. Analysis of macromolecular polydispersity in intensity correlation spectroscopy: The method of cumulants. J Chem Phys. 1972;57(11):4814-21.

23. Provencher SW. CONTIN: a general purpose constrained regularization program for inverting noisy linear algebraic and integral equations. Comp Phys Comm. 1982;27:229-42.

24. Siegert AJF. Radiation Laboratory Report 465,1943.

第 **16** 章 动态光散射光谱分析糖尿病患者的玻璃体：与光子相关光谱有关的问题及解决方案

Franz Fankhauser，Bojan Pajic（瑞士）

本章要点

- 大分子的尺寸与形状
- 模型对粒子尺寸的限制
- 外差法
- 对象
- 方法
- 眼球运动引起的干扰
- 结果

关键词：动态光散射光谱，准弹性光散射光谱，光子相关光谱，糖尿病，糖尿病性玻璃体视网膜病变。

摘要

目的

获取正常人眼的动态光散射光谱（准弹性光散射光谱，光子相关光谱），以及不同程度的非增殖性糖尿病性视网膜病变患者或增殖性糖尿病性视网膜病变患者的眼部动态光散射光谱，研究玻璃体的分子变化。

研究方法

借助动态光散射光谱分析正常人群和糖尿病患者的玻璃体，评估玻璃体中运动的大分子和（或）粒子的尺寸和扩散系数。

结果

糖尿病性玻璃体视网膜病变患者的玻璃体分子出现了异常的表现。在非增殖性糖尿病性视网膜病变患者中，随着病情加重，玻璃体内的粒子直径增大，扩散常数明显减小。与此相反，在增殖性糖尿病性视网膜病变患者中，玻璃体内的粒子向更小的粒径和更大的扩散常数方向发展。这两种截然不同的现象分别反映出玻璃体内分子间物质黏度的提高和降低，二者的变化趋势相反。

结论

不管是正常人群还是糖尿病性玻璃体视网膜病变患者，从光学角度上讲其玻璃体都属于各向异性的多分散结构，对其进行光学分析难度较高。但在现有的先进的理论模型和技术辅助下，玻璃体的光学分析技术已经取得了长足进步。

引言

Bettelheim 和 Balasz 最早尝试用光学方法分析玻璃体的结构，并在实验中采用了静态光散射方法[1]。Sebag[2-4]和 Ansari[5]首次在离体实验中运用了动态光散射（Dynamic Light Scattering，DLS）技术。该项技术后续又被Rovati[6]和 Fankhauser[7]等人所采用。Ansari[5]、Fankhauser[7]和 Sebag[8]等人发现，在糖尿病患者的玻璃体中，粒子尺寸较大，证实了玻璃体的粒径存在异质性。

DLS 主要受玻璃体的结构和成分影响，而玻璃体自身又随年龄[9-10]、病理[8,11]和各种化学变化或者说代谢过程而变化[12]。早在 30 年前,DLS 就被用于测量胶体系统中的粒子尺寸,该项技术需要依靠高速的信号采集能力[13-22]。在相干光束照射下,悬浮粒子的布朗运动会引起散射光强的变化。单光子计数可以记录这种光强信号的变化过程,该信号经过自相关器处理,最终得到呈指数衰减的光强自相关函数 $g^{(2)}(\tau)$,函数中的时间常数与被测系统的结构特点相关联。

动态光散射理论和自相关函数

扩散系数 D 可以用 Stokes-Einstein 公式(式 16-1)进行计算,所需参数包括球形悬浮粒子的流体动力学半径 R_H、悬浮液黏性 η 与温度 T 以及玻尔兹曼常数 K:

$$D = \frac{K_B T}{6\pi \eta R_H} \qquad \text{(式 16-1)}$$

当有足够数量的散射粒子被入射光照射到时,散射光强的变化将呈高斯分布,光强信号的自相关函数 $g^{(2)}(\tau)$ 可以用常数基准项 B(不存在外差作用)和一个指数衰减项相加的形式来描述:

$$g^{(2)}(\tau) = B + \beta \exp\Gamma(\tau) \qquad \text{(式 16-2)}$$

$$\Gamma = 2Dq^2 \qquad \text{(式 16-3)}$$

其中 τ 是相关器的采样时间,β 是动态幅值。常数基准项与动态幅值通常又被称为被测悬浮液的延迟时间与滞后时间,且满足自相关要求 $B+\beta=2$(不存在外差作用)。散射矢量则由下式进行计算:

$$q = \frac{4\pi n}{\lambda}\sin\left(\frac{\theta}{2}\right) \qquad \text{(式 16-4)}$$

其中 λ 是光波在真空中的波长,n 是悬浮粒子的折射率,θ 是散射角。悬浮液的弛豫时间为

$$\tau_c = \frac{1}{\Gamma} = \frac{1}{2Dq^2} \qquad \text{(式 16-5)}$$

其中 D 是粒子的扩散系数。粒子的流体动力学半径 R_H 可以由式 16-1 进行计算。在多分散结构中或者当粒子直径接近入射光波长时,各种尺寸的粒子和各种扩散模式都会对自相关函数作出贡献,因此,扩散系数 D 也将复杂化。

$$g^{(1)}(\tau) = \int_0^\infty G(\Gamma)\exp(-\Gamma_\tau)\mathrm{d}\Gamma \qquad \text{(式 16-6)}$$

许多软件程序都可以拟合自相关函数以获得粒子尺寸的分布信息,其中最著名的当数 cumulant 方法[23]和 CONTIN 程序[24]。Stock 和 Ray 对其中几种方法做了详细的解释和比较[25]。

在稀溶液中,瑞利比率 $R_s(q)$ 和分子特性有关:

$$\frac{K_c}{R_s(q)} = \frac{1}{P(q)\langle M\rangle_w} + 2B_c \qquad \text{(式 16-7)}$$

其中 $K_c = 4\pi^2 n^2 (\mathrm{d}n/\mathrm{d}c)^2/N_A\lambda^4$,$\mathrm{d}n/c$ 是折射率的变化,c 是溶质质量浓度,N_A 是阿伏伽德罗常数,$\langle M\rangle_w$ 是溶液中粒子的平均分子量,$P(q)$ 是粒子形状因子[26],B_c 是第二维里系数。可以用多种方式来描绘散射光强与散射角和粒子浓度之间的关系,其中最常用的是 Zim 绘图法[26],从中可以得出粒子分子量 $\langle M\rangle_w$,粒子尺寸和形状 $P(q)$ 以及粒子之间相互作用 B_c 等信息。

大分子的尺寸与形状

小粒子可以视作散射点,当 $qR_g \ll 1$ 时,散射光强不随角度变化[$P(q)=1$,没有粒子形状信息],R_g 是回转半径。对于类似尺寸的生物大分子(如典型的球形蛋白),通过静态光散射可以测量其分子量。另外,可以将动态光散射理论中的 D 与超速离心法中的沉降系数相结合得到分子量和形状方面的信息[27]。随着粒子尺寸增大,具有一定体积的粒子不能再被视为散射点,这时,被同一分子的两个不同区域散射的光波将产生干涉作用。当粒子尺度量级达到 $qR_g \sim 1$ 时,可以采用近似表达式 $R(q)^{-1}=1+q^2 2R_g^2/3$,从散射光强的角度变化就可以准确判定回转半径 R_g。在此基础上,假如通过动态光散射得到了粒子的流体动力学半径 R_h,利用比值 R_h/R_g(R_g 为回转半径)就可以确定溶液中的粒子究竟是球状的、棒状的还是中间形态。

随着粒子尺寸继续增大,散射光强的角度变化特征将更加明显,散射光因而携带更多的粒子形状方面的信息,同时动态光散射数据的处理难度也会相应增大。与此相似,随着粒子尺寸增大,除平动扩散以外的其他扩散模式也开始对自相关函数产生贡献,并带来更多的信息,同时数据拟合的复杂程度也会提高。DNA 和多糖都属于这种类型的生物大分子[28-29]。

模型对粒子尺寸的限制

利用无相互作用的球形粒子模型来计算流体动力学半径,计算时需要满足 Rayleigh-Gans-Debye 近似:

$$\frac{4\pi}{\lambda}R_h|m-1| \ll 1 \qquad \text{(式 16-8)}$$

其中,m 是分子量。只有当粒子尺寸小于入射光波长(He-Ne 激光波长 632.8 nm)且折射率与溶剂相差很小时,式 16-8 才能满足。如果式 16-8 失效,就需要采用 Mie 理论来求解球形粒子的散射问题。同样,当粒子尺寸接近或超过入射光波长时,前向散射光将占主导地位,后向散射光会明显减弱,测量灵敏度将下降。由于散射是关于粒径的幂函数,因此在量程的末端,灵敏度也会逐渐下降,这种下降趋势可以通过增大激光功率来补偿,但该方

法在人眼的动态光散射测量中不适用[30]。

外差法

首先要区分光强的相关函数 $g^{(2)}(\tau)$ 和电场的相关函数 $g^{(1)}(\tau)$。光强是可以被探测的物理量，而电场则无法测量，因此，两个相关函数必须通过公式进行关联，具体有两种关联方式。第一种被称为零差方法，该方法通过测量散射光强来计算相关函数。另一种方法被称为外差，它是将用于诊断的 He-Ne 激光分为两路相干光，一路入射样品，形成的背向散射光与另一路没有发生散射的激光叠加，并被探测器接收。在非理想条件下，外差信号会和诊断（零差）光束的信号叠加，形成部分外差作用。在人眼活体测量时，部分外差作用会给自相关函数带来伪信息，需要引入一定量的寄生杂散光干涉来消除这种副作用[31-32]。

角膜接触镜就可以产生这种寄生杂散光，当然也可以由增殖性糖尿病性玻璃体视网膜病变的胶原纤维来产生。需要注意的是，在弱外差作用下，相关函数的幅值只会出现微弱衰减，因而很难察觉出相关函数的改变量。例如，在 45% 的局部振荡下，相关函数的幅值只衰减 15%，但是散射粒子的流体动力学半径的计算误差将达到 40%[33]。

在零差方法实验中，Siegert 关系式为：

$$g^{(2)}(\tau)=1+\beta\left|g^{(1)}(\tau)\right|^2 \qquad (式 16-9)$$

其中，校正因子 $0<\beta<1$，在单模光线中 $\beta=1$。当寄生杂散光（例如非相干的背景光）进入测量系统时，或者当探测器出现静默现象或饱和现象时，β 就会减小。这些全局性的噪声信号可以通过相应程序和方法进行探测[33]。在外差作用下，式 16-9 将会失效，需要引入新的外差参数：

$$h=I_1/I_s \qquad (式 16-10)$$

其中，I_1 是零差（诊断）信号，I_s 是外差（寄生）杂散光信号，式 16-9 则改写为：

$$g^{(2)}(\tau)=1+\frac{h}{(1+h)^2}Re\left[g^{(1)}(\tau)\right]+\frac{h}{(1+h)^2}Re\left|g^{(1)}(\tau)\right|^2 \qquad (式 16-11)$$

其中 $h=\dfrac{1}{g^{(2)}(0)-1}-1 \qquad (式 16-12)$

这样就可以通过 $g^{(2)}(\tau)$ 计算出 $g^{(1)}(\tau)$，并进行后续数据分析。

对象

选取 50 例正常人和 49 例糖尿病患者作为实验对象（表 16-1），采用 Mann-Whitney 测试方法对两组人群的年龄进行匹配，使平均年龄相近。糖尿病患者又被细分为非增殖性糖尿病性视网膜病变Ⅰ组、Ⅱ组、Ⅲa 组和Ⅲb 组以及增殖性糖尿病性视网膜病变组（表 16-2）。正常人群组的视力不低于 0.8，屈光不正不超过 3.0 D。糖尿病患者也需要接受常规的眼科检查，排除其他眼部疾病，且视力在 0.2~1.0 之间。通过 Goldmann 三面镜、荧光造影等方式，对每一位受试者的玻璃体和视网膜进行检查，发现 41% 的糖尿病患者伴有玻璃体后脱离，在正常人群组中该比例仅为 2%，还发现 85% 的糖尿病患者的玻璃体结构出现了不同程度的液化现象，在正常人群组中该比例只有 10%。对糖尿病患者的分类是依据糖尿病性视网膜病变研究小组的文献：Classification of diabetic retinopathy from fluorescein angiograms（Ophthalmology 1991;98:807–833）。

表 16-1　受试糖尿病患者（n=49）的人口统计学与临床特征。DM：糖尿病；DR：糖尿病性视网膜病变；NPDR：非增殖性糖尿病性视网膜病变；PDR：增殖性糖尿病性视网膜病变

	无 DR 的 DM	NPDR Ⅰ	NPDR Ⅱ–Ⅲ	PDR
患者数	21	8	12	8
男性	9	7	7	4
女性	12	1	5	2
糖尿病病程（年）	1~25	3~18	4~23	4~27
（平均病程）	(8.5)	(9.1)	(12.3)	(14.2)

表 16-2　各个阶段的糖尿病性视网膜病变。源自糖尿病性视网膜病变早期治疗研究小组的文献：Classification of diabetic retinopathy from fluorescein angiograms (Ophthalmology 1991; 98:807–833)

组别	严重程度	定义
Ⅰ	非常轻度 NPDR	微血管瘤
Ⅱ	轻度 NPDR	微血管瘤伴硬性渗出，棉绒斑，轻度的视网膜出血
Ⅲa	中度 NPDR	视网膜内微血管异常，严重的视网膜出血，或者在一个象限中出现静脉串珠样改变
Ⅲb	重度 NPDR	在四个象限中出现重度视网膜出血，或者在至少两个象限中出现静脉串珠样改变，或在至少一个象限中出现明显的视网膜内微血管异常
Ⅳ	PDR	新生血管和纤维增殖，视网膜情况同Ⅲb

方法

采用浓度 10% 的 Diopine 对受试眼进行散瞳，并用浓度 0.4% 的 Novesine 进行局部麻醉。通过 DLS 设备自带的显微镜以及一台辅助显微镜观察玻璃体对入射激光的散射现象[34]。在空气中可以看到聚焦光斑呈椭圆形，长约 84 μm，宽约 2.5 μm。入射激光经过中心遮拦（图 16-1）后被分成两路，因而只有在焦点处才能形成一个统一的聚焦光斑，而在其余位置都会出现两个光斑。通过识别光斑数量就可以判定对焦位置是否准确。有关对焦系统的其他技术细节可以查阅相关文献[34]。实验中，聚焦光斑设定在眼球转动的中心点附近（考虑到眼球的转动与平移均属微小量）。

实验中，入射人眼的激光功率一般在 1.5~15 μW 之间，曝光时间为 10 s，低于美国国家标准学会（ANSI-Z-136，1993 年）标准中规定的激光安全使用极限（55 μW）。临床实验程序符合《赫尔辛基人权宣言》（1975 年），和受试者签订了书面同意，并在当地伦理委员会的监管下进行。实验规定，每次获取 $g^{(2)}(\tau)$ 数据的测量时间为 10 s。

一个实验周期包含了 5 次测量过程，平均每次测量时间为 2 s。测量时，如果出现数据曲线形状偏离标准曲线，则该次测量将被中断并重新开始。由于是在线实验，实验过程中可以实时查看曲线形状的总体偏差。与正常的相关函数曲线相比，异常的相关函数曲线会出现梯度

平坦、幅值（相干因子）小于 1 等特征。因为实验使用了接触镜，并且将测量位置选定在眼球转动的中心点附近，所以有效抑制了由眼球运动所形成的干扰。

用雪崩二极管（SPCM-AQ-MX1-FZ，Vaudreuil，加拿大）探测散射光强，信号通过数字相关器（ALV-5000，Langen，德国）进行处理。该模块的核心是一个稳定高压驱动的单光子计数二极管（SPAD）。在 632.8 nm 波长下，该 SPAD 的量子效率超出光电倍增光好几倍，最适合用于探测来自人眼的微弱杂散光。电子设备的静默时间是 30 ns，远小于单次测量的相关时间 1 ms，所以对实际测量不会造成影响，而且，大于 1 μs 的延迟时间就足以计算衰变常数。测量时使用光电探测器的低频线性工作区域，比如 20~100 kHz，此时，探测器静默时间的校正值在 0.99~1.01 之间。在 20 kHz 工作频率下，本底辐射约占探测器计数率的 1.7%，100 kHz 工作频率时则占 0.4%。

数字信号经相关器处理后，进行对称归一化，以便在更长的延迟时间内提高统计的准确性。实验中启用两路监控信道，一个信道用于直接计数率，另一个信道用于延迟的计数率。两路信道数据平均值的乘积用作归一化处理。高质量的自相关函数曲线的特征是：在起始阶段曲线状态平稳，不受噪声干扰，中间下降沿陡峭，曲线最终将保持稳定不变。包括电子系统在内的所有硬件系统的功能均由计算机软件进行控制[33]。

眼球运动引起的干扰

Wunderlich 分析发现非自主的眼球运动对视网膜观测所产生的影响甚小[30]。本实验将测量位置设置在眼球转动中心，进一步降低了非自主球运动所带来的干扰。但是有意识的眼球运动对实验测量是非常不利的。

相关函数的参数

为便于计算与统计分析，需要用解析的表达式（式 16-11）对自相关函数进行描述：

$$y = \frac{A_1 + A_2}{1 + (X/X_0)^E} + A_2 \qquad \text{（式 16-13）}$$

该表达式能够较好地拟合图 16-4 中的自相关函数，图中 X_a 是在自相关函数衰减到 3 dB 时对应的横坐标值，X_0 是在自相关函数衰减 50% 时对应的横坐标值。纵坐标上的 A_1 是自相关函数的初始值，A_2 是末端数值。表 16-3 列出了参数 E 和 X_0 的均值与置信区间（50 例正常人）。

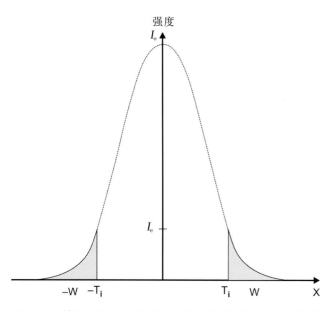

图 16-1　波长 632.8 nm 的 He-Ne 激光的强度分布。I_o：高斯光束的光强极大值；Ie：经中心遮拦后光强的极大值；Ti 和 W 分别为高斯光束经中心遮拦后的光束内径与外径

表 16-3 正常人群(n=50)的参数 E 和 X_0 的均值与置信区间

正常人群	
E	0.866±0.1
X_0	0.47±0.3

结果

图 16-2 给出了弛豫时间(τ)与年龄之间的关系,图 16-3 则给出了 X_0 与年龄之间的关系。图 16-5 绘制了电场的自相关函数 $g^{(1)}(\tau)$ 曲线。以正常人群组的自相关函数为基准可以看到各个自相关函数曲线之间的差异。

从图 16-2 可以看出,对于年龄超过 60 岁的正常人群和糖尿病患者,弛豫时间(τ)的分布存在一种非统计学意义上的重叠。相对而言在 60 岁以下,由于样本数目不足,这种重叠趋势并不明显。图 16-3 的情况与此相似。

与正常人群相比,不同程度的非增殖性糖尿病性玻璃体视网膜病变者的自相关函数都出现了明显的右移(图 16-5),说明玻璃体内粒径增大,扩散常数减小,这也可以理解为玻璃体内分子间(或者是粒子间)物质黏度在增大。与此相反,增殖性糖尿病性玻璃体视网膜病变患者的自相关函数出现了左移,说明玻璃体内粒径减小,扩散常数增大,或者说玻璃体内分子间物质黏度在下降。表 16-4 和表 16-5 在各组样本数据之间进行了方差分析(ANOVA)。

图 16-2 显示随着年龄增大和罹患糖尿病,弛豫时间呈上升趋势,意味着玻璃体内粒径在增大或扩散常数在减小。图 16-3 显示随着年龄增大和罹患糖尿病,X_0 呈下

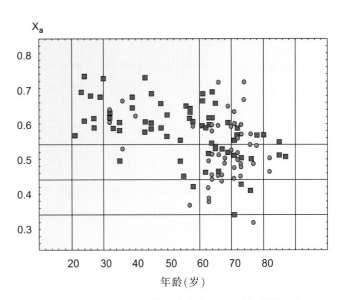

图 16-3 正常人群和糖尿病患者的 X_0 随年龄的分布

表 16-4 通过方差分析(ANOVA)对参数 E 进行比较

E		
群体 1	群体 2	P(ANONA)
正常人群	无 DR 的 DM	0.31
正常人群	NPDR I	0.05
正常人群	NPDR II-III	0.005
正常人群	PDR	0.01
无 DR 的 DM	PDR	0.01
无 DR 的 DM	NPDR II-III	0.01
NPDR II-III	PDR	0.001

表 16-5 通过方差分析(ANOVA)对参数 X_0 进行比较

X_0		
群体 1	群体 2	P(ANONA)
正常人群	无 DR 的 DM	0.75
正常人群	NPDR I	0.05
正常人群	NPDR II-III	0.01
正常人群	PDR	0.01
无 DR 的 DM	PDR	0.001
无 DR 的 DM	NPDR II-III	0.05
NPDR II-III	PDR	0.005

降趋势,这与静态微观结构扩大和外差作用增强的结果相符。之前提到在图 16-2 和图 16-3 中出现的数据重叠现象说明年龄与糖尿病这两者在局部上可能具有类似的代谢机制。但是,受实验自身条件限制,这种数据重叠趋势并不显著,主要原因是实验采用了包含不同阶段糖尿病患者在内的全局性比较,但不同阶段的糖尿病性视网

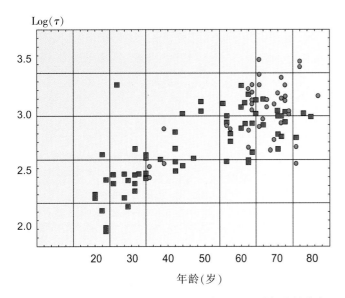

图 16-2 正常人群和糖尿病患者的弛豫时间(τ)随年龄的分布

膜病变的具体行为还有待进一步研究。

在图 16-5 中，正常人群的自相关函数曲线与不同阶段糖尿病患者的自相关函数曲线存在差异，通过拟合可以得到各条曲线的参数 E 和 X_0（见表 16-4 和表 16-5，糖尿病：DM；糖尿病性视网膜病变：DR；非增殖性糖尿病性视网膜病变：NPDR Ⅰ、NPDR Ⅱ、NPDR Ⅲ；增殖性糖尿病性视网膜病变：PDR），并进行比较分析。在统计分析过程中将 NPDR Ⅲa 和Ⅲb 两组合并。在对正常人群与NPDR Ⅱ-Ⅲ或者 PDR 进行比较时，发现参数 E 具有显著差异（P<0.005 和 P<0.001），反映了代谢异常程度。在对参数 X_0 进行数据分析时也能得到相似的结果。

讨论

Ansari、Fankhauser 和 Sebag 通过离体和在体实验均

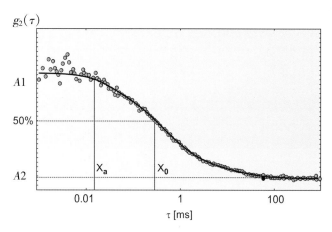

图 16-4 光强自相关函数 $g^{(2)}(\tau)$ 的散点分布和最佳拟合曲线。A_1 是自相关函数的初始值，A_2 是末端数值，X_a 是自相关函数衰减到 3 dB 时对应的横坐标值，X_0 是自相关函数衰减 50% 时对应的横坐标值

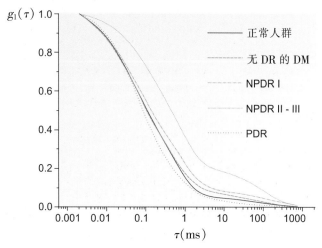

图 16-5 自相关函数曲线 $g^{(1)}(\tau)$

发现非增殖性糖尿病性视网膜病变患者的玻璃体出现了粒子数量增加的现象。Sebag 还发现糖尿病患者和正常人群的玻璃体的粒子尺寸存在差别，这与本实验的结果相符（图 16-2 和图 16-3）。此外，本实验通过自相关函数（图 16-5）发现非增殖性糖尿病性视网膜病变患者（Ⅰ，Ⅱ、Ⅲ）的玻璃体的粒子尺寸显著增大，但在增殖性糖尿病性视网膜病变患者中，变化趋势恰好相反。在测量增殖性糖尿病患者的自相关函数时，来自纤维结构的静态杂散光会对测量信号产生干扰，应尽可能避免。而另一方面，通过探测这种外差杂散光，又可以获知纤维化程度。

在没有视网膜病变的糖尿病患者与正常人群之间没有发现统计学上的差异（表 16-4 和图 16-5），这可能是因为代谢异常还未发生，也有可能是因为统计材料不足，暂时未能发现其中的差异。因此，有必要在更大的样本基数上重复上述比较。

Sebag[8,11] 和 Ansari[5] 采用了与本实验不同的数据处理方式，他们对式 16-6 进行了求解。式 16-6 属于拉布拉斯方程，需要通过反演来得到单个分子成份，但其求解过程属于不适定数学问题，反演计算可能会产生无穷多个解。通过这种数据处理方式确实能够得到与本实验相同的结果，但是这两种方法都存在一定的风险性，并且易受噪声影响[25]。相比之下，我们的方法对于那些无法确知其形状或质量的粒子仍然适用[8-11]。但是，不管是对离体组织还是对活体组织的测量，多分散结构问题仍有待解决。在结构或分子诊断中，多分散结构问题有希望被其他光学方法攻克。在人眼实验测量中，较为关键的是要尽可能避免由外差作用引入的预编程错误。

现在，将动态光散射的测量结果与荧光造影[35-36]、拉曼光谱等其他方法获取的信息进行比较，可以形成更加完整的结论。当然，可以进一步考虑用其他解析的光学方法，例如低相干反射测量[37]、外差方法[38]或超快触发与探测技术等[38-41]。其中漫射波光谱（diffuse-wave spectroscopy，DWS）被视为一项极具潜力的新技术[42-44]，但目前它还不适用于眼科。

（厉以宇 译 张志刚 校）

参考文献

1. Bettelheim FA, Balasz EA. Light scattering patterns of the vitreous humor. Biochem Biophys Acta. 1968;158:309-12.

2. Sebag J, Dunker S, Suh K, Ansari AA. Dynamic light scattering measurements in vitreous. Invest Ophthalmol Vis Sci. 38 (ARVO). 1997;p.662.

3. Sebag J, Ansari RR. Dynamic Light Scattering of Vitreous in Aging and Diabetes. The Club Jules Gonin, Edinburgh, Scotland, 1998.

4. Sebag J, Kenneth M, Yee P. Vitreous: From biochemistry to

clinical relevance. In: Tasman W and Jaeger EA (Eds.) Duane's Foundations of Clinical Ophthalmology. Lippincott, Williams and Wilkins, Philadelphia, 2006; Vol. 1, Chapter 16.

5. Ansari RR, Suh K, Dunker S, et al. Quantitative molecular characterization of bovine vitreous and lens with non-invasive dynamic light scattering. Exp Exe Res. 2001;73:859-66.

6. Rovati L, Fankhauser F II, Docchio F, Van Best J. Diabetic retinopathy assessed by dynamic light scattering and corneal autofluorescence. J Biom Optics 1998;3:357-63.

7. Fankhauser F II. Dynamic light scattering in ophthalmology. Results of in vitro and in vivo experiments. Technology and Health Care 2006;14:521-35.

8. Sebag J. Diabetic vitreopathy. Ophthalmology 1996;103: 205-06.

9. Sebag J. Ageing of the vitreous. Eye 1987;1:254-62.

10. Sebag J. Age-related changes of the human vitreous structure. Graefe's Arch Clin Exp Ophthalmol; 1987;225(2):89-93.

11. Sebag J, Ansari RR, Dunker S, Suhe K. Dynamic light scattering in diabetic vitreopathy. Diabetes Technology & Therapeutics 1999;1:169-76.

12. Sebag J. Biochemistry of the vitreous. In: Sebag J. The Vitreous: Structure, Function, and Pathology. Springer Verlag, New York. 1989;pp 17-26.

13. Cummins HZ, Pike ER.Photon Correlation and Light Beating Spectroscopy. Plenum Press. New York, 1974.

14. Ford NC Light scattering apparatus. In: R Pecora (Ed.) Dynamic Light Scattering: Applications of Photo Correlation Spectroscopy. Springer, New York, 1985;pp.7-57

15. Joosten JGH, Gelade TF, Pusey PN. Dynamic light scattering by nonergodic media: Brownian particles trapped in polyacrylamide gels. Phys Rev A, 1990;42(4):2161-75.

16. Schaefer DW, Berne BJ Light scattering from non-Gaussian concentration fluctuations. Phys Rev Lett 1972;28(8):475-78.

17. Ansari RR, Dhadwal HS, et al. (1992) In: Proceedings of OE and LASE, 19-25, Biomedical Optics. Fiber optic probe for ophthalmic refractive diagnosis

18. Benedek G. The molecular basis of cataract formation. CIBA Found Symp. 1984;pp.237-47.

19. Bursell SD, Baker RS, Weiss JN, Haughton, Rand LI Clinical photon correlation spectroscopy: Evaluation of human diabetic lenses. Exp Eye Res. 1989;49:241-58.

20. Benedek G. Quantitative detection of molecular changes associated with early cataractogenesis. 1987;6:1421-32.

21. Bursell S. The effect of acute changes in blood glucose on lenses in diabetic subjects using quasi-elastic light scattering. Curr Eye Res. 1975;8:821-34.

22. Tanaka T, Benedek G. Observation of protein diffusivity in intact human and bovine eye lenses with application to cataract. Invest Ophthal Vis Sci. 1975;6:449-56.

23. Koppel DE. Analysis of macromolecular polydispersity in intensity correlation spectrosopy: The method of cumulants. J Chem Phys. 1972;57:4814-20.

24. Provencher SW. A constrained regularization method for inverting data represented by linear algebraic or integral equations. Comp Phys Comm. 1982;27:213-27.

25. Stock RS, Ray WH. Interpretation of photon correlation spectroscopy data: a comparison of analysis methods. J Polym Sci B-Polym Phys. 1985;23:1393-447.

26. Burchard W. Static and dynamic light scattering from branched polymers and biopolymers. Adv Polym Sci. 1983; 48:4-124.

27. Rodgers KK, Bu Z, Fleming KG, Schatz DG, Engelman DM, Coleman JE. A zinc-binding domain involved in the dimerization of RAG1. J Med Biol 1996;260:70-84.

28. Ma C, Sun L, Bloomfield VA. Condensation of plasmids enhanced b-Z-DNA conformation of d(CG)a inserts. Biochemistry. 1995;34:3521-28.

29. Fishman DM, Patterson GD. Light scattering studies of supercoiled and nicked DNA. Biopolymers 1996;38:535-52.

30. Wunderlich M. Dynamische Lichtstreuung in der Netzhaut des Auges. Diplomarbeit. Mathematisch naturwissenschaftlich-technische Fakultät. Fachbereich Physik. Martin Luther Universität, Halle, Deutschland, 2005.

31. Gisler T, Rüger H, Egelhaaf SU, Tschumi J, Schurtenberger P, Ricka J. Mode-selective dynamic light scattering: Theory vs Experimental realization. Appl Opt. 1995;34:3546-53.

32. Schätzel K. Noise in correlation data: I. autocorrelation functions. Quantum Opt. 1990;2:287-05.

33. Flammer J, Ricka J. Dynamic light scattering with single-mode receiver: partial heterodyning regime. Appl Opt. 1997;36:7508-17.

34. Rovati L, Fankhauser F II, Ricka J. Design and performance of a new ophthalmic instrument for dynamic light-scattering measurements in the human eye. Rev Sci Instrum 1996;67:2615-20.

35. Docchio F. Ocular fluorometry: principles, fluorophores, instrumentation. Lasers Surg Med. 1989;9:515-32.

36. Rovati L, Docchio F. Autofluorescence methods in ophthalmology. J Biom Optics. 2004;9:9-21.

37. Schmidt JM, Knüttel A, Bonner RF. Measurement of optical properties of biological tissues by low-coherence reflectometry. Appl Opt. 1993;32:6032-42.

38. Yoo KM, Xing QR, Alfano RR. Imaging objects hidden in highly scattering media using femtosecond second-harmonic generation cross-correlation time gating. Opt Lett. 1991;16:1019-21.

39. Yoo KM, Alfano RR. Determination of the scattering and absorption lengths from the temporal profile of a backscattered pulse. Opt Lett. 1990;15:276-8.

40. Yoo KM, Alfano RR. Biological materials probed by the temporal and angular profiles of the backscattered ultrafast laser pulses. J Opt So Am B. 1990;7:1685-93.

41. Toida M, Kondo M, Ishimura T, Inaba H. Two-dimensional coherent detection imaging in multiple scattering media based on the directional resolution capability of the optical heterodyne method. Appl Phys B. 1991;52:391-4.

42. Rovati L, Cattini N, Zambelli N, Viola F, Staurenghi. In vivo diffusing-wave-spectroscopy of ocular fundus. Optics Express 2007;15:4030.

43. Maret G, Wolf PE. Multiple light scattering from disordered media. The effect of Brownian motion scatterers. Z. Phys B -Condensed Matter 1987;65:409-13.

44. Pine DJ, Weitz DA, Zhu JX, Herbholzheimer E. Diffusing-wave spectroscopy: dynamic light scattering in the multiple scattering limit. J Phys France 1990;51:2101-27.

第 17 章　飞秒激光手术制瓣的并发症

Aylin Kilic(土耳其)

本章要点

- 瓣的厚度
- 角膜生物力学改变和角膜扩张
- 基质伤口愈合和炎症反应
- 角膜内不透明气泡层
- 前房气泡
- 垂直气体穿透
- 短暂性光敏感综合征
- 虹视眩光
- 干眼
- 角膜像差的变化
- 瓣的中心定位

　　高质量的角膜瓣对 LASIK 手术以及瓣相关的并发症的减少至关重要。飞秒激光制瓣技术之所以能够受到广大眼科屈光手术者的青睐，是因为它与传统机械刀制瓣相比具有众多优势，如更好的瓣预测性和更高的手术安全性[1-2]。但是，该项技术存在一些潜在问题。

　　飞秒激光技术的应用，大大降低甚至消除了游离瓣、不规则瓣、微穿孔、偏心瓣、角膜上皮缺损与像差的发生。

瓣的厚度

　　研究[3-4]表明显微角膜板层刀制作角膜瓣的厚度会有 20~40 μm 的偏差。切割时角膜的暴露、脱水、眼内压的变化、板层刀切割的方式与板层刀的其他变量都会影响角膜瓣厚度的准确性[5]。

　　Kim 等[6]人比较了超声测厚仪、Orbscan、光学相干断层扫描技术(optical coherence tomography, OCT)三种方法测量 LASIK 术前角膜中央厚度，并使用 OCT 评价飞秒激光制作角膜瓣的再现性。该项研究结果表明飞秒激光制瓣的厚度与术前预期相符，有很高的再现性。近年来的研究[7]发现飞秒激光制瓣的厚度偏差更小。大部分的研究结果显示瓣的厚度在预期值±20 μm 以内。瓣厚度的不可预测性可能导致损害视力的并发症，例如术后医源性角膜扩张[8]。在飞秒激光制瓣过程中，非期望的角膜瓣过厚或者过薄都会引起不良并发症[9]。如果角膜瓣比预期厚，剩余基质床的厚度不足，可能引起医源性角膜扩张[8]。相反，角膜瓣的厚度过薄则会导致碎瓣和不规则散光[10]。现有的一些研究表明，与现有的角膜板层刀相比，飞秒激光制瓣在瓣厚度上的偏差范围(角膜瓣厚度的标准差)更小[1,11]。Choi 等[9]使用飞秒激光制瓣，瓣的厚度比预期更薄。若角膜瓣太薄，在掀瓣过程中将难以区分角膜瓣和真正的上皮瓣(图 17-1)。另外瓣过薄还有可能产生视力损害性并发症，如角膜瓣皱褶、上皮细胞移行引起不规则散光等[12]。

角膜生物力学改变与角膜扩张

　　根据现有的理论模型认为，角膜板层结构的生物力学特性表现为角膜的基质是由一系列板层结构在各个方向

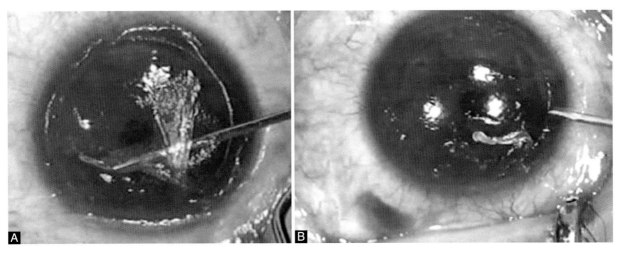

图 17-1 (A)右眼用 IntraLase 飞秒激光制作的角膜瓣太薄,难以与上皮瓣相区别;(B)左眼制作的角膜瓣比右眼还薄,掀瓣时,发生鼻上方瓣的撕裂,最后不得不放弃手术

延伸终止于角巩缘,并在眼内压的作用下加载排列而成[13-17]。切断这些板层将引起周边板层环的张力下降,从而导致周边角膜扩张,向外压力的增加,这种压力能通过各板层间的交联向后基质层传递。这在整个角膜上表现为角膜前表面中央变平坦,周边区域变陡[17]。在板层角膜屈光性手术情况下,这一反应归因于角膜基质瓣的制作、激光消融以及两者之间相互作用[18]。

利用 IntraLase 飞秒激光制作基质瓣后引起角膜硬度下降,测量其第一红外线波峰的幅度下降(Peak 1),但这一过程并没有影响角膜黏弹性参数值(CH 或者 CRF)。随后的激光消融基质床的手术步骤使得 CH 和 CRF 值减小,Peak 1 较单独制瓣后下降更明显。这一变化与角膜整体硬度下降刚好一致。因此飞秒激光 LASIK 术后角膜生物力学的改变主要取决于基质消融而不是瓣的制作。但是,角膜瓣制作带来的影响对于角膜生物力学整体改变仍然十分重要[19]。

飞秒激光制瓣技术与以往机械板层刀的研究结果相比,不但角膜瓣厚度的标准差降低,而且还大大降低了机械刀制瓣相关的物理并发症,避免了术前角膜厚度测量和角膜屈光力的影响,从而允许更高度的近视矫正,避免切削过深的风险。

机械刀切割得到的角膜瓣类似于弯月形,中间薄周边厚,而飞秒激光趋向于制作更均匀的平面瓣。理论上角膜瓣越均匀在机械力学上就越稳定[20]。

Knorz 和 Vossmerbaeumer[21]两人评估和比较了机械角膜板层刀和飞秒激光两种不同制瓣方式瓣的附着力。他们发现飞秒激光制作的瓣的附着力更强。这似乎可以降低术后因外伤导致的瓣移位以及角膜扩张的风险。

基质创口愈合和炎症反应

Netto 等[22]利用动物实验评价了不同制瓣方式的术后早期伤口愈合情况,他们在兔眼上施行 LASIK 手术,分别用 15 kHz、30 kHz 和 60 kHz 三种频率飞秒激光和板层刀来制作角膜瓣。实验结果显示,15 kHz 飞秒激光制瓣比其他能量的激光甚至是板层刀,造成更多细胞坏死、基质细胞的增殖、更重的炎症细胞浸润。但是,三种激光和板层刀制瓣方式在术后 24 h 都可以观察到中央浅基质层和周边基质的细胞坏死。细胞坏死又可以促进炎症反应。因此,手术促发的细胞坏死越多,术后炎症反应就越重。弥漫性层间角膜炎(diffuse lamellar keratitis,DLK),也称撒哈拉沙漠综合征或层间角膜炎,是一种非感染性炎症,在 LASIK 术后短期内即发生,表现为白细胞在角膜瓣和基质床之间浸润[23]。Gil-Cazorla 等[24]发现虽然飞秒制瓣 LASIK 术后使用更频繁的局部类固醇激素治疗,但术后 DLK 的发生率比机械刀制瓣高。在两项飞秒激光手术后 DLK 发生率的研究中,学者提出制瓣时降低飞秒激光的能量可能减少 DLK 的发病率。30 kHz 和 60 kHz 激光能量的应用不仅缩短了手术治疗时间而且还降低了制瓣能量[24]。最新的一些激光模式,例如 60 kHz 的 IntraLase 飞秒激光,可以将炎症反应减轻至机械刀制瓣的水平[22]。

根据动物实验结果发现,基底膜的损伤、纤维母细胞释放的类上皮源性转化生长因子 B 以及其他一些调节纤维母细胞生长的细胞因子,共同导致 Haze 的产生[25]。最新一项研究中,Rocha 等[26]发现飞秒激光制作的极薄角膜瓣(90 μm)使术后 Haze 发病率提高。该学者提出薄瓣 LASIK 术后 Haze 的发生是因为上皮和基底膜的损伤,这种损伤主要由飞秒诱导角膜组织光爆破导致。

Hainline 等[27]报道了飞秒激光和板层刀术后出现位于角膜瓣中央细胞的坏死。中央板层的细胞坏死不同于 DLK,因为前者基质细胞炎症反应的部位并不在角膜瓣的切割面,而在瓣的浅基质层(图 17-2)。

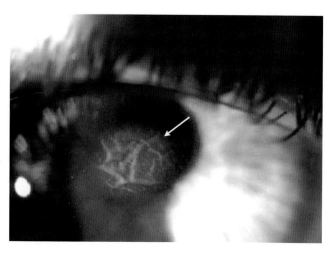

图 17-2　中央角膜瓣的坏死[27]

不透明气泡层

飞秒激光在预定角膜的深度会产生一个 1 μm 直径的脉冲,该能量的脉冲可以扩张至 2~3 μm,这些脉冲在角膜组织层间发生微小光爆破,致组织汽化生成二氧化碳和水蒸气,气泡相互连接后分离角膜组织,形成平滑的角膜瓣[28]。Kaiserman 等[29]描述了两种不同的不透明气泡层,早期的不透明气泡层产生是由于气泡在瓣膜面的前后基质层扩散引起;在之后的光栅模式切削角膜时,气体进一步向板层空间扩散形成晚期的不透明气泡层。当越来越多的气泡积聚在角膜组织间最后形成更加不透明的斑片状气泡。他们发现早期的角膜组织层间不透明气泡的覆盖面积更大。过多的组织不透明气泡可能干扰准分子激光追踪仪,尤其在气泡刚好位于或接近瞳孔的情况下。此外不透明气泡层还可能干扰角膜测厚仪的反射信号,影响测量数据的准确性。

研究结果发现 15 kHz 的飞秒激光组角膜内不透明气泡层的发生更频繁,较厚的角膜和较小的角膜瓣直径可能是该并发症的危险因素[29](图 17-3)。

前房气泡

飞秒激光后气泡进入前房并不常见。气泡的产生可能与囊袋口的形成以及气泡通过后基质层向前房的扩张有关。

Lifshitz 等[30]推测很多小气泡融合形成更大的气泡,然后穿过后基质层和内皮层而不被内皮泵吸收,最后迁移到达前房。从理论上来说,激光冲击波可能推动气泡向后基质层运动,当基质层比较薄弱或者内皮层的连接不够紧密时,气泡就会出现在前房内。

大气泡同样可以在囊袋口附近产生并向角膜后基质和前房移动。另一种机制可能是气泡通过角巩缘区域逆

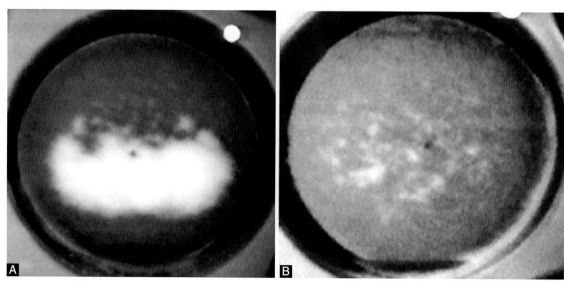

图 17-3　飞秒激光制瓣后产生的不透明气泡层[29]

行至小梁网,最后到达前房。过多或者过大的前房气泡将会干扰准分子激光仪的追踪过程。

垂直气体穿透

每一个激光脉冲都会产生少量的微等离子体，它不会损伤前房组织，但是这种微等离子体会在角膜层间导致微型气泡的产生[31]。这可以有效地将角膜瓣从制作的分离面掀起。有人认为这些微气泡的产生是由于受到显著的压力，这种压力来自负压吸引环和角膜表面镜片压平作用，但目前尚无正式分析这个理论。这些微气泡在制瓣时可能垂直穿透角膜上皮，尤其当角膜比较薄弱时。飞秒激光不能光剥离小区域或者存在角膜瘢痕阻力的角膜基质层间,否则就会形成不完全角膜瓣[32](图 17-4)。

这一并发症的真正机制尚不明确，有些学者认为前弹力层的部分缺损或者角膜上皮的改变[30]导致气泡容易穿透薄弱的屏障。因此，角膜基质的纤维化可能提高有效分离平面的抵抗力，并可能与该并发症相关[32]。

短暂性光敏感综合征

短暂性光敏感综合征 (transient light sensitivity syndrome, TLSS) 是指患者在飞秒 LASIK 手术后几周出现短暂的异常光敏感症状,但患者的视力正常、手术过程顺利、局部激素或环孢霉素治疗有效。

虽然 TLSS 的病因尚不明确，但是临床研究倾向于炎症源性。已提出的机制包括坏死的细胞碎片引起炎症反应、气泡生成过程中的副作用成分、细胞因子从角膜瓣层间向角膜缘周围的巩膜区和虹膜基底部迁徙或角膜基质

层间细胞的活化[33]。尽可能降低飞秒激光的能量联合术后几天频繁应用局部类固醇激素可以有效降低 TLSS 的发病率。TLSS 的鉴别诊断包括干眼症和 DLK[34]。

TLSS 是飞秒激光 LASIK 术后特有的并发症,目前认为与早期的 6 kHz 和 15 kHz 的 IntraLase 飞秒激光模式有关,在 30 kHz 和 60 kHz 飞秒激光术后该并发症罕见[35]。

虹视眩光

光轴上任何的微小不规则都可以导致光线向前或者向后散射，大多数情况下这种散射没有意义。然而,虹视眩光时，飞秒激光脉冲照射角膜组织后在角膜瓣的后表面留下光栅样的微孔，飞秒激光的光栅模式使得散射光线集合成一条周边光谱[36]。虹视眩光正是光线通过飞秒激光照射后留下的光栅衍射形成[37]。

Bamba[38]等研究了应用 60 kHz 飞秒激光制瓣 LASIK 术后虹视眩光的发病率及其相关影响因素。他们在该研究中发现,相比更高的脉冲频率或者更低的光栅能量,光束的质量以及聚焦光学系统的数值孔径更能影响该并发症的发病率。定期的维护和校准可以确保光束的聚焦质量,减少虹视眩光现象的发生。

干眼

LASIK 诱导的神经营养性上皮病变(LASIK-induced neurotrophic epitheliopathy, LINE) 在 LASIK 术后干眼的发病机制里扮演一个重要的角色，这一术语最早由 Wilson[39]和 Ambrossio[40]等人提出并用来描述 LASIK 术后干眼的角膜神经营养性的改变，术中瓣的制作和基质消融

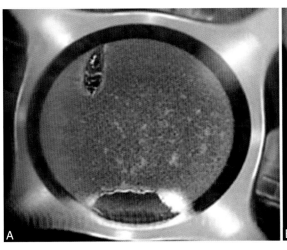
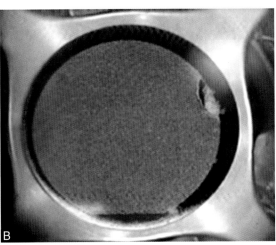

图 17-4　A 和 B 垂直气体穿透

导致了这一改变[39-40]。

角膜神经支配是泪腺眼表功能单位的基本组成部分,它不但协调人眼的基础和反射性泪液分泌,而且与眨眼运动、泪液的分布和泪液的清除有关[39-41]。

Salomao[42]等比较了不同制瓣方式(飞秒激光和板层刀)在 LASIK 相关性干眼及术后环孢素 A 的需求方面的差异。他们发现飞秒激光瓣组 LASIK 相关性干眼的发病率以及治疗需求更少。除了角膜神经切断引起的神经营养性影响,其他因素可能也很重要,因为目前研究未发现术后干眼与瓣厚度或者消融深度之间的相关性。

飞秒激光技术在 LASIK 手术中的应用可能改善术后长期干眼的发病情况。Golas 等人检查双眼波前像差引导的 LASIK 手术术后干眼的影响,其中一只眼使用机械板层刀,另一眼使用飞秒激光。他们发现在干眼症状方面两组之间无统计学差异。

已有的文献报道 LASIK 术后干眼症状在术后一个月加重,到 6 个月后恢复到术前水平[43]。

角膜像差的变化

标准(非波前像差引导的)LASIK 手术在屈光手术中常规开展,因此飞秒激光制瓣在减少光学并发症和高阶像差(high order abberation, HOA)方面的效果值得研究。Calvo[44]等发现不论是飞秒激光 LASIK 还是板层刀 LASIK 手术后,角膜光学 HOA 都随着时间推移而趋向稳定。Calvo[44]等认为 HOA 在板层刀和飞秒激光两种方式之间没有差别,并且 HOA 在术后 36 个月保持稳定。Munoz[45]等人的研究则证实了他们的结论并且得出 HOA 的稳定持续 12 个月以上。Tran[46]等发现利用机械板层刀行角膜板层切开术明显增加了三叶草像差、四叶草像差和总HOA,而利用飞秒激光行板层切开术对 HOA 没有影响。该学者还发现利用 Hansatome 显微板层刀使得像差增加,他认为是板层瓣和飞秒瓣蒂角度的不同所致。

平滑的角膜切割面可以限制 HOA[47]的产生。一些研究证明规则平整的基质床表面与良好的视力和屈光状态有关[48]。最新的一项研究报道了 LASIK 术中飞秒激光比板层刀引起的 HOA 更少。Mederios[49]等人比较了 Moria-M2 和 Hansatome 两种板层刀与 15 kHz 和 30 kHz IntraLase 飞秒激光,发现飞秒激光组诱发的平均像差量比板层刀组的明显要小。

瓣的中心定位

中心凹到瞳孔中心的连线被广泛地用来计算眼的像差[50-51]。然而,当瞳孔中心的位置随着瞳孔大小的变化而发生较大改变时,这条轴线的价值就会降低,因为此时它的位置取决于测量环境。虽然使用飞秒激光制作隧道有很多优势,但是我们仍然观察到了基质环植入后的偏心现象。在使用 IntraLase 飞秒激光装置中心定位前,先放置负压吸引环,然后再用玻璃镜片压平非对称和相对较薄的角膜表面。当压平完成后,瞳孔的直径略有扩张,瞳孔直径的大小可能受负压吸引环以及镜片压平的影响。在中心定位过程中,我们可以观察到瞳孔扩大以及非对称角膜变平坦。角膜和瞳孔在压平之后恢复到自然状态,此时角膜的几何中心发生了移动。目前有部分文献报道了瞳孔中心随着瞳孔的大小不同而改变。

目前的趋势是尽可能制作足够大的角膜瓣直径,以补偿任何的偏心[52]。

在我们的研究[53]中认为瓣的中心定位也受患者和手术医生的影响。术中患者头部位置不当会导致吸引环位置的偏移和镜片的压平不充分。压平点应该恰好位于中心,一旦玻璃镜片接触角膜,镜片的位置就不能再移动,因为角膜表面和镜片之间的摩擦力可能会引起偏心。

总而言之,飞秒激光制瓣引起的眼部直接或间接的并发症的发病率小于 1%。Haft[54]等人评价了飞秒激光LASIK 手术与飞秒激光制瓣相关的并发症(表 17-1)。他们选取了 4772 只眼,其中 44 只眼(0.92%)有直接或间接与制瓣相关的并发症。32 只眼是间接并发症:20 只眼(0.42%)发展为 DLK,12 只眼(0.25%)有短暂性光敏综合征。12 只眼(0.25%)有飞秒激光直接相关的并发症,其中 8 只眼(0.17%)有不完全角膜瓣边缘上皮气体穿透,3 只眼(0.06%)由于负压吸引丢失导致不完全瓣,还有 1 只眼(0.02%)由于陈旧角膜瘢痕导致不规则角膜瓣。

表 17-1　4772 只眼飞秒激光 LASIK 术后瓣的并发症

并发症	眼的例数(%)
总的并发症	44(0.92)
直接并发症	12(0.25)
气体垂直穿透	8(0.17)
不完全瓣/负压丢失	3(0.06)
角膜瘢痕导致不规则瓣	1(0.02)
间接并发症	
弥漫性层间角膜炎	20(0.42)
短暂性光敏感综合征	12(0.25)

(胡亮 译 陈浩 校)

参考文献

1. Nordan LT, Slade SG, Baker RN, Suarez C, Juhasz T, Kurtz R. Femtosecond laser flap creation for laser in situ keratomileusis: six months follow up initial US clinical series. J Refract Surg 2003;19: 8-14.
2. Stonecipher K, Ignacio TS, Stonecipher M. Advances in refractive surgery: microkeratome and femtolaser flap creation in relation to safety, efficacy, predictability, and biomechanical stability. Curr Opin Ophthalmol. 2006;17:368-72.
3. Shemesh G, Dotan G, Lipshitz I. Predictability of corneal flap thickness in laser in situ keratomileusis using three different microkeratomes. J Refract Surg. 2002;18:347-51.
4. Seiler T, Koufala K, Richter G. Iatrogenic keratectasia after laser in situ keratomileusis. J Refract Surg. 1998;14:312-17.
5. Buratto L, Brint S, Ferrari M. Surgical instrument. In:Buratto L, Brint SF, (Eds.) LASIK: Principles and Techniques. Thorofare, NJ, Slack. 1998;pp35-68.
6. Kim JH, Lee D, Rhee K-II. Flap thickness reproducibility in laser in situ keratomileusis with a femtosecond laser: Optical coherence tomography measurement. J Cataract Refract Surg. 2008;34:132-6.
7. Kim JH J Cataract Refract Surg 2008;34:132-136) (Sutton G Hodge C. Accuracy and precision of LASIK flap thickness using the IntraLase femtosecond laser in 1000 consecutive cases. J Refract surg. 2008;24:802-6.)
8. Binder PS. Ectasia after laser in situ keratomileusis. J Cataract refract Surg. 2003;29:2419-29.
9. 9 Choi SK, Kim JH, Lee D, Oh SH, Lee JH, Ahn MS. Creation of an extremely thin flap using IntraLase femtosecond laser. J Cataract Refract Surg. 2008;34:864-7.
10. Maldonado MJ, Juberias JR, Pinero DP, et al. Flap tearing during lift-flap laser in situ keratomileusis retreatment. J Cataract Refract Surg. 2005;31:2016-8.
11. Kezirian GM, Stonecipher KG. Comparison of the IntraLase femtosecond laser and mechanical keratomes for laser in situ keratomileusis. J Cataract Refract Surg 2004;30:804-11.
12. Sharma N, Ghate D, Agarwal T, Vajpayee RB. Refractive outcomes of laser in situ keratomileusis after flap complications. J Cataract Refract Surg. 2005;31:1334-7.
13. Smolek MK, McCarey BE. Interlamellar adhesive strength in human eye bank corneas. Invest Ophthalmol Vis Sci. 1990; 31:1087-95.
14. Smolek MK. Interlamellar cohesive strength in the vertical meridian of human eye bank corneas. Invest Ophthalmol Vis Sci. 1993;34:2962-9.
15. Roberts C. "The Cornea is Not a Piece of Plastic." J Refract Surg. 2000;16:407-13.
16. Roberts C. "Future Challenges to Aberration-Free Ablative Procedures" J Refract Surg. 2000;16:S623-S629.
17. Dupps WJ, Roberts C: "Effect of Acute Biomechanical Changes on Corneal Curvature After Photokeratectomy" J Refract Surg 2001,17:658-69.
18. Roberts C, Dupps WJ Jr. Corneal biomechanics and their role in corneal ablative procedures. In: MacRae SM, Krueger RR, Applegate RA, (Eds.) Customized Corneal Ablation; the Quest for Supervision. Thorofare, Nj, Slack. 2001;pp109-31.
19. Uzbek (Kiliç) AK, Kamburoglu G, Mahmoud AM, Roberts CJ. Change in biomechanical parameters after flap creation using the IntraLase femtosecond laser and subsequent excimer laser ablation.Curr Eye Res. 2011;36(7):614-9.
20. Binder PS. One thousands consecutive IntraLase laser in situ keratomileusis flaps. J Cataract Refract Surg. 2006;32:962-9.
21. Knorz MC, Vossmerbaeumer U. Comparison of flap adhesion strength using the Amadeus microkeratome and the IntraLase iFS femtosecond laser in rabbits. J Refract Surg. 2008;24:875-8.
22. Netto MV, Mohan RR, Medeiros FW, Dupps WJ, Sinha S, et al. Femtosecond Laser and Microkeratome Corneal Flaps: Comparison of Stromal Wound Healing and Inflammation. J Refract Surg. 2007;23:667-76.
23. Smith RJ, Maloney RK. Diffuse lamellar keratitis; a new syndrome in lamellar refractive surgery. Ophtalmology. 1998;105:1721-26.
24. Gil-Cazorla R, Teus MA, Benito-Llopis L, Fuentes I. Incidence of diffuse lamellar keratitis after laser in situ keratomileusis associated with the IntraLase 15 kHz femtosecond laser and Moria M2 microkeratome. J Cataract Refract Surg. 2008;34:28-31.
25. Netto MV, Mohan RR, Sinha S, Sharma A, Dupps W, Wilson SE. Stromal haze, myofibroblast and surface irregularity after PRK. Exp Eye Res. 2006; 82:788-97.
26. Rocha KM, Kagan R, Smith SD, Krueger RR. Thresholds for interface haze formation after thin-flap femtosecond laser in situ keratomileusis for myopia. Am J Ophthalmol. 2009;147:966-72.
27. Hainline BC, Price MO, Choi DM, Price FW. Central flap necrosis after LASIK with microkeratome and femtosecond laser created flaps. J Refract Surg, 2007;23:233-42.
28. Kurtz RM, Liu X, Elner VM, et al. Photodisruption in the human cornea as a function of laser pulse width. J Refract Surg. 1997;13:653-8.
29. Kaiserman I, Maresky HS, Bahar I, Rootman DS. Incidence, possible risk factors, and potential effects of an opaque bubble layer created by femtosecond laser. J Cataract Refract Surg, 2008;34:417-23.
30. Lifshitz T, Levy J, Klemperer I, Levinger S. Anterior chamber gas bubbles after corneal flap creation with a femtosecond laser. J Cataract Refract Surg, 2005;31:2227-9.
31. Maatz G, Heisterkamp A, Lubatschowski H, et al. Chemical and physical side effects at application of ultrashort laser pulses for intrastromal refractive surgery. J Opt A: Pure Appl Opt, 2000;2:59–64.
32. Seider MI, Ide T, Kymionis GD, Culbertson WW, O'Brien TP, Yoo SH. Epithelial breaktrough during IntraLase flap creation for laser in situ keratomileusis. J cataract Refract Surg, 2008;34:859-63.
33. Stonecipher KG, Dishler JG, Ignacio TS, Binder PS. Transient light sensitivity after femtosecond laser flap creation: clinical findings and management. J Cataract Refract Surg. 2006;32:91-4.
34. Munoz G, Albarran-Diego C, Sakla HF, Javaloy J, Alio JL. Transient light-sensitivity syndrome after laser in situ keratomileusis with the femtosecond laser: Incidence and prevention. J Cataract Refract Surg. 2006;32:2075-9.
35. Stonecipher K, Ignacio TS, Stonecipher M. Advances in refractive surgery: microkeratome and femtosecond laser flap creation in relation to safety, efficacy, predictability, and biome-

chanical stability. Curr Opin Ophthalmol. 2006;17:368-72.

36. Krueger RR, Thornton IL, Xu M, Bor Z, van den Berg TJTP. Rainbow glare as an optical side effect of Intralasik. Ophthalmology. 2008;115:1187-95.

37. Sonigo B, Iordanidou V, Chong-Sit D, Auclin F, Ancel JM, Labbe A, Baudouin C. In vivo corneal confocal microscopy comparison of IntraLase femtosecond laser and mechanical microkeratome for laser in situ keratomileusis. Invest Ophthalmol Vis Sci. 2006;47:2803-11.

38. Bamba S, Rocha KM, Ramos-Esteban JC, Krueger RR. Incidence of rainbow glare after laser in situ keratomileusis flap creation with 60 kHz femtosecond laser. J Cataract Refract Surg. 2009;35:1082-6.

39. Wilson SE. Laser in situ keratomileusis-induced (presumed) neurotrophic epitheliopathy. Ophthalmology 2001;108:1082-7.

40. Ambrosio R, Tervo T, Wilson SE. LASIK-associated dry eye and neurotrophic epitheliopathy. Am J Ophthalmol. 2001;132:405-6.

41. Stern ME, Gao J, Siemasko KF, Beuerman RW, Pflugfelder SC. The role of the lacrimal functional unit in the pathophysiology of dry eye. Exp eyer. 2004;78:409-16.

42. Salomao MO, Ambrosio R, Wilson SE. Dry eye associated with laser in situ keratomileusis: mechanical microkeratome versus femtosecond laser. J Cataract Refract Surg. 2009;35:1756-60.

43. Golas L, Manche EE. Dry eye after laser in situ keratomileusis with femtosecond laser and mechanical keratome. J Cataract Refract Surg. 2011;37:1476-80.

44. Calvo R, McLaren JW, Hodge DO, Bourne WM, Patel SV. Corneal aberrations and visual acuity after laser in situ keratomileusis: femtosecond laser versus mechanical microkeratome. Am j Ophthalmol. 2010;149:785-93.

45. Munoz G, Albarran-Diego C, Ferrer-Blasco T, Lazaro SG, Exposito AC. Long-term comparison of corneal aberration changes after laser in situ keratomileusis: mechanical microkeratome versus femtosecond laser flap creation. J Cataract Refract Surg. 2010;36:1934-44.

46. Tran DB, Sarayba MA, Bor Z, Garufis C, Duh Y-J, Soltes CR, Juhasz T, Kurtz RM. Randomized prospective clinical study comparing induced aberrations with IntraLase and Hansatome flap creation in fellow eyes; potential impact on wavefront guided laser in situ keratomileusis. J Cataract Refract Surg. 2005; 31:97-105.

47. Porter J, MacRae S, Yoon G, Roberts C, Cox IG, Williams DR. Separate effects of the microkeratome incision and laser ablation on the eye's wave abberation. Am J Ophthalmol. 2003;136:327-37.

48. Vinciguerra P, Azzolini M, Airaghi P, Radice P, De Molfetta V. Effect of decreasing surface and interface irregularities after photorefractive keratectomy and laser in situ keratomileusis on optical and functional outcomes. J Refract Surg. 1998; 14:S199-S203.

49. Medeiros FW, Stapleton WM, Hammel J, Krueger RR, Netto MV, Wilson SE. Wavefront analysis comparison of LASIK outcomes with the femtosecond laser and mechanical microkeratomes. J Refract Surg. 2007;23:880-7.

50. Thibos LN, Applegate RA, Schwiegerling JT, Webb R. Report from the VSIA taskforce on standards for reporting optical aberrations of the eye; VSIA Standards Taskforce Members. J Refract Surg. 2000;16:S654-S655.

51. Mrochen M, Eldine MS, Kaemmerer M, et al. Improvement in photorefractive corneal laser surgery results using an active eye-tracking system. J Cataract Refract Surg. 2001; 27:1000-6.

52. Slade SG. The use of the femtosecond laser in the customization of corneal flaps in laser in situ keratomileusis. Curr Opin Ophthalmol. 2007;18:314-7.

53. Ertan A, Karacal H. Factors influencing flap and INTACS decentration after femtosecond laser application in normal and keratoconic eyes. J Refract Surg. 2008;24:797-801.

54. Haft P, Yoo S, Kymionis GD, Ide T, O'Brien TP, Culbertson WW. Complications of LASIK Flaps made by the IntraLase 15-and 30 kHz Femtosecond Lasers. J Refract Surg. 2009;25:979-84.

第 **18** 章 飞秒激光的散光切割

Eric D Donnenfeld, Allon Barsan(美国)

本章要点

- 角膜缘松解切割列线图

角膜缘松解切割术(Limbal Relaxing Incisions, LRI)列线图

白内障手术是世界范围内最常见的手术之一，患者期望通过这种屈光手术不但能够获得视功能的提高,而且能够摆脱对眼镜的依赖[1-2]。

为取得良好的手术效果,提高视觉质量,使接受白内障屈光手术的患者对术后最佳裸眼视力达到满意,对散光的处理是最重要的一个方面。散光会造成子午模糊(角膜在其中一个轴向上比另一个更陡)而降低视力,造成视觉图像的失真。白内障术后 0.50 D(屈光度)甚至更少的残余散光都可能会造成眩光、有自觉症状的模糊、重影和光晕[3]。因此,做白内障手术时同时行角膜缘松解切割术(limbal relaxing incision, LRI)治疗角膜散光已经受到更大的重视。最近一项对 2415 例患者 4540 只眼的研究表明, 接受白内障手术的患者多数存在角膜散光,而其中散光达到或超过 1.50 D 的占了 22.2%[4]。约38%的接受白内障手术的眼睛有至少 1.00 D 的原先存在的角膜散光,72%的患者有 0.50 D 或更多[5]。

不论使用什么样的人工晶体,散光的控制都很重要。然而,植入老视矫正人工晶状体的患者,相较于植入传统单焦点人工晶状体的患者, 即使对于轻度屈光不正也明显更加敏感。屈光人工晶状体手术医师必须愿意和能够治疗少量术后散光,以保证患者的术后满意度。

散光切割是一种角膜切割, 松解并使规则角膜散光陡峭的轴变平坦,使平坦的轴变陡峭。该手术可减少角膜张力, 并使角膜愈合成为更接近球形的形状(图 18-1)。切口紧邻角膜缘的即为 LRI,而远离角膜缘紧邻视轴的切口是散光角膜切开术。由于 LRI 相对于散光角膜切开术有其优势,所以 LRI 更常用。这些优点包括降低轴向移位的倾向,较少的不规则散光,1:1 的耦合比,减少显著可见瘢痕的可能性,以及降低穿孔的可能性。

遗憾的是, 大多数白内障手术医师不愿手工制作散光切口。在一项调查中,233 名外科医师,只有 73 位例行 LRI。在一般情况下,不规则散光(图 18-2)不应使用 LRI 治疗。治疗散光有几种不同的选择,包括准分子激光消融、环曲面人工晶体植入术、传导性角膜成形术。然而, 这些选择可能并非适用于所有的白内障手术医师和患者。原存角膜散光的矫正没有纳入美国联邦医疗保险和大多数其他保险计划。因此,接受未在保险范围之内的

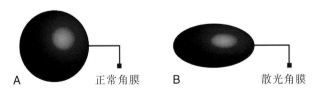

图 18-1 (A)正常角膜,形似篮球,两轴相等;(B)散光角膜中,形似橄榄球,一轴比另一轴陡峭

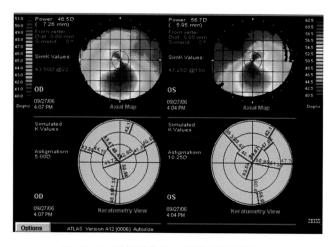

图18-2　不规则散光一般不应当切开治疗

手术的患者,需要支付手术费用以及额外的就医时间和检查。

一旦切口所需的位置已经确定,切口的长度和深度由医师决定。有时需要参考列线图。有很多LRI列线图可用以调整少量的柱镜需求,并且已有很多关于LRI的研究[7-21]。在一项关于LRI的有效性研究中,有平均60%的柱镜度下降[22],79%的患者纠正至小于1.00 D的柱镜度,59%的患者纠正至小于0.50 D柱镜度。60%的柱镜度减少不逊色于使用环曲面人工晶状体达到的结果,后者得到了平均58.4%的柱镜度下降[23]。

很多LRI列线图根据年龄和柱镜轴向进行调整,使得手术更为细致和复杂,并且给人的印象是极为精确和不易出错。然而在笔者看来,事实并非如此。LRI过程有许多失误的机会,且用来辅助确定手术切口的诸多变量都可能测量得不够精确。如果手工施行,切口本身的精确性与手术医师以及刀片的精确度有关。以上的各种误差都可以叠加,导致视力不理想。因此手工的LRI与其说是一门科学不如说是一门艺术。

此外,超声乳化手术切口必须考虑到术前角膜散光,以确定最终的术后残留散光。使用矢量分析,术者应确定适当的轴施行散光切口。以上所有因素都可以通过www.LRIcalculator.com进行在线计算(图18-3)。根据术前患者的角膜曲率和术后医源性散光,LRI在线计算器使用矢量分析计算出LRI切口的位置;同时它使用Donnenfeld和Nichamin列线图,并提供了将要进行的切口的轴向和长度可视化地图。LRI计算工具的数据可以打印出来并带到手术室,作为标记角膜和进行LRI的指导。

所有基于地形图读数以及手术切口倾向于出现显著散光的患者都接受了LRI。实施手术的医师需要格外注意,手术可能诱发额外的逆规散光。对于一个有0.5 D逆规散光的患者来说,术前在180°轴向做LRI是合适的。与之相反,原有0.5 D顺规散光的患者,应该使用上方

切口的手术方法纠正散光。对于斜轴散光,要根据术前散光和切口的矢量分析得出正确的切削轴向和切削柱镜量。

与任何外科手术一样,LRI有相关的并发症,但大多数都是暂时性的或可纠正的。该手术一般不并发放射状角膜切开术或散光角膜切开术常并发的眩光或色散。LRI的潜在问题包括过矫、欠矫、感染、角膜穿孔、角膜知觉减退、术后不规则散光及不适。对于有显著残余散光的患者来说,可能有必要加深或者扩大LRI以重新治疗。对于过矫,建议等一段时间之后用Sinskey钩清理创口,如有必要,使用10-0的尼龙线缝合。对于较小的过矫可使用准分子激光切削。不要在原先的LRI切口作与之垂直的LRI,因为这样可能导致不规则散光的发生。如果发生角膜穿孔,可能能够自我封闭,若不能则需缝合。

当术者由实施白内障手术转变为屈光性人工晶状体植入术时,对细节的注意尤为重要。最为重要的概念之一是治疗残余屈光不正。LRI手术是很多外科医师成长为优秀白内障屈光医师需跨过的一大步。

飞秒技术的新发展已经将人们的注意力由手工LRI和散光角膜切开转移到飞秒激光引导的手术方式上。这种式式相比手工方法显示出更大程度的精密度和准确度[24]。白内障术中使用飞秒激光散光切割治疗散光是飞秒技术上引人关注的发展,成为了白内障屈光手术的革命性进展。

飞秒激光是脉冲持续时间极短的小于800 fs(1 fs=10^{-15} s)的光爆破激光。相比眼科手术中使用的传统激光,这种极短的脉冲持续时间使得飞秒激光切割组织时的能量相当少。每脉冲能量,可以减少约1000倍,从纳秒激光器(掺钕钇铝石榴石 Nd:YAG)的大约1^{-10} mJ下降到飞秒激光的1^{-10} μJ。这种脉冲能量下降使得周边组织损伤大幅度减少,从纳秒激光预期目标的几毫米转移到只有几微米的飞秒激光。与Nd:YAG激光的系统类似,飞秒激光脉冲通过透明的组织,并且可以集中在一个预定的深度[25]。

飞秒激光设备提供卓越的切口、切割精度和再现性,以最小的周边组织的影响,实现了超过那些高度复杂的机械设备的水平。自1999年以来飞秒激光眼科手术已经实现商业化。飞秒脉冲在角膜上的精度和对角膜周边组织的影响极其有限,已经在超过400万例的LASIK瓣、板层和穿透性角膜移植手术中得到确认[26-30]。

美国食品和药物管理局(FDA)已经批准了510(k)许可,允许飞秒激光在白内障手术中的临床应用。激光白内障手术的最显著的特点包括手术切口的精确性和最小的周围组织损伤,撕囊的尺寸和直径的准确性,囊袋边缘强度的增强,碎核中超声乳化的能量下降,改良的伤口密闭以及愈合——所有这些都使其优于手工的机械手术和具

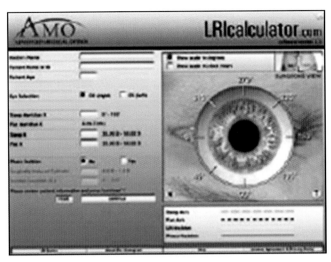

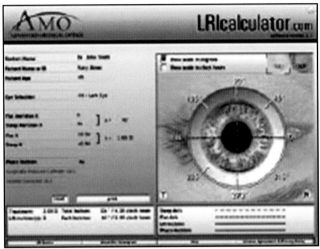

输入患者数据　　　　　　　　　　　　　　　　打印报告

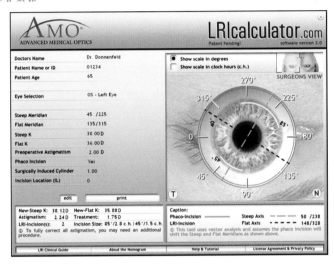

图 18-3　www.LRIcalculator.com 提供的 Donnenfeld 列线图

有更好的再现性。

　　飞秒激光的一个主要临床应用是制作具有精准弧长度、深度、角度位置和光学区的弧形切口。飞秒激光使得精确和可重复的切口成为可能，而这在手工方法中一般无法得到，但它对获得一致性的结果却是必须的[31]。在一项病例研究中，飞秒激光弧形角膜切开术被用于矫正散光。研究者不仅测量了患者眼睛角膜的厚度，同时还测量了其屈光度。然后，他们对角膜散光参数进行评价，每只眼睛分别计算切口的长度和位置，用飞秒激光制作切口。OCT 控制的角膜测厚仪直接在该区域测量，然后数据导入到激光机以达到切削的高精度水平。研究结果表明，使用飞秒激光治疗散光时，散光的矫正可以达到比术前预计值还要好的效果。此外，切口的深度和位置与手术计划一致。激光技术能够更精确和更有预测性地制作均一的角膜切口[32]。

　　飞秒激光使得手术更为有效和安全。角膜组织不会吸收该波长激光。激光在距离目标 100 Ěm 内、距离角膜几毫米远的地方消散，由于距离角膜后弹力层有相当的距离，所以具有更高的安全性，从而防止了角膜穿孔的发生。此外，激光可以设计为制造能够加强封闭和愈合的理想切口，实现可重复的散光切口，而这使用手工方法无法实现。与传统的手工切口相比，飞秒激光切口提供了更好的再现性并且降低了变异性[33]。一项关于 LenSx 飞秒激光初步结果的研究表明，采用 9 mm 的弧形切口以及 Donnenfeld 列线图 33% 的下降比，散光可以减少 70%[34]。飞秒激光的切口也可以设计在角膜前弹力层下，这样可以通过避免角膜上皮损伤来促进愈合。为了优化上述方法，进一步的临床研究和列线图发展目前正在进行中，这将消除对角膜表面损伤处理的需要。

　　飞秒激光弧形切口的外科技术首先包括确定长度、位置、深度以及切口到视轴的距离。使用 Donnenfeld 列线图 33% 的减少量和 LRI 计算器（www.LRIcalculator.com）确定切口的长度和轴向（图 18-3）。在切口区域预设了 85% 角膜厚度作为切口的深度，将切口到视轴的距离设置为 9 mm。这些信息都下载到飞秒激光机(LenSx)上。然后将激光机对接到角膜开始进行手术，术者在手术屏幕上可预览切口的区域(图 18-4)。角膜弧形切口区域的 OCT 图像可视化，然后确认切口深度(图 18-5)。首先进行囊膜切开，接着劈核，然后制作角膜切口。飞秒激光治疗结束后，术者在手术显微镜下用 Sinskey 钩打开患者的角膜切口(图 18-6)。然后可以行术中像差测量(Orange; WaveTec Vision, Aliso Viejo, CA)来定量切口。切口是对称的，标准化的，距离视轴 9 mm(图 18-7)。最后用 OCT 确定切口术后的深度(图 18-8)。如需要，术后可能会局麻后在诊室的裂隙灯下使用镊子或 Sinskey 钩打开弧形切口(图 18-9)。

飞秒弧形切口的一个主要优点是，屈光切割可以设计在白内障手术前，然后在术中和(或)术后进行调整。切口是用飞秒激光制作的，但直到打开后才会有显著效果。

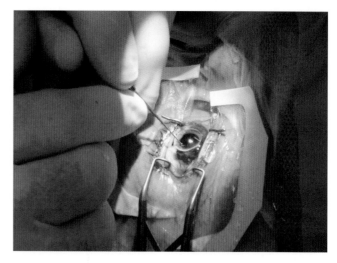

图 18-6　Sinskey 钩用于打开飞秒激光弧形切口

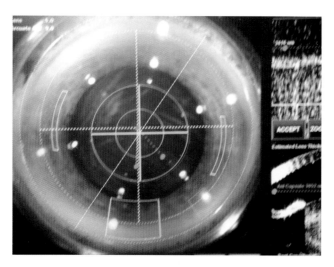

图 18-4　叠加的弧形切口

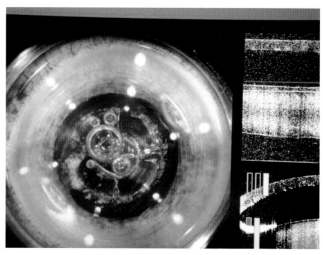

图 18-7　制作飞秒激光弧形切口

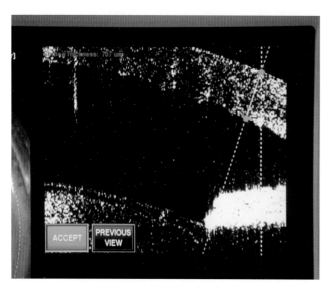

图 18-5　角膜弧形切口区域的 OCT 图像

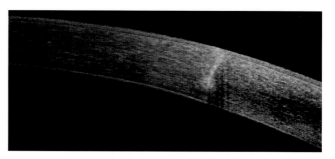

图 18-8　OCT 显示的弧形切口的深度

为进一步完善结果，我们已经进行术中像差测量(Orange)在手术室定量手术结果。取出混浊晶状体后，放置人工晶状体，然后用 Sinskey 钩打开一个飞秒激光的切口。眼压继而会升高至大约 25 mmHg。接下来进行术中像差分析，它可以提供现存散光的非常准确的度数。紧接着，基于术中像差的读数(如需要可以进行再次测量)，进

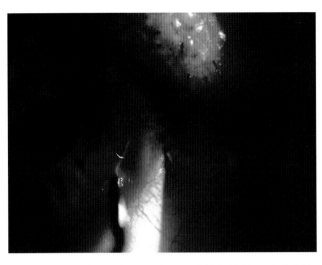

图18-9 在裂隙灯下使用镊子打开飞秒激光弧形切口角膜缘松

行第二个飞秒激光切口的部分或全部打开。对于没有条件使用术中像差测量设备的医师而言，可为患者进行术后一天的地形图和屈光检查。如果需要，可以在诊室轻松打开切口的剩余部分，用以增加切口的效果，并纠正残余的散光性屈光不正。

总之，飞秒激光辅助的弧形切口的出现，是一种新型的技术，提供了图像引导的激光技术的精度。屈光切口现在由电脑控制，并且不需要依靠术者的技术和经验。飞秒激光系统的使用将提供更快、更安全、更便捷、个性化、可调控并且完全可重复的散光切削。去除散光治疗中的不一致性将会提高我们对于散光切割的理解和准确性，并且能够提供更好的屈光治疗效果和患者满意度。基质内消融术无法通过手工切割来实现。这项新技术提供了无限的潜能，但仍需更多的临床经验以及不同的列线图和手术医师技术的进步。

(胡亮 译 陈浩 校)

参考文献

1. Pager CK, McClusky PJ, Retsas C. Cataract surgery in Australia: a profile of patient-centered outcomes. Clin Exp Ophthalmol. 2004;32:388-92.
2. Hawker MJ, Madge SN, Baddeley PA, Perry SR. Refractive expectations of patients having cataract surgery. J Cataract Refract Surg. 2005;31:1970-5.
3. Nichamin LD. Nomogram for limbal relaxing incisions. J Cataract Refract Surg. 2006;32(9):1048.
4. Ferrer-Blasco T, Montés-Micó R, Peixoto-de-Matos SC, González-Méijome JM, Cervino A. Prevalence of corneal astigmatism before cataract surgery. J Cataract Refract Surg. 2009;35(1):70-5.
5. Hill W. Expected effects of surgically induced astigmatism on AcrySof toric intraocular lens results. J Cataract Refract Surg. 2008;34(3):364-7.
6. Duffey RJ, Leaming D. US trends in refractive surgery: 2008 ISRS/AAO survey. International Society of Refractive Surgery & American Academy of Ophthalmology. Atlanta, Georgia. 8 November 2008. ISRS meeting.
7. Nichamin LD. Astigmatism control. Ophthalmol Clin North Am. 2006;19(4):485-93.
8. Wang L, Misra M, Koch DD. Peripheral corneal relaxing incisions combined with cataract surgery. J Cataract Refract Surg. 2003;29(4):712-22.
9. Budak K, Friedman NJ, Koch DD. Limbal relaxing incisions with cataract surgery. J Cataract Refract Surg. 1998;24(4):503-8.
10. Gills JP. Treating astigmatism at the time of cataract surgery. Curr Opinion Ophthalmol. 2002;13(1):2-6.
11. Oshika T, Shimazaki J, Yoshitomi F, et al. Arcuate keratometry to treat corneal astigmatism after cataract surgery: a prospective evaluation of predictability and effectiveness. Ophthalmology. 1998;105(11):2012-6.
12. Maloney WF, Grindle L, Sanders D, Pearcy D. Astigmatism control for the cataract surgeon: a comprehensive review of surgically tailored astigmatism reduction (STAR). J Cataract Refract Surg. 1989;15(1):45-54.
13. Price FW, Grene RB, Marks RG, Gonzales JS; for the ARC-T Study Group. Astigmatism reduction clinical trial: a multicenter prospective evaluation of the predictability of arcuate keratotomy. Arch Ophthalmol. 1995;113(3):277-82.
14. Devgan U. Corneal correction of astigmatism during cataract surgery. Cataract and Refractive Surgery Today. January 2007.pp41-4.
15. Tejedor J, Murube J. Choosing the location of corneal incision based on preexisting astigmatism in phacoemulsification. Am J Ophthalmol. 2005;139(5):767-76.
16. Kaufmann C, Peter J, Ooi K, Phipps S, Cooper P, Goggin M; for The Queen Elizabeth Astigmatism Study Group. Limbal relaxing incisions versus on-axis incisions to reduce corneal astigmatism at the time of cataract surgery. J Cataract Refract Surg. 2005;31(12):2261-5.
17. Muller-Jensen K, Fischer P, Siepe U. Limbal relaxing incisions to correct astigmatism in clear corneal cataract surgery. J Refract Surg. 1999;15(5):586-9.
18. Akura J, Matsuura K, Hatta S, Otsuka K, Kaneda S. A new concept for the correction of astigmatism: full-arc depth-dependent astigmatic keratotomy. Ophthalmology. 2000;107(1):95-104.
19. Faktorovich EG, Maloney RK, Price FW Jr. Effect of astigmatic keratotomy on spherical equivalent: results of the Astigmatism Reduction Clinical Trial. Am J Ophthalmol. 1999;127(3):260-9.
20. Price FW, Grene RB, Marks RG, Gonzales JS. Astigmatism reduction clinical trial: a multicenter prospective evaluation of the predictability of arcuate keratotomy. Evaluation of surgical nomogram predictability. ARC-T Study Group. Arch Ophthalmol. 1995;113(3):277-82. [Erratum in: Arch Ophthalmol. 1995;113(5):577.]
21. Oshika T, Shimazaki J, Yoshitomi F, et al. Arcuate keratotomy to treat corneal astigmatism after cataract surgery: a prospective evaluation of predictability and effectiveness. Ophthalmology. 1998;105(11):2012-6.
22. Bradley MJ, Coombs J, Olson RJ. Analysis of an approach to astigmatism correction during cataract surgery. Ophthalmologica. 2006;220(5):311-6.

23. AcrySof Toric SA60T4IOL [package insert]. Fort Worth, TX: Alcon Laboratories, Inc.; 2009.

24. Masket S, Sarayba M, Ignacio T, Fram N. Femtosecond laser-assisted cataract incisions: architectural stability and reproducibility. J Cataract Refract Surg. 2010;36(6):1048-9.

25. Vogel A, Noack J, Hüttman G, Paltauf B. Mechanisms of femtosecond laser nanosurgery of cells and tissues. Appl Phs B. 2005;81:1015-47.

26. Ratkay-Traub I, Ferincz IE, Juhasz T, Kurtz RM, Krueger RR. First clinical results with the femtosecond neodymium-glass laser in refractive surgery. J Refract Surg, 2003;19(2):94-103.

27. Nordan LT, Slade SG, Baker RN, Suarez C, Juhasz T, Kurtz RM. Femtosecond laser flap creation for laser in situ keratomileusis: six-month follow-up of initial U.S. clinical series. J Refract Surg. 2003;19:8-14.

28. Kezirian GM, Stonecipher KG. Comparison of the IntraLase femtosecond laser and mechanical keratomes for laser in situ keratomileusis. J Cataract Refract Surg. 2004; 30(4):804-11.

29. Montés-Micó R, Rodríquez-Galietero A, Alió JL. Femtosecond laser versus mechanical keratome LASIK for myopia. Ophthalmology. 2007;114:62-8.

30. Steinert RF, Ignacio TS, Sarayba MA. "Top hat"-shaped penetrating keratoplasty using femtosecond laser. Am J Ophthalmol. 2007;143(4):689-91.

31. Nichamin L. Femtosecond laser technology applied to lens-based surgery. Medscape Ophthalmology. June 22, 2010. http://www.medscape.com/viewarticle/723864. Accessed July 20, 2011.

32. Nagy Z, Takacs A, Filkom T, Sarayba M. Initial clinical evaluation of an intraocular femtosecond laser in cataract surgery. J Refract Surg. 2009;25(12):1053-60.

33. Abbey A, Ide T, Kymionis GD, Yoo SH. Femtosecond laser-assisted astigmatic keratotomy in naturally occurring high astigmatism. Br J Ophthalmol. 2009;93(12):1566-9.

34. Slade SG. Femtosecond laser arcuate incision astigmatism correction in cataract surgery. Presented at: the ASCRS Cornea Day; March 25, 2011; San Diego, CA.

第 **19** 章　飞秒激光屈光手术的新进展

Sharad Lakhotia(印度)

本章要点

- 技术
- 并发症
- 散光矫正
- 老视矫正
- Intracor操作过程
- 单纯飞秒屈光矫正术

- 单纯飞秒屈光矫正术的并发症
- IntraLase飞秒激光
- 飞秒激光制瓣步骤
- 使用光栅模式导致的脱环
- 角膜瓣并发症

毫无疑问,飞秒(femtosecond)激光在屈光手术中充当着越来越重要的角色。在角膜屈光手术中,飞秒激光最常见且最重要的作用是制作角膜瓣。飞秒激光是一种超速激光,其产生的脉冲持续时间短至千万亿分之一(10^{-15})秒。单词"femto"来源于丹麦语,代表数字15。

单纯飞秒屈光手术也已经实现。飞秒激光已经被成功应用于基质内散光切口和老视矫正,飞秒白内障手术也成为最新的技术进步。人们期望飞秒激光被越来越多地应用于青光眼、视网膜及角膜手术中。

引言

飞秒激光第一次受到关注,是因为美国科学家通过IntraLase飞秒激光系统在LASIK术中完成无刀角膜瓣的制作。

为何无刀片制作角膜瓣更好

文献中总结的用飞秒激光制作角膜瓣优于角膜板层刀的原因罗列如下:

- 飞秒激光制作角膜瓣的术后对比敏感度更佳。
- 与应用板层刀引发的角膜瓣相关并发症相比,其安全性更高。
- 术后裸眼视力更好。
- 由于角膜瓣更加平滑,产生的医源性像差较小。
- 制瓣过程中眼压波动较小。
- LASIK术后干眼的发生率较低。

这些优势可能是因为飞秒激光通过预测性更强的均匀几何切削制作的角膜瓣更薄。光学相关断层扫描(optical coherence tomography,OCT)为此提供了明确的证据,其检测图像表现为非常均匀一致的角膜瓣图形。

技术

所有飞秒激光使用的波长都约为1053 nm。其主要的技术特点表现在:①激光脉冲重复频率;②激光斑大小;③脉冲模式。

飞秒激光通过光爆破及光学击穿作用,产生等离子体及空化气泡,从而使组织裂解。与长脉冲(500~1300 fs)

相比,较短脉冲(200~500 fs)达到光爆破阈值所需的能量较低。激光斑的直径及体积由镜头的数值孔径决定。较高的数值孔径使用的能量较低,而且能增加板层切口的深度及精确度。

如果使用高能光爆破作用,脉冲不需要相互叠加,因为产生的气泡很大,足以引起组织裂解。但是如果使用低能量光爆破,大量脉冲需要处于重叠模式,因为太小的气泡不能引起组织裂解。

因此一个理想的设备应该具备小光斑、高重复率以及低脉冲能量的特点。

飞秒系统的两个主要作用模式为光栅模式和螺旋模式(图 19-1 和图 19-2)。

在光栅模式中,脉冲为起始于接点位置(即角膜瓣蒂部)而终止于对侧边缘的线性模式。在螺旋模式中,脉冲起始于中心并且呈离心性前进。向心性进行也可行。目前大部分装置都使用光栅模式以确保形成光滑的基质床,例如 IntraLase 系统(AMO)。而 VisuMax 飞秒激光系统(Carl Zeiss Meditec AG, Jena, 德国)为螺旋模式。

不同的飞秒仪器配备有不同的负压吸引环及对接系统。仪器可压平角膜引起眼压升高,例如 IntraLase 飞秒激光系统(AMO)、FS200 飞秒激光系统(WaveLight, AL-CON)和 LDV 飞秒激光系统(Ziemer Ophthalmic Systems, 瑞士)。弧形压平对接表面可引起较低的压力,例如 Vi-suMax 飞秒激光系统(Zeiss Ophthalmic Systems, 德国)和 Femtec 飞秒激光系统(Technolas Perfect vision, 德国)。

市售飞秒激光仪器的特征

IntraLase(AMO)飞秒激光系统于 2001 年在美国首次推出,取得了初步成功。从那之后,它们的五代产品的技术得到了不断提升。激光脉冲频率已经从 15 kHz 提高至 30 kHz、60 kHz,直至 150 kHz,使操作过程更加快速。侧切面角度增至大于 90°,甚至能在边缘形成反向斜面。几何切削的增强为基质内环形放置和角膜移植提供了条件。

Visumax 和 Technolas 飞秒激光系统使用弧形对接系统诱导较低的眼压。此外,Visumax 系统使用角膜缘吸引取代结膜吸引机制。它具有 500 kHz 脉冲以及较低的能量分布,因此也可以被应用于单纯飞秒屈光手术,例如飞秒激光基质透镜切除术(femtosecond lenticular extraction, FLEx)和微小切口基质透镜切除术(small incision lenticu-lar extraction, SmILE)。在操作过程中患者因视力不受影响,手术全程都能积极配合。

来自瑞士达芬奇(Ziemer)的 LDV 飞秒激光系统是一种小型便携的飞秒激光设备。它具有非常高的脉冲频率以及很低的能量,产生极少的气泡以确保形成一个光滑的角膜床。它没有垂直侧切,因此制瓣过程与微型角膜刀类似,形成锥形的角膜瓣边缘。因为边缘有斜度,如果存在空气,角膜瓣可能不规则。在应用脉冲的过程中操作是不可见的,并且接触界面需要有液体,因此有一些局限性。此仪器也可以制作基质内环形通路并且进行板层角膜移植。从脉冲及能量的角度考虑,Femtec 激光与In-traLase 系统的工作模式类似。但是前者的弧形压平对接系统引起的压力较低。基于 Intracor 操作系统的老视矫正技术目前也正在这一设备上进行相关研究。

爱尔康公司研发的新型 WaveLight FS200 飞秒激光在技术规格上与 IntraLase 类似。它通过表面通路形成特殊的几何切削,使气泡可以弥散至角膜外。人们希望操作时形成较少的不透明气泡,从而使多数病例可以立即应用准分子激光行基质消融。

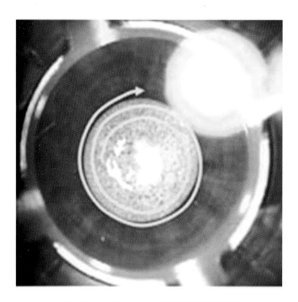

图 19-1　IntraLase 系统的螺旋模式

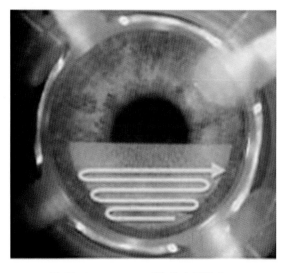

图 19-2　IntraLase 系统的光栅模式

并发症

不透明气泡层

在飞秒激光切削过程中一些气泡进入深层基质形成不透明气泡层。它们可能数小时后消失，也可能影响视觉追踪。此现象在诱导低压、低能以及较快脉冲重复率的软压平系统中相对少见。在准分子激光治疗前，可以通过轻柔地刮擦角膜表面降低 OBL 的密度。

角膜层间混浊

当制作的角膜瓣很薄，低于 100 μm 时，可以出现角膜层间混浊这一并发症。

高密度角膜层间混浊

手术后可能出现畏光及轻度疼痛，可能持续数周。这是一种暂时的光敏感性综合征，由高光栅能量及数字化较低的光学压平镜引发，多在早期出现。另一种早期问题是虹视，它由角膜瓣后表面激光斑的光散射产生。这一视觉损害在多数病例中并不常见。

散光矫正

飞秒激光散光角膜切开术对治疗角膜移植术引起的高度散光以及先天性高度散光有效。在角膜移植引发散光的病例中，此方法不仅安全而且比手工操作更加精确。飞秒激光还可以制作仅位于基质内的散光切口，安全且稳定，但是有效性稍欠。这一治疗散光的技术仍在不断完善中。

老视矫正

Intracor 操作技术增加了焦深以达到治疗老视的目的。非侵入性的晶状体内飞秒激光脉冲可以增加晶状体纤维的弹性及滑动性，使晶状体的调节功能得到部分恢复。这一方法的主要风险是白内障的形成以及最佳矫正视力的下降。研究表明在激光作用部位有点状混浊出现，但是并没有进行性白内障形成。无论成败与否，这一技术的主要优点是侵入性极小、感染发生率微乎其微，并且增加了施行屈光性晶状体置换术的可能性。

Intracor操作过程

Technolas 飞秒手术是一种基质内的操作程序。它在角膜内部释放能量，而不将其带至表面。在上皮、内皮、前弹力层及后弹力层内没有切口，因此感染风险极低，从而确保了伤口更好的愈合。脉冲位于集中于视轴的向心性基质环内，从表面延伸到至少 100 μm 处。纤维切削的向心性模式使角膜中心轻微地前移，并且制造出一个超长椭球形。目前已经尝试了分别在三维和二维范围内治疗近视及散光，但是结果并不十分精确。此外，用此方法进行老视矫正也被不断地提及，因为它可以引起角膜生物力学的改变，使中心轻微前移形成一个超长球形模型，从而使近视力得到部分提升且同时保持远视力。

与放射状角膜切开术中的操作类似，手术医师可以通过扩大环的直径或者增加基质内切口的半径，有效地从生物力学方面矫正低度近视。

通过生物力学的方法，Intracor 系统为矫正伴有低度屈光不正的老视带来了希望。

单纯飞秒屈光矫正术

ReLEx，即屈光性透镜切除术（Refractive Lenticule Extraction）是一种用单纯飞秒激光进行视力矫正的全新技术。ReLEx 通过 Carl Zeiss Meditec VisuMax 飞秒激光系统（Carl Zeiss Meditec AG, Jena, 德国）完成操作。目前有 2 种类型的 ReLEx 操作过程，分别为 FLEx 和 SmILE。

FLEx（femtosecond lenticular extraction）即飞秒激光基质透镜切除术，使用 VisuMax 飞秒激光系统（图 19–3），已经有报道显示其具有极好的屈光矫正效果。

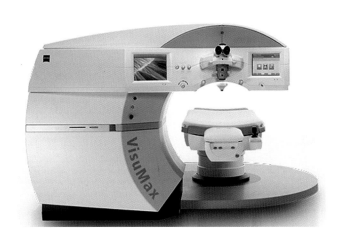

图 19–3　VisuMax 飞秒激光

在 2008 年 8 月，Walter Sekundo 博士和 Marcus Blum 博士成为首先完成这一操作的手术医师。目前已经有超过 1000 只眼在所有具备此操作能力的中心完成了这类手术，包括 Baroda（印度）及其它 3 个国际性机构。在 FLEx 治疗中，飞秒激光制作出 2 个切口，一个屈光性和一个非屈光性切口，作为独立的一步。第一个切口位于屈光性基质透镜的底部，而第二个位于其顶部。一旦切口制作完成，角膜瓣就被掀起，接着屈光性透镜被取出。角膜瓣按照常规方式处理。在此方法中，非常重要的操作步骤是矫正角膜瓣与基质微透镜间的平面，并且分离透镜的边缘。

基质透镜的直径从 6~7.3 mm 不等，与准分子激光的光区相匹配。剩余的基质区通常大于等于 300 μm。

在 Walter Sekundo 的研究报告中，6 个月的追踪随访取得了很好的结果。9% 的病例视力提高 2 行，43% 的病例视力提高 1 行，39% 没有变化，7% 病例视力下降 1 行。74% 的患者视力达到 6/6 或以上。

Rupal Shah 博士的报道提示，术后 1 周时视力恢复缓慢，但通过改变扫描模式取得了很好的效果。在进行螺旋扫描时，他们通常从中心到周边进行基质透镜后表面分离，之后将角膜瓣从周边至中心进行分离。而改变方向，即基质透镜的后表面从周边到中心，而前表面从中央至周边进行扫描分离，可以明显改善视力的恢复情况。在 1 周后 89% 的患者可以达到术前最佳矫正视力（best corrected visual acuity, BCVA）。而应用脉冲频率提升至 500 Hz 的 VisuMax 飞秒激光系统，1 周后 95% 的患者可以达到或者超过术前 BCVA。

还有一些研究者使用改良的方法，称为微小切口基质透镜切除术即 SmILE（small incision lenticular extraction）。这一技术的侵入性更小，整个基质微透镜可以通过一个小切口（3~5 mm）取出，不需要掀起角膜瓣。

在 Osama Ibrahim 的研究中，90% 的患者术后 1 个月的视力高于 20/25。他认为这一手术的结果比 LASIK 更加稳定，包括高度近视患者在内。因为有足够的抵抗力空间，如果基质透镜在上方分离，它将非常容易与下表面分开。一旦分离，可以轻易地使用镊子或刀片通过简单牵拉提起角膜瓣。

从 FLEx 到 SmILE 的技术改良十分简单，并且具有微小切口这一优势，提供了应用单纯飞秒激光解决屈光问题的方法。

对远视眼的初始研究结果表明，FLEx 是一种优良的备选方法。应用准分子激光进行治疗时会出现部分屈光回退，但是一个月时的数据结果良好。在远视治疗中，角膜瓣直径仅比基质透镜大 0.5 mm。需要注意的主要问题是，透镜不应该有尖锐的边缘，否则将导致屈光回退。因此我们面临的主要挑战是寻找一种最佳的透镜边缘形态。

单纯飞秒屈光矫正术的并发症

单纯飞秒屈光矫正术的并发症极少出现。有一些发生暂时性轻度混浊的报告，有 2 个病例在进行屈光性基质微透镜分离时出现了一些问题，其中一个在 6 个月后解决。但是没有患者出现弥漫性板层角膜炎或者短暂性光敏感综合征的体征。

VisuMax 飞秒激光系统的优点

在设计飞秒激光系统时，需要在增加脉率和聚焦能力以及降低斑点大小和能量之间取得平衡。VisuMax 光学系统产生的紧密聚焦光束有以下优势：

1. 脉冲作用位置的精确度最佳。

2. 用低能量实现组织解离。

3. 能量由作用点迅速降低，从而减少继发性组织损伤并且可以快速复原。

部分飞秒激光需要进行巩膜吸引及压平。在一些案例中，高强度吸引可导致患者不适感及结膜下出血。在 VisuMax 系统中，眼压升高的水平很低，不会使患者感到不适。应用弧形角膜接触镜和角膜吸引时眼内压低于 90 mmHg 或 100 mmHg。一项研究表明，应用 VisuMax 系统制作角膜瓣时眼内压升高为（84.9 ± 7.3）mmHg，而使用 IntraLase 和 LDV 系统时这一数值分别为（180.6 ± 21.6）mmHg 和（150.9 ± 17.2）mmHg。患者在治疗过程中可以看见固定光源从而达到更好的固视效果，降低患者的焦虑程度。

由于在 FLEx 操作过程中可以提前设定，因此在角膜顶部能够很好地实现角膜瓣的共轴性。角膜顶部与 VisuMax 飞秒激光系统中的接触镜顶部可以很好地吻合。因为消散迅速，所以不透明气泡层很薄。

在全球范围内 IntraLase 飞秒系统拥有最大的市场份额，因此我们将详细探讨在无刀片角膜瓣制作中 IntraLase 的技术及用法。

每一次聚焦激光的脉冲都持续 500~800 fs。在 1 秒内光线可环绕地球 7.5 次，在 100 fs 内光线可绕头发一圈。因为功率等于能量除以时间，因此可以在相对较低的能量下获得极高的功率。

高度聚焦的飞秒激光脉冲可以产生等离子体。等离子体以超声速扩散从而取代其外围组织，并且冷却形成空化气泡。为了达到手术切削的效果，数千个激光脉冲被叠加在一起，在角膜内形成切削平面。这些切削面可以是水平的、垂直的或者倾斜的，气泡从深处到达表层（里外翻转）。制作角膜瓣的侧切口可以通过脉冲的垂直叠加，或者成一个角度直到其到达角膜表面。可以在上方、鼻侧以及颞侧位置制作接点,接点宽度也可以通过程序设置。

IntraLase 飞秒激光系统使用无菌的一次性患者接触装置,包括负压吸引环以及压平透镜。

室内的理想温度应该在 18℃~24℃ 之间,相对湿度应保持在 30%~40% 之间,手术室应该远离粉尘及微粒污染,并且远离震动。

IntraLase飞秒激光(图19-4至图19-8)

激光器主机包括光源、操控台及其供能系统、电子发射器、制冷系统以及计算机。光束传输装置包括光学及激光组件,使激光束精确聚焦于角膜上。压平锥镜上方的绿灯指示眼睛接触。

当达到最大接触压时,操作显微镜的红色发光二极管亮起,显示器提示并且发出提示音。操纵杆可控制接触面的 X、Y、Z 向移动。扳动操纵杆使接触面上下移动。

操纵板包括手术照明旋钮、锥镜照明按钮以及主页按钮(home 键)。home 键可以使光束传输装置上升 4.11 cm (10 s),抬高预定点从而使患者能安全地离开仪器的接触面。负重板位于光束传输装置出口处与压平锥镜接触。

平板彩色显示器、键盘和追踪球定位装置被安装在一个平台上。在其上可以查看系统状态、患者名单、运行数据、使用记录以及显微图像的实时视频。通过此装置进行激光切削参数录入、操控及监视。

一次性的患者接口组件装置包括压平锥镜、负压吸引环和注射器。吸引环在手术过程中固定眼球。

负压吸引环扩张以容纳压平锥镜,之后收缩将其牢牢固定。

使用操纵杆装配压平锥镜和吸引环,通过定位光束传输装置实现对接。

软对接是一种先进的对接技术,可以使部分角膜保持未压平状态,从而制作出一个凹凸透镜。

此方法可以减少不透明气泡层的发生率。IntraLase 角膜瓣是由两部分切削完成的,其一是水平板层切削,另一个是侧切术。囊袋是一种可行的切除形式,它通常作为气泡排出的容器。

在水平切削中两种模式是可行的。其一是光栅模式,切削始于接点位置;另一种是螺旋模式,切削始于中央并且向外围移动。

IntraLase飞秒激光制瓣步骤

1. 患者接口组件放置于无菌区。
2. 装入锥镜。在安装前检查锥镜确保其没有污染及缺损。
3. 放大倍率刻度盘设定在 2 档位置,其视野范围为 15 mm。
4. 负压吸引环与注射器连接。注射器活塞完全压陷。负压吸引环定位于角膜中央,助手缓慢释放活塞,使负压环牢固附着于眼球上。
5. 选择治疗按钮。一旦患者对接完成并且绿灯亮起,激光将自动检查系统。按下治疗按钮,5 min 后绿灯亮起。
6. 使用操纵杆使压平锥镜下降,并且与负压吸引环对接。

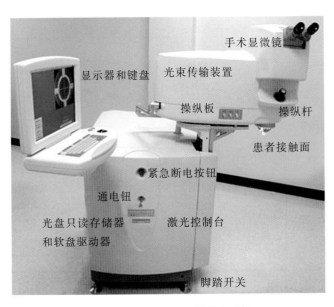

图 19-4 IntraLase 飞秒激光系统

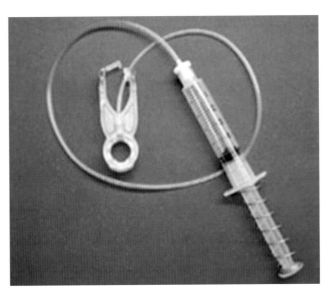

图 19-5 负压吸引环和注射器

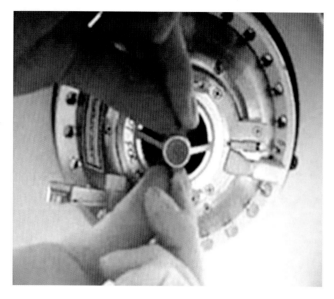

图 19-6　压平锥镜

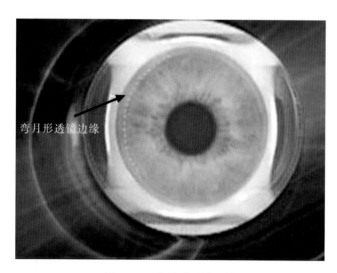

弯月形透镜边缘

图 19-7　弯月形透镜边缘

7. 可以通过点击箭头最后调整共轴性模式，以调整至理想的方位并进行"参数校正"。

8. 通过踩控脚踏开关开始制作角膜瓣。通过显微镜和显示器视频，操作过程是可见的。

9. 操作完成后离开脚踏开关。通过拔除活塞释放负压。抬高光束传输装置。放松锁臂移除压平锥镜。

10. 掀起角膜瓣的操作：从侧切口处用 Sinskey 钩打开一部分。从接点位置开始，将角膜瓣铲插入侧切口开放部位板层的 1/3。在板层的下一个 1/3 部位重复相同的操作，直到角膜瓣充分分离。之后角膜瓣将翻转向上。

使用光栅模式导致的脱环

如果发生脱环，操作者应立即松开脚踏板。在菜单栏选择取消。使用相同的锥镜和相同设置重新安装好负压吸引环及压平镜后，立即行再次治疗。

操作者可以通过减少预计直径或者增加点/线间距来减少操作时间。如果在操作过程中第二次发生脱环，应该叫助手牵拉活塞增加负压。

如果第三次发生脱环，需要终止手术并将其延期。之后再在此类患者身上进行操作时，要距离最初的切削深度至少 40 μm。

如果在侧切时发生脱环，需要在之后进行相同的操作，然后尝试在新的侧切口增加 10 μm 深度，以确保达到之前的床深。

如果发生垂直气体穿透（图 19-9），需要停止操作。不要等待侧切。试图掀起垂直突破点可能形成钮扣孔。在已知前弹力层曾经受过外伤，或者做过手术的术眼中，需要再加深切割至少 40 μm。

水平气流穿透表现为不规则或者不完全的水化消融

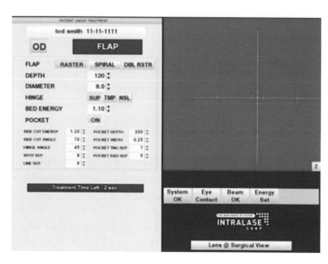

图 19-8　IntraLase 显示界面

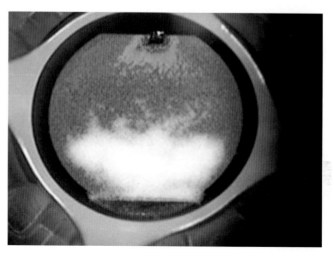

图 19-9　垂直气体穿透

模式。调整囊袋的位置可以消除水化现象。与垂直气体穿透相比，水平气体穿透影响角膜瓣制作的可能性较小。

iFS飞秒激光系统（改良型）

　　iFS 激光的用户界面可以通过键盘及触摸屏监控操作。

　　此设备可以制作椭圆形角膜瓣。在标准的球形切削中，如果瓣蒂进入切削区域，则操作者不得不增加角膜瓣的直径或者减少瓣蒂角度。而在椭圆形角膜瓣制作中，操作者只需增加水平径，并且使垂直径达到最小值，因此可以保证更大的瓣蒂角度。较大的瓣蒂角度增加了角膜瓣的稳定性并且通过保留角膜神经减少干眼的发生。

　　此系统另一个优点是可以使侧切面角度从 30° 增加至 90°，直至 150°。从而在侧切处形成一个斜面，与其他角度相比，具备更好的生物力学强度。

　　此方法还可以改良精确对接。绿灯指示压平锥镜与负压吸引环相接触。黄灯提示 Z 标停止下移，并且通过挤压负压吸引环调整接触面。红灯指示下移停止。此外，依靠其先进的生物工学原理，在手术过程中可以避免术者进行 90° 旋转。

角膜瓣的并发症

　　以下列出了使用飞秒激光进行板层角膜瓣切削时可能出现的并发症：

- 角膜水肿。
- 角膜疼痛。
- 上皮内生。
- 角膜瓣偏心。
- 不完全角膜瓣。
- 角膜瓣过薄或过厚。
- 角膜瓣撕裂或不完全剥离。
- 游离瓣。
- 畏光。
- 角膜炎症。

（张丰菊 译　李莹 校）

第 **20** 章 飞秒激光在白内障手术中的应用

Arun C Gulani, Ming X Wang（美国）

本章要点

• Gulani"白内障分类"

每年全世界有数百万人接受白内障手术，因此有人称此手术过程为"常规"手术，但笔者认为没有任何一例白内障手术可以被视为常规。

Gulani 医生认为："白内障手术的目的是努力帮助患者重新看到他们正在失去的光明世界，并且有机会在未来的生活中获得他们可能拥有的最佳视觉质量。"

因此，笔者建议每一位眼科医师将白内障患者尽可能归为下面四类中之一，然后通过优质晶状体的植入和（或）分期的激光手术来设计个性化的手术方案，以矫治所有可以被矫正的视觉问题。

Gulani"白内障分类"

（Gulani AC：第 32 届世界眼科大会，柏林，2010 年 6 月）

1. 白内障合并屈光不正（例如：近视、远视、散光、老视）。

2. 白内障且曾行眼部手术（例如：RK、LASIK 等）。

3. 白内障且同时罹患眼部疾病（例如：Fuchs、角膜瘢痕、圆锥角膜等）。

4. 白内障术后需行加强手术（例如：残余屈光不正、眩光等）。

白内障手术是世界上最复杂的手术之一，精确的手术技巧联合此分类方法可以确保手术结果的精确性及可重复性。

飞秒激光应用于白内障手术中使得手术设计真正达到"量体裁衣"，从而获得满意的视觉效果。

新一代的白内障患者已经开始期待并且相信白内障术后有获得良好视力的可能性，而且术后在任何距离视物均无需眼镜的帮助。

曾行屈光手术的人群目前正在逐渐转变为白内障患者，且数量逐渐增加，他们亦同样期待术后完美视力和较少的手术操作，因此眼科医师需要良好的手术技巧结合先进的技术设备来尽可能满足患者的需求。（Gulani AC：Multifocal IOL and Laser ASA Combination. Subspecialty meeting of AAO, Fl, Dec 2011）

近年来，飞秒激光在眼前节手术中获得了较广泛的应用，这主要是源于激光与组织相互作用的特殊性，具有超短脉冲的飞秒激光恰是解决这一问题的理想工具。

为了在角膜和晶状体中获得精确的组织分离，激光必须达到足够的能量并且维持"冷却"状态，以免对周围组织产生热损伤。应用超短脉冲激光是可达到上述效果的独创性方法之一，因此，在分离角膜或晶状体组织时，人们应用非常低的能量（微焦级别）仍能达到 $10^7 \sim 10^9$ W 的激光功率实现分离效果。功率 $P(W)$=能量 $E(J)$/脉冲持续时间 (s)，因此飞秒级（$10^{-15} \sim 10^{-13}$ s）的激光脉冲联合 10^{-6} 焦耳能量可以产生 $10^7 \sim 10^9$ W 的激光功率。在 10^{-6} 焦耳这一非常低的能量级别下对周围组织的热损伤非常小，因此可以达到角膜和晶状体显微手术的要求，例如应用此激光可以进行任意深度、任意形状的切割而且对目标组织或激光通路上的组织不产生热损伤。

所有常见类型的飞秒激光均可产生近红外波长的激光,因此它们均有穿透至目标组织深层的能力。为了达到对角膜和晶状体的切割深度的精确控制,人们必须依赖于分散激光束的准直控制以达到激光对焦的精确性。密集光束的聚焦可以在单位面积上产生足够数量的光子,并瞬间对大量电子离子化,进而生成等离子波分离邻近的组织。近年来,稳定的超短脉冲波长激光的生产技术以及获得精确超短脉冲激光聚焦的光学设备性能均有大幅提高。上述两个领域的成功发展是近几年来眼前节手术中飞秒激光得以快速普及的主要原因。

在患者的选择、医生的手术设计以及术后结果的评价等多方面技术的进步也提升了手术设计水平以及术后结果预测的精确性与一致性(图 20-1 至图 20-4)。(Gulani AC, Pineda R, Ghaith A, ElKateb M: Corneal Topography from A To Z. International Forum of Ophthalmology, Cairo University, Egypt. Dec, 2010)

在先前的章节中,我们已描述过飞秒激光如何应用

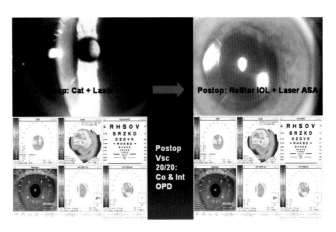

图 20-3 Gulani 实施的 ReStor IOL 植入术,患者曾行 LASIK 及 RK 术

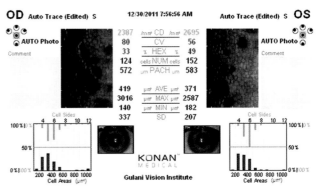

图 20-4 Gulani 的白内障章节

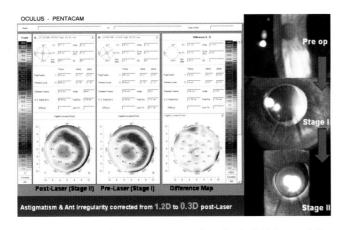

图 20-1 Gulani 实施的 ReStor IOL 植入术,患者曾行 RK 手术

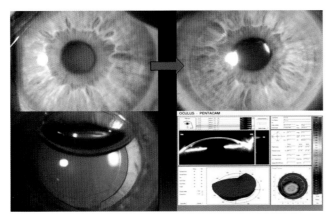

图 20-2 Gulani 实施的 DSAEK 联合 TORIC IOL 植入术

于白内障手术的各个步骤,总体来讲飞秒激光可以提供精确的图像引导激光技术并可以进行包括散光性角膜切开等精确的切开。现在,屈光性切口均由计算机控制,并不依赖于医生的手术技巧或经验。撕囊、劈核以及囊袋的准备可以像我们应用飞秒激光制作角膜瓣一样有各种各样的选择。飞秒激光的应用最终可以使手术技术更加快速、安全、便捷、个性化、可调整且完全可重复。飞秒激光技术赋予了手术无限的潜能,但仍需不断开发出各式各样的诺谟图,手术医生亦需临床经验不断的积累。

未来,飞秒激光晶状体手术技术可以在以下 5 个方面获得提升,从而会得到进一步的应用,得到更加广泛的认可并获得较好的手术效果。

第一,通过等离子波产生的组织分离,相较于机械方式(如 LASIK 术中的显微角膜板层刀以及白内障术中劈核)产生更多的炎症。当组织被诸如等离子波等气体波分开而非整洁的机械刀片切割开时,组织的边缘更加粗糙,局部组织产生更多的创伤和炎症。减少这个问题的方法很多,包括设计更加良好的、近似于自然角膜或晶状体的激光组织分离平面,研发性能优良的光学设备使得 1 μm

以下的空间容纳更多激光束的聚焦。当前等离子体的空穴气泡直径在 2~5 μm 之间，如果我们能缩小直径至 1 μm 以下，那么将会显著提升组织切割的平滑程度并且降低炎症反应。

第二，飞秒激光应用于晶状体譬如白内障术中较其应用于角膜譬如 LASIK 术中更具挑战性，因为前者需要获得较深的组织分离。激光的行进路线越深，等离子波的空穴气泡直径越大，因此组织切割的精确性下降且对周围组织的损伤亦增加。我们可以通过比较 LASIK 术中制作 100 μm 及 200 μm 的角膜瓣的平滑程度来印证此观点。因此，需要不断改进飞秒激光技术以减少由于切割深度所致的激光与组织相互作用的精确性下降问题。

第三，晶状体手术有其特殊性，激光束需要穿过前房中较大容积的房水组织，而房水吸收了部分激光能量。实际上，目前飞秒激光白内障手术中最具变异性和不一致性的是囊袋切开过程。在大约一半的手术中，虽然激光的能量设置已调至设备允许的最大值、最密集的激光聚焦光束联合紧密的点间距设置，前囊仍会有未被激光切割到的区域。假如飞秒激光作用于前囊时被晶状体皮质干扰，相较于人工撕囊，辨认撕囊边缘的困难性将会增加。囊袋不完全切开或放射状撕裂对于整体白内障手术的成功性影响很大，因此如何提高飞秒激光囊袋切开的精确性，特别是其完整性是未来飞秒激光白内障领域需要改进的最重要的方面之一。

第四，由于晶状体核阻挡了部分激光束，因此目前飞秒激光对于非常致密的晶状体核不能完全切开。未来几年，新一代具有超短脉冲时间的飞秒激光（1 飞秒以下，"亚"飞秒）的设计可以解决这一问题，激光的功率将高于目前的 10^7~10^8 W。如果激光的功率超过 10^9 W，那么粉碎 4+ 核密度的晶状体将变得更加容易。

最后一点，目前飞秒激光制作的切口仍不尽如人意。我们不仅需要提高组织分离的一致性，更重要的是我们需要获得人工操作所不能达到的，理论上只有激光才能获得的特殊效果，例如激光制作多平面切口以实现手术结束时并不需要组织水化来密封切口等。

上面所提及的代表了未来飞秒激光白内障技术需要改进的五个方面，以适应多维视角的需要，因此眼科医生正步入白内障手术个性化设计的时代。

消除手术过程中的不一致性可以提高我们的理解力及手术的精确性，从而获得更加良好的屈光矫正结果及患者满意度。

在屈光手术中，角膜基质内切削联合实时像差测量的实施使角膜晶状体联合屈光手术的梦想已不再遥远。

飞秒激光技术的发展可能是我们一直等待的那艘船，它将带领我们朝着超视力的需求不断前行，并且将记忆中的"常规"手术抛于脑后，以迎接"个性化"白内障手术时代的到来。

（王雁 译 周行涛 校）

参考文献

1. Bansal J, Gulani AC. Excimer Laser Enhancements After IOL Surgery. SLACK Inc,Thorofare NJ, (2012-In press).
2. Colin J, et al, Ophthalmology, 2001;108:1409-14.
3. Colin J, Simonpoli S, J Fr Ophtalmo, 2005;28(2):205-17.

第21章　飞秒激光用于白内障手术中矫正散光

Eric D Donnenfeld，Arun C Gulani（美国）

本章要点

- Gulani"白内障分类"
- 飞秒激光制作角膜瓣相关并发症

白内障手术是世界上最为普遍的手术之一，并已成为白内障患者抱以越来越高期望的屈光手术，因为它既可以提高视功能，又能摆脱眼镜[1,2]。

新一代的白内障手术人群是那些曾行 LASIK 手术者，他们有全新的手术期望和要求。我们作为这个时代的眼科医师，需要准备、适应并且坚定地去实现他们的期望。

在下面的白内障类型分类中，最普遍的"残余"屈光不正，例如散光，属于第一类。

Gulani白内障类型分类

（Gulani AC：第 32 界世界眼科大会，柏林，2010 年 6 月）

1. 白内障伴屈光不正（例如：近视、远视、散光、老视）。
2. 白内障伴眼部手术史（例如：RK、LASIK 等）。
3. 白内障伴眼部疾病（例如：Fuchs、角膜瘢痕、圆锥角膜等）。
4. 白内障需行术后加强（例如：残余屈光不正、眩光等）。

白内障术中矫正散光包括术前、术中及术后三种形式的散光，术后使患者达到正视是我们不断追求的目标，也是使患者术后满意的基本需求。但这个要求只有迅速接受优质的人工晶状体植入才能达到。

对于优质人工晶状体植入术后的患者来说，准分子激光增强手术是一种可预测且精确的散光矫正方法。

Gulani 医师针对优质的人工晶状体植入术后的激光矫正增强手术归纳为以下几种类型：

1. 预先设计的白内障与激光矫正联合手术。
2. 对于意外的且明显影响视觉质量的屈光不正患者行激光增强手术。
3. 为矫正手术并发症而行激光手术。

实际上，与常规白内障手术相关的绝大部分散光可以归入低、中类型（人工晶状体植入术后的准分子激光增强：Bansal J，Gulani AC. SLACK Inc，Thorofare NJ，-In press），而术中行散光性角膜切开是解决这一问题的便捷方法。如果我们能够拥有术中制作一致性切口的技术，将可以预测手术结果。

现代的飞秒激光白内障手术解决了这一问题。

白内障术中飞秒激光矫正散光性切口（略）

（王雁 译 周行涛 校）

参考文献

1. Pager CK, McClusky PJ, Retsas C. Cataract surgery in Australia: a profile of patient-centered outcomes. Clin Exp Ophthalmol. 2004;32:388-92.
2. Hawker MJ, Madge SN, Baddeley PA, Perry SR. Refractive expectations of patients having cataract surgery. J Cataract Refract Surg. 2005;31:1970-5.

第22章 飞秒激光——过去、现在和将来

Arun C Gulani, Ming X Wang (美国)

本章要点

• 飞秒激光的应用

飞秒激光的应用

很多手术技巧与术后效果的满意度随着技术的进步而同步提高，但很少有像眼科领域的飞秒激光技术这样拥有巨大的发展潜力。

近年来飞秒激光在眼前节手术的发展非常迅速。

在本章节中，我们将简要介绍飞秒激光15年的历史和发展历程，总结它的现状，提出未来的发展方向。

因为飞秒激光有独特的优势，它在眼科得到了多样化的应用，尤其在角膜和晶状体手术方面。较之准分子激光通过光化学作用使组织汽化分解来切削组织，飞秒激光则通过光电离效应达到组织离断的作用。飞秒激光的能量在极短的时间聚焦在组织内极小的空间，瞬间产生大约10^{23}个电子，产生大量电子的瞬间也产生了等离子体脉冲波及机械的爆破力，从而使周围的角膜或晶状体组织产生微小分离，达到了组织切割效应。我们可以通过如下比喻来理解这个能够切削组织的脉冲波，就好像有一百万个人一瞬间突然出现在一个小房间，由此产生的巨大的剪切力将推倒房间的四面墙。这就是光电离作用，YAG激光晶状体囊膜切开术就是应用了这个原理。

为什么需要飞秒激光来参与角膜和晶状体手术？这里有两点原因。其一，切削角膜组织的激光需要巨大的功率，但为了在切削角膜表面时对角膜基质和晶状体不造

成损伤，激光束的能量又要求非常小，约10^{-6}焦耳。而大部分的激光能量都大于这个值，会造成明显的周边热损伤、角膜或晶状体的灼伤。其二，分离角膜或晶状体组织时需要巨大的功率，约10^{9}W。那么，如何才能把激光束保持在较低的能量的同时又产生如此高的功率呢？飞秒应用超短波激光束成功地解决了这个问题。让我们来看看这个公式：

$$P = E/t \qquad \text{(式 22-1)}$$

P表示激光功率（单位为W），E表示激光束的能量（单位为J），而t表示激光脉冲的持续时间（单位为s）。如果我们使用的激光脉冲持续时间非常短，比如飞秒级的10^{-15} s，激光的能量也低至10^{-6} J，那么短波脉冲产生的功率就大到足够有效地切削角膜或晶状体组织。

为了更好地理解飞秒激光脉冲，试想一下光在空气中的传播速度是3×10^{8} m/s，它能在一秒钟内绕地球七圈半。如果给100 fs来旅行，光只能绕一缕头发一圈！

但是必须要指出，准分子激光是一种紫外线激光(波长=193 nm)，而飞秒激光是红外线激光(波长=1060 nm)。因此，准分子激光的组织穿透力弱，而飞秒的红外线激光能穿透相当厚度的组织，如利用YAG激光较强的组织穿透力进行囊膜切开术。但飞秒激光的组织穿透力也造成了潜在的风险。当我们运用飞秒激光来实施角膜或晶状体手术的时候，不希望激光穿透并进入眼内引起预期外的眼内组织损伤。因此，运用飞秒激光的时候必须精确设

置激光聚焦的位置和进入组织的深度。对于飞秒激光 LASIK 手术,飞秒聚焦在角膜上皮下 100 μm 处制作角膜瓣。而对于飞秒白内障手术,聚焦的深度要深得多(距离大于角膜上皮下 4 mm)。激光聚焦得越深,精确性越低。飞秒晶状体手术也因此比 LASIK 等角膜手术更具挑战性。这其中的差别就好像要在 LASIK 手术中制作两个角膜瓣,一个在 100 μm 处,一个在 200 μm 处。而 200 μm 处切削的不规则性因其深度更深及激光聚焦精度的减弱而变得更难把握,更需要引起重视。

飞秒激光是一种长波激光,可通过锁-模系统产生超短脉冲(大约 100 fs,即 10^{-13} s)。激光切削组织的机制是通过瞬间大量电子的电离产生等离子波,等离子波迅速有力地切开了邻近组织,达到组织切削的目的。激光功率(单位为 W)、激光束的能量(单位为 J)和激光脉冲的持续时间(单位为 s)可通过如下公式表示:

$$P=E/t$$

当激光束的能量约为 10^{-6} J (避免造成周边组织损伤),为了脉冲功率大到足够有效地切削角膜或晶状体组织(约 10^7 W),脉冲的持续时间必须非常短(如 10^{-13} s)。

20 世纪 90 年代中期,对于飞秒激光在眼前节应用的早期研究主要聚焦在通过基质内途径实施角膜屈光手术领域。这个想法的理论依据是飞秒激光能够在基质内产生漩涡气泡,气泡破裂导致中央角膜的平坦,达到近视治疗的目的。90 年代后期,研究者开始意识到这种基质内途径的不可行性,其原因有二:

1. 制造出的气泡大小不一,可能造成角膜表面的不规则。

2. 基质内的气泡如果未破裂可滞留在角膜内达数周甚至数月,如果积聚在角膜中央可遮挡视线,造成中央区矫正失败。

基质内途径失败后,从 90 年代后期开始,飞秒激光的研究方向转为了 LASIK 制瓣。1999 年,FDA 批准了 IntraLase(AMO)飞秒激光应用于 LASIK 角膜制瓣的 510 (K)申请,之后 Femtec 20/10 Perfect Vision 在 2004 年, VisuMax (Carl Zeiss Meditec)、Femto-LDV (Ziemer)在 2006 年,Wavelight (Alcon) FS-200 在 2009 年相继通过了 FDA 的审批。

最早一代的飞秒激光仪没能成功制作完美平滑的角膜瓣,因为激光频率太低(15 kHz),且脉冲能量过高(数个微焦耳)。新一代的激光仪把脉冲能量降低到亚微焦和毫微焦,每次脉冲的直径缩小至在 1 μm,频率提高到 1 MHz,在 12 s 内进行更光滑的角膜切削。此外,角膜瓣角度的可调节性也增加了,让术者能够个性化定制角膜瓣。

比较 LASIK 角膜板层刀制瓣,飞秒制瓣有如下优势:

1. 能够制作个性化角膜瓣,包括定制角膜瓣厚度、直径、角度、蒂的方位和周边切削角度。

2. 能个性化调整层状切削能量。对于 PRK 术眼,适当调整切削能量能让角膜瓣更易掀开。理想的切削能量不应该过小导致掀瓣困难,也不应该过大增加角膜基质炎症如深板层角膜炎(deep lamellar keratitis, DLK)的风险。

3. 能够制作厚度一致的角膜瓣和水合程度稳定的基质床,减少了过薄的角膜瓣造成纽扣孔或过厚导致角膜扩张的风险。

近来,飞秒激光的应用不再局限于 LASIK,开始拓展到以下领域:

1. 穿透性角膜移植:个性化的角膜边缘切削如蘑菇状、高帽状能增加供体和受体组织的接触。

2. 深度板层切削:辅助大泡技术联合深板层角膜移植术(deep anterior lamellar keratoplasty, DALK)。

3. 飞秒激光制作隧道的基质环植入术。

4. 散光性角膜切开。

5. 单纯飞秒手术:如飞秒激光角膜基质透镜切除术和小切口飞秒激光角膜基质透镜切除术。其优势采用一种激光完成手术,不易引起术后干眼,因水平切削较垂直切削更好地保持了角膜生物力学的稳定也减少了角膜扩张的风险。

6. 可能在角膜内皮移植中有应用价值。

飞秒激光较好地应用于角膜切削、散光切开、囊膜切开和晶体分离。随着患者晶状体植入手术保险报销比率的提高和对白内障术后视力要求越来越高,近年来,飞秒激光在白内障手术中找到了一席之地。飞秒激光手术在组织切割过程中的中心定位、大小和环形撕囊中可预测性好、稳定性高,这对晶体定位和术后视力非常重要,飞秒激光的应用能降低甚至无需超乳的应用,也相应减少了术后炎症等发生率。

展望未来,飞秒可能在以下领域也有应用价值:

1. 基质环植入治疗老视。

2. 对老视患者的 Crystalens 晶体直接进行调整。

3. 对小梁网进行激光治疗青光眼。

4. 制作巩膜隧道和巩膜加固来治疗近视。

5. 超短飞秒激光脉冲行晶体切开治疗老视。

过去 10 年飞秒激光在眼前节治疗中发展迅猛,也开拓出了新方法和新的手术标准。这项技术的特点是在不损伤周围组织的前提下穿过透明组织,任意形状地切削组织,这激动人心的技术将拥有令人瞩目的未来!

(王勤美 译 黄锦海 校)

参考文献

1. Colin J, et al. Ophthalmology. 2001;108:1409-14.
2. Colin J, Simonpoli S. J Fr Ophtalmo. 2005;28(2):205-17.
3. Durrie DS, et al. Cataract Refract Surg. 2005;31:120-6.
4. Holzer MP, et al. Invest Ophthalmol Vis Sci. 2006;47:2828-31.
5. Rabsilber TM, et al. Klin Monatsbl Augenheilkd. 2005;222 (Suppl. 1):S24.
6. Ruckhofer J, Klin Monatsbl Augenheilkd. 2002;219(8):557-74.
7. Tunc Z, et al. J Fr Ophtalmol. 2003;26(8):824-30.

第 23 章

IntraLase 飞秒激光在老视治疗中的应用

Francisco Sánchez León, Jaime Martiz（墨西哥）

本章要点

* IntraLase飞秒激光
* 基质内环

2008 年，在墨西哥城的 NovaVision 中心，我们开始了对 IntraLase 飞秒激光（Abbott Medical Optics, Santa Ana, CA）制作基质内环，用于老视矫正的评价。我们的研究表明，我们能重塑角膜组织，并获得所需的有效屈光度（图 23-1 和图 23-2）。令人激动的是，这个项目正如 IntraLase 飞秒激光能改善制作 LASIK 角膜瓣的安全性和可预见性一样，它证实了飞秒激光技术也能改善角膜老视眼手术的安全性、可预见性和可控性。

IntraLase 飞秒激光能使角膜生物力学力产生变化的同时而不破坏后弹力层或前弹力层，同时保持上皮细胞和内皮细胞的完整、无损伤（图 23-3）。这个手术过程使角膜的中心部分陡化以改善近视力，而保持术前的远视力不变（图 23-4 和图 23-5）。

IntraLase 飞秒激光能制作一系列尺寸和深度一致的内基质环（图 23-6）。手术的第一步，就是在 Purkinje 反射上标记角膜，之后的处理都是以这个标记为圆心的

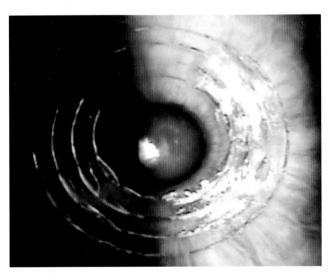

图 23-1　利用 IntraLase 飞秒激光（Abbott Medical Optics）放置的角膜内基质环，术后 1 h 图像

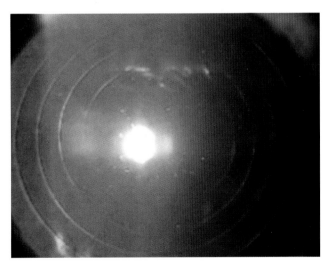

图 23-2　利用 IntraLase 飞秒激光（Abbott Medical Optics）放置的角膜内基质环，术后 1 天图像

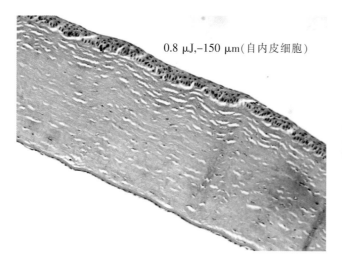

0.8 μJ,−150 μm(自内皮细胞)

图 23-3 角膜截面图。显示飞秒激光基质内消融后区域的透明样变性(组织损失)和暂时的基质层内胶原纤维卷曲

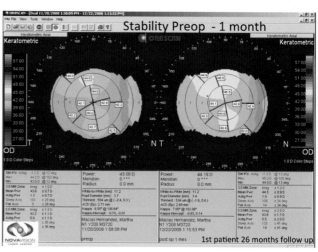

图 23-4 显示 ORBScan 解剖图上术前和术后 26 个月的角膜中心部分陡化程度

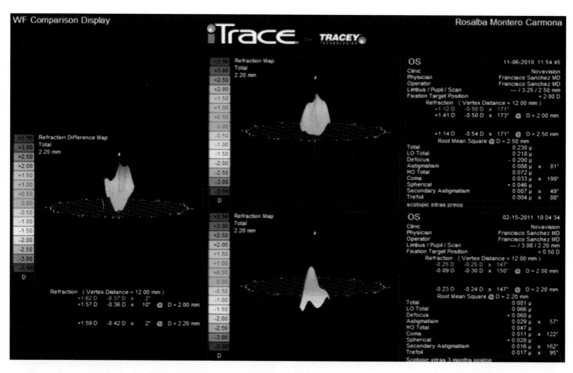

图 23-5 显示 Eyesys 解剖图上术前和术后 3 个月的角膜中心部分的陡化程度

(图23-7 和图 23-8)。为了保证生物力学特性,采用一种柔软的压平技术来制作一个平的患者界面,用于压缩角膜胶原纤维和保证基质内效应。其中一个优点是,这个技术仅需最小的能量即可制作平直的切口。当应用软压平技术时,眼球中心的变形最小或者没有。然而,如果需要的话,计算机软件也能在手术前的最后一步协助医生对准中心(图23-9)。

目前已有相应的列线图可以根据患者的年龄、屈光度、曲率、角膜厚度和瞳孔直径给出个性化手术程序。

研究结果

1 天、1 周、1 个月和 3 个月的令人鼓舞的早期结果已经有报告出来。19 个平均年龄 52.58 岁的患者,手术指征为裸眼近视力等于或小于 20/80,达到最佳矫正近视力的最小近附加是+1.50 D 以及非主视眼。

3 个月后的随访显示,在亮环境和中间亮度环境条

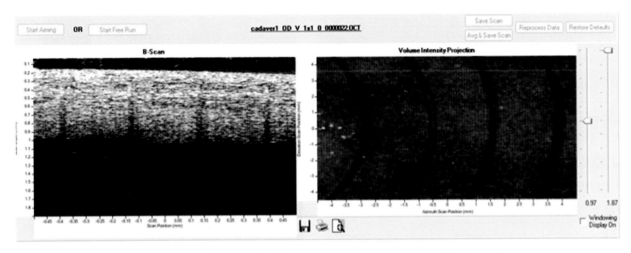

图 23-6　飞秒激光内基质环的 Bioptigen OCT 图,显示大小和深度的一致性

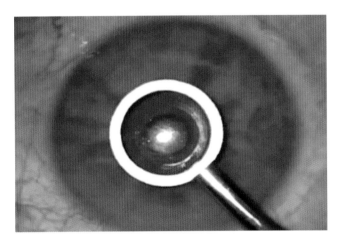

图 23-7　用 Purkinje 反射做角膜标记

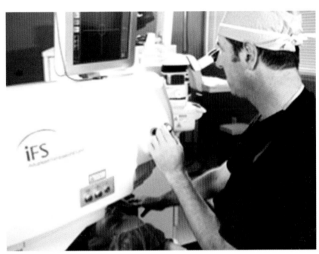

图 23-9　软件能让医生在术前最后一步确保中心性

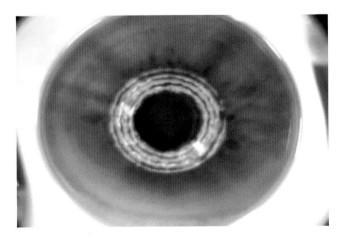

图 23-8　定位和确认 Purkinje 反射上的标记以保证中心对称

件下,平均单眼裸眼近视力从 20/80(LogMAR 0.56)改善至 20/30(LogMAR 0.23)(图 23-10),平均矫正近视力(DC-NVA)是 20/30(J3)。近视力的平均最佳距离是 38 cm。而矫正前后的平均中间视力都是 J3。

此外,我们观察到单眼裸眼远视力没有很大的变化,仅从术前的(0.16 ±0.19)D 变到了术后的(0.14 ±0.20)D。平均柱镜度则基本保持不变(图 23-11)。1 个月或 3 个月后没有患者报告严重的视觉症状,也没有夜间的眩光和光晕。

这些正在进行中的研究的早期结果证明,用 In-traLase 飞秒激光制作单眼基质内环手术治疗老视眼可获得良好的远、近视力以及最小的感染风险(图 23-12)。

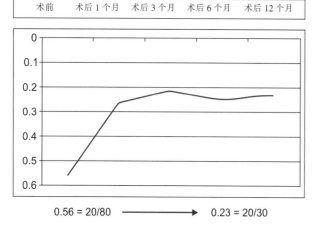

裸眼近视力随访
35 例

UCNVA

术前	术后 1 个月	术后 3 个月	术后 6 个月	术后 12 个月

0.56 = 20/80 ⟶ 0.23 = 20/30

图 23-10　LogMAR 视力图显示随访 3 个月后，无论是在亮环境还是在中间亮度条件下，平均单眼裸眼近视力从 0.56 提高到 0.23

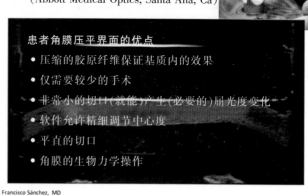

飞秒激光器(IntraLase)

(Abbott Medical Optics, Santa Ana, Ca)

患者角膜压平界面的优点

• 压缩的胶原纤维保证基质内的效果

• 仅需要较少的手术

• 非常小的切口(就能)产生(必要的)屈光度变化

• 软件允许精细调节中心度

• 平直的切口

• 角膜的生物力学操作

Francisco Sánchez, MD

图 23-12　患者角膜压平界面的优点

（张志刚 译 厉以宇 校）

参考文献

1. Doccio F, Sacchi CA, Marshall J. Lasers Opthalmol. 1986;1:83.

2. Intrastromal correction of presbyopia using Femtosecond Laser. ASCRS. F Sanchez. M Martiz, 2011.

3. Juhasz T, Kurtz RM, et al. Optics & Photonics. 2002;13:24-9.

4. Martiz J, et al. Highlights of Ophthalmology, 9, The Art of laser in Ophthalmology. 2004;9:107.

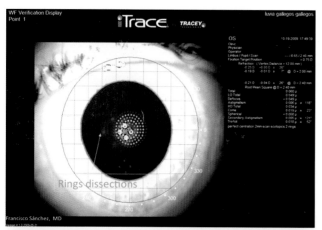

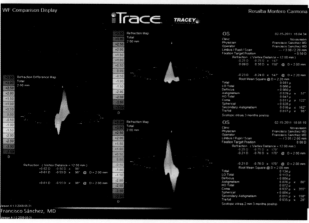

图 23-11　基质环内波前图显示柱镜度没有变化

索 引